カラーアトラス ハンドブック
歯周治療臨床ヒント集

編集

太田　紀雄（松本歯科大学歯科保存学第1（歯周病学）講座）

小方　頼昌（日本大学松戸歯学部歯周病学講座）

出口　眞二（神奈川歯科大学歯周病学講座）

クインテッセンス出版株式会社

Tokyo, Berlin, Chicago, London, Paris, Barcelona, São Paulo, New Delhi, Moscow, Prague, Warsaw, and Istanbul

■**執筆者一覧**(五十音順)

伊海博之（神奈川歯科大学）

太田紀雄（松本歯科大学）

小方頼昌（日本大学松戸歯学部）

音琴淳一（松本歯科大学）

清水映美（日本大学松戸歯学部）

菅谷　彰（神奈川歯科大学）

辻上　弘（神奈川歯科大学）

出口眞二（神奈川歯科大学）

増永　浩（日本大学松戸歯学部）

茂木信道（神奈川県藤沢市開業）

山下　修（横浜市緑区開業）

山之内文彦（日本大学松戸歯学部）

横田祐司（東京都足立区開業）

吉本　哲（東京都千代田区開業）

はじめに

　近年，歯科医学と歯科医療の進歩は日進月歩である．21世紀は遺伝子と再生の時代といわれ，歯周病学の発展は，研究，臨床において目覚ましいものがある．歯周病治療は，遺伝子診断と治療，再生医工学を応用した歯周組織再生療法および遺伝子情報によるオーダーメイド医療の時代が現実のものとなることが予測される．それに伴い，これまで多くの歯周病学に関する教科書や成書が出版されてきたが，それらははじめて歯周病学を学ぶ学生にとっては，専門的であったり，多目的であったりして，難解すぎるきらいがあった．

　今回著者らが企画した本書は，歯学者または経験のある臨床家（専門医）を対象とした解説型の専門書ではなく，はじめて歯周病学を学ぶ歯科学生（OSCE，CBT等の体験も含める），大学院生，卒後研修医に理解しやすいような臨床の実践書として作成した．そのために著者らは，それぞれが大学や，研修会での講義のエッセンシャルな内容をもとにして，各自の分担作業を進めてまとめてきた．したがって，あくまでも学生を対象としたものであるため，歯周治療に必須の基本的知識を中心に記述し，全頁をカラー刷りにして，できるだけ図表を多用し，症例は理解しやすい典型的な代表例と治療例を供覧できるように配慮した．また，日常の臨床で役立たせるという目的で，実際に治療をする手順に従って，各章の項目ごとで，テーマに対して目的，適応，術式，症例の順序で構成した．さらに臨床の場ですぐ利用しやすいように携帯に便利なB5版とした．なお，本書の目次立てや用語は，歯科医学教授要綱（1996年度板）や歯科医師国家試験出題基準（2001年版）の内容項目に準拠するように執筆した．

　本書を利用される方は，学生や卒後研修医の方ばかりではなく，新しい歯周病学を学ぶ臨床医の先生方にとっても，臨床の手引き書となることを期待しており，今後，多くのご批評をいただき，よりよい内容に改訂を加えていくつもりである．最後に，本書の出版にご尽力いただいたクインテッセンス出版の小野克弘氏に厚く御礼申し上げたい．

平成16年4月吉日

編者一同

目　次

第1章　歯周疾患とは／1　　　　　　　　　　　　　　　　　　　　　　　　　　（出口眞二）

1　歯周疾患とは ……………………………………………………………………………2
　　A．原因 ……………………………………………………………………………………3
　　B．発症機構 ………………………………………………………………………………3
　　C．分類 ……………………………………………………………………………………4
　　D．生活習慣病として ……………………………………………………………………5
　　E．コンプライアンスを高めるには ……………………………………………………5

第2章　歯周疾患の診査(検査)／7　　　　　　　　　　　　　　　　　　　　　（太田紀雄）

1　主訴と口腔外関連因子の診査 …………………………………………………………8
　　A．問診 ……………………………………………………………………………………8
　　B．一般的診査(全身) ……………………………………………………………………10
2　歯周組織の破壊状態(病態)の診査 ……………………………………………………10
　　A．歯肉形態の診査 ………………………………………………………………………10
　　B．歯肉出血と排膿(歯肉炎症と出血)の診査 …………………………………………13
　　C．アタッチメントレベルの診査 ………………………………………………………13
　　D．ポケットプロービングの診査 ………………………………………………………14
　　E．付着歯肉の幅の診査 …………………………………………………………………15
　　F．歯周ポケット滲出液の診査 …………………………………………………………15
　　G．根分岐部病変の診査 …………………………………………………………………16
　　H．歯槽骨形態診査(歯槽骨触診法) ……………………………………………………16
　　I．口腔粘膜の診査 ………………………………………………………………………16
　　J．口臭の診査 ……………………………………………………………………………17
　　K．歯の診査 ………………………………………………………………………………17
3　歯周病病因の診査 ………………………………………………………………………19
　　A．炎症性因子の診査 ……………………………………………………………………19
　　B．外傷性因子の診査 ……………………………………………………………………21
4　X線診査 …………………………………………………………………………………23
　　A．各種撮影法 ……………………………………………………………………………23
　　B．読影の要点 ……………………………………………………………………………24
5　スタディモデルによる診査 ……………………………………………………………26
6　口腔病態写真診査 ………………………………………………………………………26
7　一般臨床検査 ……………………………………………………………………………26
8　歯周チャート，記録用紙 ………………………………………………………………28
9　診断 ………………………………………………………………………………………28

第3章　治療計画／31　　　　　　　　　　　　　　　　　　　　　　　（小方頼昌）

- 1　治療計画の立案 …………………………………………………………………………32

第4章　歯周基本治療／41

- 1　緊急処置（太田紀雄）……………………………………………………………………42
  - A．急性歯肉膿瘍………………………………………………………………………42
  - B．急性歯周膿瘍………………………………………………………………………42
  - C．高度の咬合性外傷…………………………………………………………………44
  - D．異常な歯肉出血の処置……………………………………………………………44
  - E．歯頸部知覚過敏症…………………………………………………………………44
- 2　プラークコントロール（出口眞二／菅谷　彰）…………………………………………45
  - A．歯周治療におけるプラークコントロールの役割………………………………45
  - B．術者が行うプラークコントロール：PTC………………………………………45
  - C．PTCの実際 ………………………………………………………………………46
  - D．患者自身が行うプラークコントロール…………………………………………47
  - E．歯周治療記録表（チャート）について……………………………………………64
  - F．モチベーション（動機づけ）としてのプラークコントロール…………………65
  - G．動機づけを行う際の科学的アプローチ…………………………………………65
  - H．ブラッシング指導の確認とその重要性…………………………………………66
- 3　スケーリング・ルートプレーニング（小方頼昌／清水映美／山之内文彦）…………69
  - A．目的…………………………………………………………………………………69
  - B．スケーラーの種類…………………………………………………………………69
  - C．スケーラーの構造…………………………………………………………………71
  - D．鎌型スケーラー……………………………………………………………………71
  - E．グレーシーキュレット……………………………………………………………71
  - F．スケーラーの持ち方………………………………………………………………74
  - G．スケーリング時の基本原則………………………………………………………74
  - H．スケーリング・ルートプレーニング時のポジション…………………………76
  - I．スケーラーの研磨…………………………………………………………………80
- 4　咬合調整（太田紀雄）……………………………………………………………………82
  - A．適応…………………………………………………………………………………82
  - B．咬合調整の原則……………………………………………………………………82
  - C．咬合調整の時期……………………………………………………………………83
  - D．咬合性外傷を疑う臨床所見………………………………………………………83
  - E．咬合調整に使用する器材…………………………………………………………83
  - F．咬合性外傷の診断…………………………………………………………………84

目　次

　　G．咬合調整の順序と術式··85
　　H．歯冠形態の修正··89
　　I．ブラキシズム··90
5　咬合治療－固定法－(出口眞二／辻上　弘)·······························92
　　A．使用期間による分類··92
　　B．暫間固定とは···92
　　C．歯周治療における暫間固定··92
　　D．暫間固定の分類···92
6　歯周治療用装置(小方頼昌／増永　浩)·····································98
〈ケース レポート〉
　　●プラークコントロールの実践：開業医の立場から(茂木信道)·················105
　　●ブラッシング指導のコツ(吉本　哲)··108
　　●レーザー・超音波スケーラーによる治療(山下　修)·························110
　　●プロビジョナルを応用した歯周補綴(横田祐司)·······························112

第5章　歯周外科治療／115

1　使用器具・機材，パック材料，注意事項(出口眞二／辻上　弘)·······116
　　A．使用器具，機材···116
　　B．縫合用器具···124
　　C．その他の器具···127
　　D．歯周包帯(パック)···128
　　E．外科処置後の注意事項··130
2　歯周ポケット搔爬術(キュレッタージ)(小方頼昌／清水映美)·······131
　　A．目的···131
　　B．適応症と禁忌症···131
　　C．術式···131
3　新付着術(小方頼昌／清水映美)··134
　　A．目的···134
　　B．適応症と禁忌症···134
　　C．術式···134
　　D．利点と欠点···137
　　E．縫合···137
4　歯肉剝離搔爬術(出口眞二)···142
　　A．歴史···142
　　B．目的···143
　　C．適応症···144
　　D．術式···144

5　歯肉切除術と歯肉整形術（太田紀雄） ……………………………………………………150
A．歯肉切除術 ………………………………………………………………………150
B．歯肉整形術 ………………………………………………………………………152

6　歯肉歯槽粘膜形成術（歯周形成外科手術）（太田紀雄） ………………………………152
A．小帯切除術 ………………………………………………………………………152
B．歯肉弁根尖側移動術 ……………………………………………………………154
C．歯肉弁歯冠側移動術 ……………………………………………………………157
D．歯肉弁側方移動術 ………………………………………………………………157
E．口腔前庭拡張術 …………………………………………………………………160
F．遊離歯肉移植術 …………………………………………………………………161
G．上皮下結合組織移植術 …………………………………………………………163

7　再生療法（小方頼昌） ………………………………………………………………………166
A．適応症 ……………………………………………………………………………166
B．患者側の要因 ……………………………………………………………………167
C．術式 ………………………………………………………………………………167
D．エムドゲイン®を用いた再生療法 ………………………………………………175

8　根分岐部病変（出口眞二／伊海博之） ……………………………………………………179
A．根分岐部病変の原因 ……………………………………………………………179
B．根分岐部病変の分類 ……………………………………………………………180
C．根分岐部病変に対する治療法の選択 …………………………………………181
D．根分岐部病変の治療法 …………………………………………………………182

第6章　歯周疾患の薬物療法／191　　　　　　　　　　　　　　　　　　　（太田紀雄）

1　歯周ポケット内に用いる薬物 ………………………………………………………………192
A．局所薬物配送療法 ………………………………………………………………192
B．ポケットイリゲーション（ポケット洗浄法） …………………………………193

2　含嗽薬 …………………………………………………………………………………………194

3　全身投与法 ……………………………………………………………………………………194
A．抗菌薬 ……………………………………………………………………………195
B．抗炎症薬 …………………………………………………………………………196
C．骨吸収抑制薬 ……………………………………………………………………196
D．骨形成促進薬 ……………………………………………………………………196

4　歯周病の薬物療法の新たな可能性 …………………………………………………………196

第7章　エンド-ペリオ（歯内-歯周病変）の治療／199　　　　　　（小方頼昌／清水映美）

1　エンド-ペリオとは ……………………………………………………………………………200
A．Weineの歯内-歯周病変の分類 …………………………………………………200

B．診査項目 …………………………………………………………………………200
　　C．治療の進め方 ……………………………………………………………………201

第8章　特殊な歯周疾患の治療／209　　　　　　　　　　　（太田紀雄／小方頼昌／出口眞二）

1　臨床例および治療の実際 ………………………………………………………………210
　　A．薬物性歯肉増殖（症） …………………………………………………………210
　　B．妊娠時にみられる歯肉炎 ……………………………………………………211
　　C．白血病性歯肉炎 ………………………………………………………………212
　　D．急性壊死性潰瘍性歯肉炎（ANUG） …………………………………………212
　　E．慢性剝離性歯肉炎 ……………………………………………………………214
　　F．剝離性歯肉炎と類似の口腔病変と皮膚病変が共存する疾患 ……………215
　　G．侵襲性歯周炎 …………………………………………………………………216
　　H．歯肉線維腫症 …………………………………………………………………218
　　I．Papillon-Lefévre症候群 ………………………………………………………220
　　J．糖尿病にみられる歯周病（歯肉炎，歯周炎） ………………………………220

第9章　高齢者・有病者への対応／223　　　　　　　　　　　　　　　　（出口眞二）

1　各疾患別対応法 …………………………………………………………………………224
　　A．高血圧症 ………………………………………………………………………224
　　B．狭心症 …………………………………………………………………………225
　　C．心筋梗塞 ………………………………………………………………………225
　　D．脳血管障害 ……………………………………………………………………225
　　E．不整脈（ペースメーカー使用者） ……………………………………………226
　　F．肝炎 ……………………………………………………………………………226
　　G．結核 ……………………………………………………………………………228
　　H．糖尿病 …………………………………………………………………………229
　　I．腎疾患 …………………………………………………………………………230

第10章　メインテナンス／231　　　　　　　　　　　　　　　（太田紀雄／音琴淳一）

1　メインテナンスとは ……………………………………………………………………232
　　A．定義 ……………………………………………………………………………232
　　B．目的 ……………………………………………………………………………232
　　C．術式 ……………………………………………………………………………232

索　引 ……………………………………………………………………………………………240

第1章

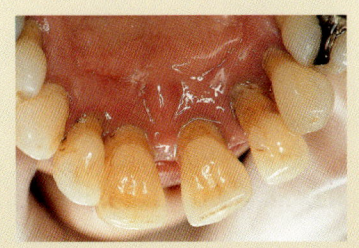

歯周疾患とは

1 歯周疾患とは

はじめに

歯周疾患はプラーク中の細菌が産生する酵素，炎症性サイトカイン，それに対する宿主細胞の応答，リスクファクター（糖尿病，喫煙，肥満，ストレス等）の増加など図1-1に示すような生体内（歯肉溝内から歯肉溝上皮）でのバランスが崩れたときに発症する．近年，歯周疾患と全身疾患が相互にリスクファクターとして関与していることが明らかにされ，歯周病学は歯周医学（periodontal medicine）といわれ始めた．全身疾患をコントロールすることで歯周疾患の発症を抑えることと，歯周疾患を治療することで全身疾患をコントロールすることができることが証明されつつある．

歯周疾患は炎症性破壊が被覆装置である歯肉に限局した歯肉炎と付着装置である歯根膜，セメント質，歯槽骨まで波及した歯周炎とに分けることができる．TheiladeやLöeら[1]（1966）は臨床的に健康な歯肉を有する歯学部学生に15日間ブラッシングを停止させ，プラークの堆積により実験的歯肉炎が発症することを示した．その後，ブラッシングを再開し，プラークを除去することで健康な歯肉へ改善することができることから，歯肉炎はプラークにより発症することと可逆的動態を示すことを証明した（図1-2）．

歯周疾患の予防や治療は遺伝子的な生態防御機能の低下や欠落，また変更不可能なリスクファクターを除けば，プラークコントロールと変更可能なリスクファクターの改善により達成することができる．

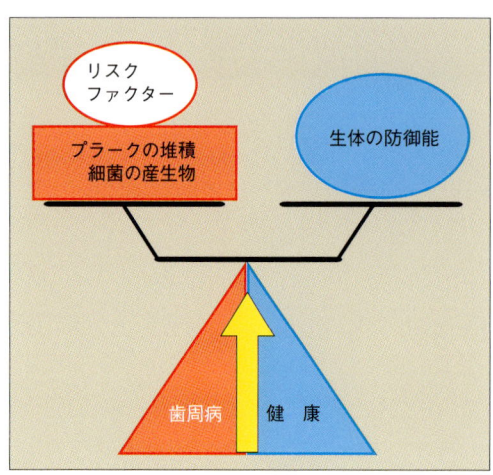

図1-1　歯周組織の健康と病気．

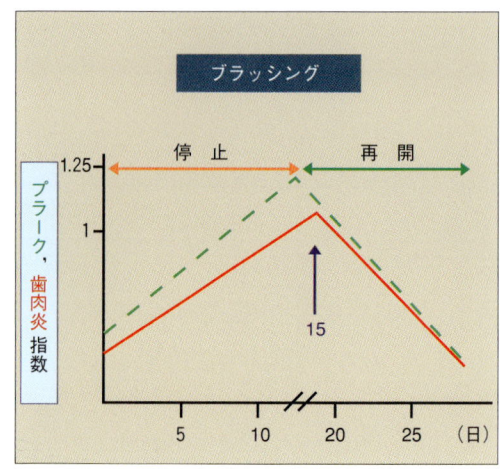

図1-2　15日間のブラッシング停止によるプラークの付着と歯肉炎の程度．

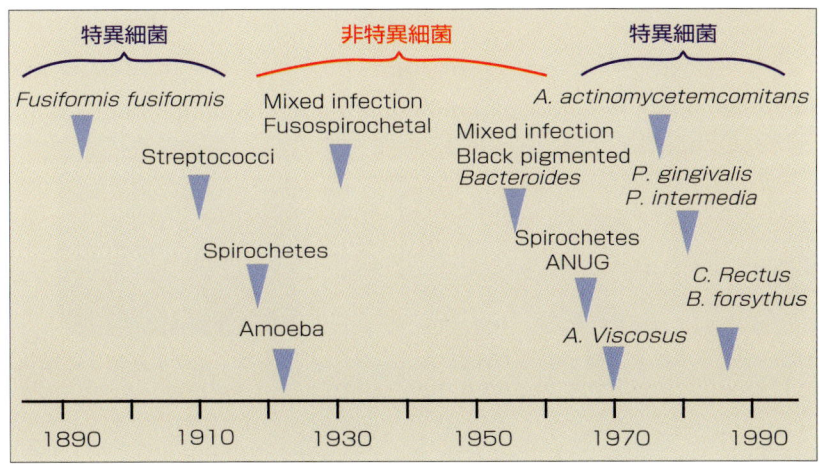

図1-3 過去100年間に発表された論文中の歯周病関連細菌についての推移（Sigmund S. et al, J. Periodontology 1992[2]の改変）．

表1-1 各種歯周疾患と関連細菌

歯肉炎	*Actinomyces viscosus, A. naeslundii, Prevotella intermedia*
成人性歯周炎	*Porphiromonas gingivalis, Prevotella intermedia*
若年性歯周炎	*Actinobacillus actinomycetemcomitans, Capnocytophaga*
急速進行性歯周炎	*P.gingivalis, P. intermedia, Bacteroides forsythus*
難治性歯周炎	*B. forsythus, P.gingivalis*

A．原因

炎症性因子であるプラーク中の細菌についての考え方は図1-3に示すように1890～1930まではスピロヘータを中心とした特異的な細菌により歯周病は発現すると考えられていた．しかし，1930～1970まではプラーク中の細菌の混合感染により歯周病の進行程度と発症が決まるとする，非特異細菌論が占めていた．その後，現在に至るまでプラーク中より約400～500の細菌が同定され，そのうちより歯周病の発症に関与の高い細菌が決定されてきている（表1-1）．

B．発症機構

歯頸部の歯肉縁上プラークが成長し，その下に嫌気性菌を主体とするプラークが確立されると，プラーク中の細菌自体や細菌に対する歯肉溝滲出液中の好中球の非特異的免疫応答により炎症性サイトカインや酵素が産生される．歯と歯肉は歯のエナメル質と歯肉の接合上皮が半接着斑により結合されている．歯肉溝上皮の炎症性破壊は歯肉溝上皮のエナメル質付着部より2～3細胞目より生じる．それは，半接着斑より接着斑などによる細胞と細胞の結合力が炎症性破壊に対し弱いためである．この破壊が進むと歯肉ポケットさらには歯周ポケットが形成され，歯槽骨の吸収へと進行し，歯周病の臨床症状

1 歯周疾患とは

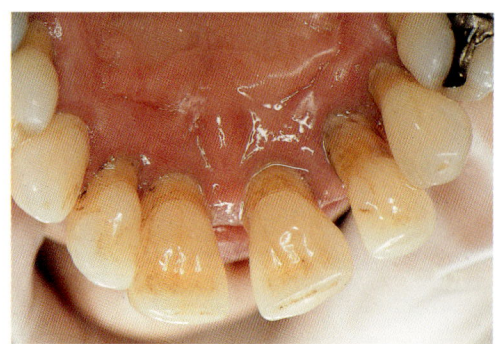
図1-4 ポケットから排膿が認められる．

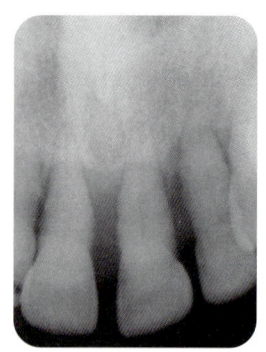
図1-5 高度な歯槽骨の吸収．

である歯肉の発赤，腫脹やポケットからの出血，排膿，歯の動揺などが認められるようになる（図1-4，5）．

C．分類

　日本歯科医学会と日本歯科医師会が共同で検討し，作成された1995年の日本歯科医師会雑誌別冊「今日の歯周病治療」において歯肉炎を単純性歯肉炎，複雑性歯肉炎，歯肉外傷と分類し，歯周炎を慢性歯周炎（成人性歯周炎），急速進行性歯周炎（若年性歯周炎，急速進行性歯周炎，特殊性歯周炎），咬合性外傷と分類しいる．アメリカ歯周病学会（AAP）は1989年のコンセンサスリポートに歯周病の分類を発症年齢により成人性歯周炎と早期発現型歯周炎の思春期前歯周炎，若年性歯周炎，急速進行性歯周炎に分類した．しかし，歯肉疾患の分類は含まれておらず，歯周病を年齢により分類することを歯周病専門医ならずとも矛盾を感じていた．1999年AAPはこの矛盾を解決するためコンセンサスリポートにより表1-2のように歯周疾患を大項目で8つに大きく分け，さらに，各項目を詳細に分類し，発表した．歯周疾患の分類は不変的なものでなく，遺伝学的研究成果が蓄積されるに従い，今後もこの分類が改定されていく可能性は大いにある．詳細はAAP歯周疾患の最新分類（クインテッセンス出版，2001）[3]を参照願いたい．

表1-2　アメリカ歯周病学会による歯周疾患の分類（1999）

　　Ⅰ．歯肉疾患
　　Ⅱ．慢性歯周炎
　　Ⅲ．侵襲性歯周炎
　　Ⅳ．全身性疾患の一症状としての歯周炎
　　Ⅴ．壊死性歯周炎
　　Ⅵ．歯周組織膿瘍
　　Ⅶ．歯内病変関連歯周炎
　　Ⅷ．先天性および後天性の形態異常

表1-3 歯周疾患と全身疾患の関係

歯周病のリスクファクター	歯周病がリスクファクター
喫煙	心臓血管系疾患
糖尿病	糖尿病
肥満	骨粗鬆症
ストレス	低体重児早産

D．生活習慣病として

　歯周疾患は生活習慣病の一つに加えられたが，そのことが国民にどれほど理解されているかは不明である．われわれ歯科医療従事者は国民に歯周病の原因であるプラークを確実に除去することが，歯周病の治療と予防に役立つことを理解してもらうように，努力することが重要である．そのためには，あらゆる歯科治療の基本はプラークコントロールであること，その方法を丁寧に指導，教授することにより，患者にプラークフリーに近い状態の口腔内の感覚を覚えてもらい，ブラッシング時にその状態を再現してもらう．このようなプラークコントロールは生活習慣のなかで確立していかなければ，長期間にわたる成功はあり得ない．また，歯周疾患患者だけでなく国民は，専門家による定期的な口腔内の診査を受けることで，歯周組織の健康を恒久的に維持することが可能となる．

　歯周疾患と全身疾患のリスクファクターとしての関係を明確にするため，現在，世界の多くの施設において研究が進められている（表1-3）．歯周病のリスクファクターの中にも喫煙，糖尿病，肥満，飲酒，ストレスなど生活習慣の改善により，変更可能な因子がある．また，歯周病が全身疾患のリスクファクターになることがあり，歯周病を治し，予防することが全身疾患の治療，予防につながる．

E．コンプライアンスを高めるには

　歯周疾患の予防と治癒の成否は患者が歯科医の指示をどれだけ受入れ，協力する（コンプライアンス）かに関わっている．患者のコンプライアンスを高めることで積極的治療時だけでなく，メインテナンス期間中の歯周疾患の再発の防止，歯周組織の健康を維持することができる．患者のコンプライアンスを高めるには「歯周疾患とは」について患者の言葉で，患者が理解できるまで根気よく説明することが重要となる（表1-4）．積極的治療期間中に患者とのラポールを確立し，患者の歯周治療参加へのモチベーションに成功すると，患者の歯周治療に対するコンプライアンスを高めることができる．

　コンプライアンスを獲得できず歯周疾患が治癒の方向へ向かわなかったり，歯周疾患が再発した患者は，それらの原因は歯科医の治療技術の責任であると思い，歯周疾患は歯科医のみで治すものと思い込んでいる．コンプライアンスを獲得できず，メインテナンスプログラムに導入できない理由としては外的要因と内的要因が関与している（表1-

表1-4　コンプライアンスを高める方法

1. 指導内容を簡単にする
2. 患者の要求に合わせる
3. コミュニケーションを上手にする
4. 励ます、やる気を出させる
5. 積極的治療中に必要性を強調する

表1-5　メインテナンスに導入できない理由

外的要因	内的要因
経済的理由	消極的な態度
転職、転居	不安定な対人関係
家族や友人の影響	批判的な態度
全身疾患の発症	小児的考え方

5）．外的要因は歯科医の範疇ではどうすることもできない点が多いが，内的要因は歯科の積極的治療中に変更する可能性があるため，一人でも多くの患者をメインテナンスプログラムに導入するよう努力することが歯科医に与えられた使命である．

歯周疾患を克服するには，いかに患者のプラークコントロールを成功させるかである．とかく，われわれ歯科医は歯科治療法を技術的に施行する技術者と思われがちであるが，患者のラポール，モチベーション，コンプライアンスを高めていくには，患者の歯科医への要求，日常生活上の問題，全身疾患はもちろん心理状態を的確に把握することができなければならない．つまり，カウンセラー的あるいは心理学者的一面を持たなければならない．卒業間もない臨床研修医の先生方は，この重要な患者心理についての先輩歯科医，歯科衛生士，患者自身から学び取るよう心がけて頂きたい．

参考文献

1) Theilade, E. et al.: Experimental gingivitis in man. II. A longitudinal clinical and bacteriological investigation. Journal of Periodontal Resarch,1, 1- 13, 1966.
2) Sigmund, S. et al. : The bacterial etiology of destructive periodontal disease: Current concepts. Journal Periodontology, 63, 322- 331, 1992.
3) 野口和行, 石井さやか, 原　宜興, 青柳敏彦, 吉江弘正, 新田　浩, 山本松男, 村上伸也, 長澤敏行, 荒川真一, 和泉雄一, 木下淳博, 伊藤幹太, 西田哲也, 伊藤公一, 渡辺　久, 村田秋彦, 萩原さつき, 小田　茂, 小島丈尚　訳：AAP歯周疾患の最新分類, 10－11, クインテッセンス出版, 東京, 2001.

第2章

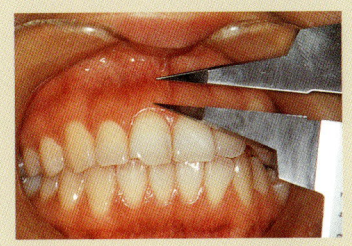

歯周疾患の診査（検査）

はじめに

　診査（periodontal examination）は歯周病の進行状態を正確に把握し，原因を究明して，予知性のある正確な診断，予後の判定，適切な治療計画を立てるための基礎資料を得る調査である．

　歯周病はその症状（病態）や経過が部位によって大変複雑である．それは，この疾患がプラーク細菌による直接的作用に他の種々な局所的原因の共同因子によって発症し，さらに宿主（生体）の防御機能によって症状や経過が大きく左右されるからである．それゆえ，診査は症例に応じて，詳細に正確に系統的に行う．局所的原因因子（プラーク細菌）の診査に全身的診査も必要で，これらを総合的に評価することである．

　本書では診査項目を次のように大別する（表2-1）．
1．主訴と口腔外関連因子の診査（問診と一般的診査）
2．歯周組織の破壊状態の診査（病変の進行程度）
3．歯周病病因の診査
　　A．炎症性因子の診査（初発）
　　B．外傷性因子の診査
4．X線診査
5．スタディモデルによる診査
6．口腔病態写真診査
7．一般臨床検査

〈診査の順序〉（表2-1参照）

　問診から始め，現症は視診，触診，打診，聴診，嗅診などの方法で歯周病の進行状態と原因因子の診査を進める．診査結果の資料は正確にカルテ（チャート）に記録し，保管する．

1　主訴と口腔外関連因子の診査

A．問診

　問診の重要性は患者との信頼感を確立する第一歩で，患者の心理，情緒を十分読み取って，できるかぎり正確な多くの情報を聞き出すことができる．

　問診の項目は次のとおりである．

a．一般的事項　general information
1）主訴

　現在の患者の最も苦痛としているもの，または来院の理由を聞く．主訴で多いのは，歯肉出血と排膿，歯肉疼痛，口腔内不快感，口臭，唾液の粘稠感などである．続いて，歯石沈着，歯肉腫脹，歯肉の退縮，歯の動揺と移動，食片圧入，歯頸部知覚過敏，咀嚼障害などである．

表2-1　歯周病の診査項目

1．主訴と口腔外関連因子の診査
　A．問診
　　1）主訴
　　2）全身の既往歴
　　3）家族歴
　　4）口腔の既往歴と現病歴
　　5）質問表
　B．一般的診査（全身）
2．歯周組織の破壊状態（病態）の診査
　A．歯肉形態の診査
　B．歯肉出血と排膿の診査
　C．アタッチメントレベルの診査
　　（ロス，ゲイン）
　D．ポケットプロービングの診査
　E．付着歯肉の幅の診査
　F．歯周ポケット滲出液の診査
　G．根分岐部病変の診査
　H．歯槽骨形態診査（歯槽骨触診法）
　I．口腔粘膜の診査
　J．口臭の診査
　K．歯の診査
　　a．歯の動揺（度）
　　b．修復物とその形状
　　c．咬耗と摩耗
　　d．形態異常
　　e．打診
　　f．歯頸部知覚過敏症
　　g．根面の平滑度（滑沢）
3．歯周病病因の診査
　A．炎症性因子の診査
　　a．プラークの診査
　　b．歯石の診査
　B．外傷性因子の診査
　　a．歯列
　　b．食片圧入，隣在歯との接触
　　c．咬合関係
　　d．習癖（口呼吸，ブラキシズム）
4．X線診査
5．スタディモデルによる診査
6．口腔病態写真診査
7．一般臨床検査
　　a．血液一般
　　b．血液化学検査
　　c．プラークの細菌学的検査
　　d．免疫学検査（歯周病関連菌に対する生体の免疫応答検査）
8．歯周チャート
9．診断

　主訴を正確に把握すると，診断や治療に役立つ場合が多い．また，急性症状の主訴は最優先に処置する．

　2）全身の既往歴　medical history
　現在の健康状態，全身の既往歴を聞き，歯周病の発病との関連の有無を聞く．
　歯周病と関連のある全身疾患は，冠動脈性心疾患（狭心症，心筋梗塞），動脈硬化（脳卒中），誤嚥性肺炎，糖尿病，高脂血症，肝疾患，骨粗鬆症，リウマチ，血液疾患，腎疾患，HIV，掌蹠膿疱症，高血圧，アレルギー，皮膚疾患などがある．
　女性では月経，妊娠の有無，更年期障害，そのほか手術，特異体質，現在の常用薬（抗痙攣剤，カルシウム拮抗剤，免疫抑制剤）とその種類，薬物過敏などを問診する．

　3）家族歴　family history
　家族の病気，血族関係の遺伝，歯周病の有無や程度について聞く．

　4）口腔の既往歴　oral history と現病歴　present illness
　口腔の既往症は，歯周治療，補綴治療，矯正治療，抜歯などの有無，それらの治療の期間，部位，処置内容について問診する．
　現症の歯周病については，発病の時期，経過，症状，処置内容，ブラッシング方法などを時間的経過に従って記録する．

5）質問表（アンケート）

問診の補助として参考にする（質問表の一例を図2-1a，bに示す）．

B．一般的診査（全身）

必要に応じて患者の全身的状態を診査をする（総合的評価）．

2　歯周組織の破壊状態（病態）の診査

歯周組織病変の進行程度（歯肉炎症，結合組織性付着と歯槽骨の破壊）を把握する診査である．

A．歯肉形態の診査

歯肉の色や形態の変化は歯周病の初期症状の一つであるので歯周組織の破壊の程度を知るうえで，最も重要である．健康歯肉と病的歯肉の鑑別が重要である．

a．色調　gingival color

臨床的健康な色は淡いピンク色で，メラニン色素の沈着がある場合は，褐色または黒褐色を呈する．

炎症性病変は，光沢のある赤褐色から赤暗紫色，暗赤色へと変化する．また紅斑や灰白色などを呈する．明るい白色は，白血病の疑いがある．

b．歯肉の形態　gingival contour

健康な辺縁歯肉の形態は解剖学的歯頸線にそって薄くエナメル質に接し，ナイフエッジ状で，歯間乳頭歯肉は扇形またはピラミッド形である．病的形態は次のように変化する（図2-2～8）．

Ⅰ．歯間乳頭歯肉の形態は，歯肉クレーター（cratered），鈍型（blunted），増大型（enlarged），を呈する．

Ⅱ．辺縁歯肉の形態は，退縮型（recessed），棚型（ledged），フェストゥーン（カフス状　festoon），クレフト（裂溝　cleft）を呈する．歯周病になると，辺縁歯肉は退縮型が一番多く出現し，歯間乳頭歯肉は鈍型，増大型が非常に多い．

Ⅲ．歯肉の表面の構造（surface texture）は付着歯肉，歯間乳頭歯肉の一部にスティップリング（stippling）（オレンジやミカンの皮の表面に存在する小窩）が多数ある．炎症時，歯肉の浮腫，線維の破壊でスティップリングが消失する．

Ⅳ．歯肉の緊張度（gingival consistency）は，正常では堅く弾力性がある．歯肉に浮腫が生じると弾力性が減少し，やわらかくなるが，線維性増殖（ダイランチン，ニフェジピン性歯肉増殖症等）を起こすと弾力性が増し，堅くなる．

第2章 歯周疾患の診査（検査）

健 康 調 査 表

患者氏名＿＿＿＿＿＿　　生年月日＿＿＿＿＿＿
　　　　　　　　　　　　担当医＿＿＿＿＿＿

A 質問をよくよんで答えに○印をつけて下さい。
（はいならばはい、いいえならばいいえ、全部の質問にお答えください）

1. 1年間のうちに、かかりつけの医師の検査を受けたことがありますか？　　　　　　　　　　　はい　いいえ
2. 現在、医者にかかっていますか？　　　　　　　　はい　いいえ
3. これまでに何か薬を常用したことがありますか？　はい　いいえ
4. これまでに全身的な健康状態で何か変化がありましたか？　　　　　　　　　　　　　　　　　　はい　いいえ
5. この数か月で体重の増減がありましたか？　　　　はい　いいえ
6. 重い病気にかかったことがありますか？　　　　　はい　いいえ
7. 入院したことがありますか？　　　　　　　　　　はい　いいえ
8. 外科的処置（手術）を受けたことがありますか？　はい　いいえ
9. 輸血してもらったことがありますか？　　　　　　はい　いいえ
10. よく病気をしますか？　　　　　　　　　　　　　はい　いいえ
11. 今までに次の病気や症状の経験がありますか？（複数可）
　A 肝　炎　　　　　　　　　　　　　　　　　　はい　いいえ
　B 心臓病　　　　　　　　　　　　　　　　　　はい　いいえ
　C 高血圧　　　　　　　　　　　　　　　　　　はい　いいえ
　D 腎臓病　　　　　　　　　　　　　　　　　　はい　いいえ
　E てんかん　　　　　　　　　　　　　　　　　はい　いいえ
　F 喘息　　　　　　　　　　　　　　　　　　　はい　いいえ
　G 糖尿病　　　　　　　　　　　　　　　　　　はい　いいえ
　H 麻疹　　　　　　　　　　　　　　　　　　　はい　いいえ
　I 貧血　　　　　　　　　　　　　　　　　　　はい　いいえ
　J 流行性耳下腺炎　　　　　　　　　　　　　　はい　いいえ
　K ポリオ　　　　　　　　　　　　　　　　　　はい　いいえ
　L リウマチ熱　　　　　　　　　　　　　　　　はい　いいえ
　M 血液病　　　　　　　　　　　　　　　　　　はい　いいえ
12. 次の薬物のうちどれかを服用したことがありますか？
　A ペニシリン　　　　　　　　　　　　　　　　はい　いいえ
　B バルビツール酸製剤（睡眠薬）　　　　　　　はい　いいえ
　C アスピリン　　　　　　　　　　　　　　　　はい　いいえ
　D ヨウ素製剤　　　　　　　　　　　　　　　　はい　いいえ
　E サルファ剤　　　　　　　　　　　　　　　　はい　いいえ
　F その他の薬物　　　　　　　　　　　　　　　はい　いいえ
13. 歯科の麻酔（キシロカイン注射）をして異常な反応が起きたことがありますか？　　　　　　　はい　いいえ
14. 何か特定のもの（食物、第四の毛、埃、金属など）に対するアレルギーがありますか？　　　　はい　いいえ
15. 器具や薬や化粧品ができやすいですか？　　　　　はい　いいえ

心臓と呼吸器系
16. 心臓の調子に異常がありますか？（過去にある方も、はい、○印）　　　　　　　　　　　　　　はい　いいえ
17. 血圧が高いですか？　　　　　　　　　　　　　　はい　いいえ
18. 血圧が低いですか？　　　　　　　　　　　　　　はい　いいえ
19. 激しく運動をしたあと関節が急に息切れがしますか？　　　　　　　　　　　　　　　　　　　はい　いいえ
20. ちょっと無理をすれば息切れがしますか？　　　　はい　いいえ
21. 足首がはれますか？　　　　　　　　　　　　　　はい　いいえ
22. 咳がよく出ますか？　　　　　　　　　　　　　　はい　いいえ
23. 喀痰や喀血は出やすいですか？　　　　　　　　　はい　いいえ

血　液
24. ケガをしたとき血が止まりにくいですか？　　　　はい　いいえ
25. 打撲のあとアザができやすいですか？　　　　　　はい　いいえ
26. 貧血（顔が青い）のような自覚症状がありますか？はい　いいえ

胃腸、消化器系
27. 吐き気、食欲不振ですか？　　　　　　　　　　　はい　いいえ
28. 消化不良をよくおこしますか？　　　　　　　　　はい　いいえ
29. 嘔吐がありますか？　　　　　　　　　　　　　　はい　いいえ
30. 嚥下困難感がありますか？　　　　　　　　　　　はい　いいえ

泌尿器系
31. 残尿感が強く困りますか？　　　　　　　　　　　はい　いいえ
32. トイレが近いほうですか？　　　　　　　　　　　はい　いいえ
33. 腎臓炎、腎臓疾患がありますか？　　　　　　　　はい　いいえ

内分泌、神経
34. 体のどこかがしびれたり、ひりひりした感じになることがありますか？　　　　　　　　　　　はい　いいえ
35. 体のどこかがかしぐことがありますか？　　　　　はい　いいえ
36. よく発作的興奮を起こしますか？　　　　　　　　はい　いいえ
37. 気をうしなったことがありますか？　　　　　　　はい　いいえ
38. ひどい頭痛に襲われたことがありますか？　　　　はい　いいえ
39. 自分のことを神経質であると思いますか？　　　　はい　いいえ
40. その他　　　　　　　　　　　　　　　　　　　　はい　いいえ

患者の署名＿＿＿＿＿＿

B 特に歯科（病）に関する質問です。

1. 歯ぐきがむずかゆいですか？　　　　　　　　　　はい　いいえ
2. 歯を磨くときあるいはリンゴを食べるときに歯ぐきから血が出ますか？　　　　　　　　　　　　はい　いいえ
3. 朝起きた時に口の粘膜がねばねばするような不快感はありますか？　　　　　　　　　　　　　　はい　いいえ
4. 歯ぐきから膿が出ることがありますか？　　　　　はい　いいえ
5. 歯ぐきがはれることがありますか？　　　　　　　はい　いいえ
6. 人から口が臭いといわれませんか？　　　　　　　はい　いいえ
7. 歯と歯の間に食物がはさまりますか？　　　　　　はい　いいえ
8. 固いものが噛めなくなりますか？　　　　　　　　はい　いいえ
9. 歯が浮いたり自然に抜けて来たと思いますか？　　はい　いいえ
10. 今までにタバコのヤニや歯石をとってもらったことがありますか？　　　　　　　　　　　　　　はい　いいえ
11. 歯科医で歯周組織の治療を受けたことがありますか？　　　　　　　　　　　　　　　　　　　　　はい　いいえ
12. それはどういう治療でしたか？　　　歯石とる　歯ぐきの手術
　　　　　　　　　　　　　　　　　　　歯の固定　歯ぬく　その他
13. 現在自宅での手当は、
　　　歯みがき（1日　　　回）　する　しない
　　　歯ブラシ名（　　　　　）
　　　歯ブラシの交換時期（　　　か月毎）
14. 歯ぐきのマッサージをすることがありますか？　　はい　いいえ
15. 歯みがきで口中や咽喉を痛めることがあると思いますか？　　　　　　　　　　　　　　　　　　はい　いいえ
16. いびきをかきますか？　　　　　　　　　　　　　はい　いいえ
17. 爪、バイアスをかんだりくわえたりする癖がありますか？　　　　　　　　　　　　　　　　　　はい　いいえ
18. 家族で歯周組織疾患にかかった方がおられますか？（祖父母、父母、兄、弟、姉、妹、その他）
19. 食物についてはどんな食物が好きですか？
　　タンパク質（肉、魚、貝など）
　　脂肪（バター、天ぷら、うどんなど）
　　炭水化物（米、パン、うどんなど）
　　果物
　　野菜
20. 固い食べ物を好きですか？　　好む　かたく焼きせんべい、するめなど
　　（落花生、かたく焼きせんべい、するめなど）　好きない
21. 酒はのみますか？　　　　のむ（1日　　ml）　のまない
22. タバコを吸いますか？　　すう（1日　　本位）　すわない
23. 月経は何才の時に始まりましたか、なくなったのはいつからですか？
24. 月経は規則正しくありますか？　　正しい　時々不調　不順
25. 月経時の様子は？　　　あるある時々　ある時もある　ない
26. 現在妊娠していますか？又妊娠は何回しましたか？　　　はい　いいえ（　回）

患者の署名＿＿＿＿＿＿

図2-1a, b　健康調査表の一例.

2 歯周組織の破壊状態(病態)の診査

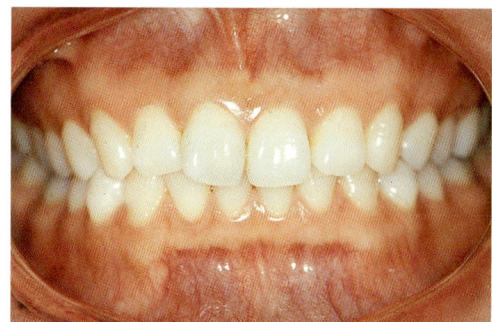

図2-2 臨床的健康歯肉.

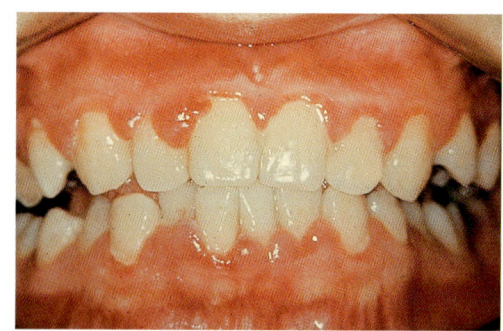

図2-3 妊娠期の歯肉炎における歯肉増殖.

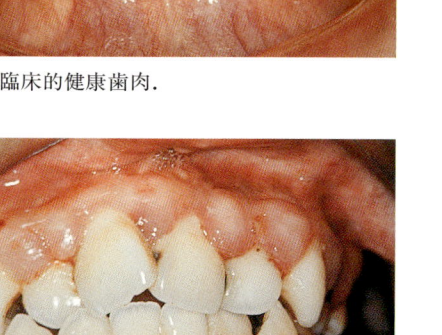

図2-4 思春期における歯肉増殖.

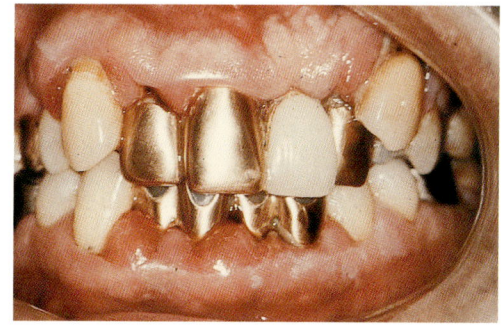

図2-5 金属冠 $\frac{2\ 1|}{2|2}$ による慢性炎症の歯肉増殖.

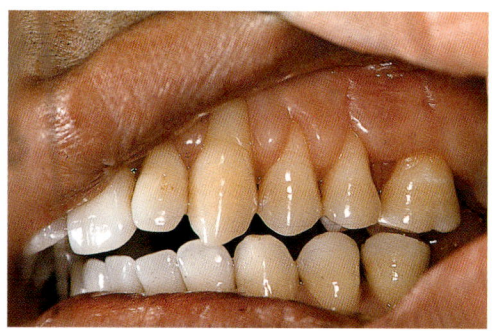

図2-6 $|3$ 歯肉退縮,$|4\ 5$ クレフト型歯肉および楔状欠損.

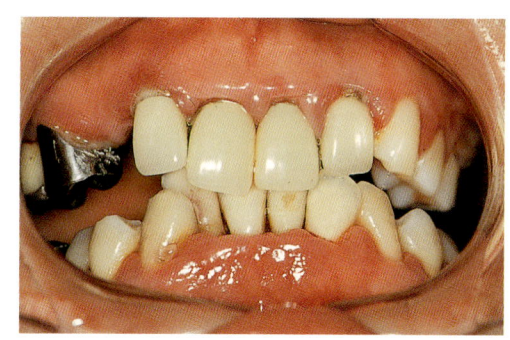

図2-7 棚型辺縁歯肉 $\overline{2\ 1|1\ 2}$. 重度慢性歯周炎.

図2-8 $\frac{\ \ |1\ 2}{2\ 1|1\ 2}$ 重度慢性歯周炎. 根尖に及ぶ高度歯肉退縮(歯根露出)と強度の歯の動揺と移動.

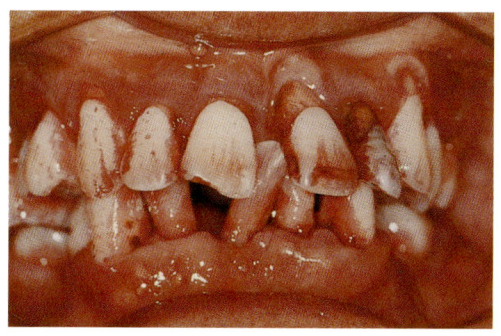

第2章　歯周疾患の診査（検査）

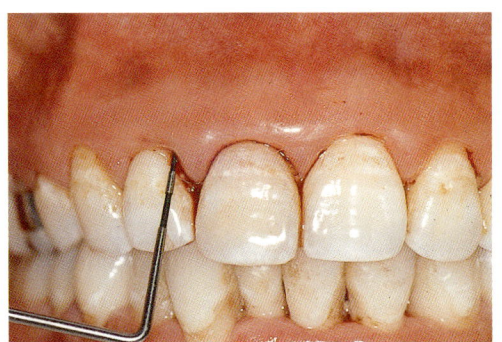

図2-9　プロービング時の歯肉出血の診査.

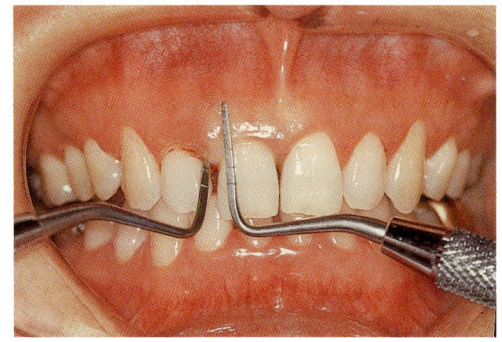

図2-10　手用プローブで歯周ポケットの深さの診査.

B．歯肉出血と排膿（歯肉炎症と出血）の診査

歯肉出血や排膿は，歯周病（歯肉炎，歯周炎）の最も重要な初期徴候の一つである．

a．歯肉出血診査

歯肉炎症や出血の程度（発赤，腫脹，出血）を評価するには指数を用いる．とくに，プロービング時の出血（bleeding on probing）の検査があり，歯肉溝やポケット底を一定（挿入）圧，25～30gでプロービングしたときの（プロービング時の出血）歯肉内縁上皮からの出血の有無によって炎症の程度を評価する（図2-9）．

1）歯肉出血指数　gingival bleeding index（Ainamo and Bay, 1975）

ポケット内をプロービングし，歯頸部歯肉を4面に区分し，出血の有無を歯面ごとに診査し，算出法は％で表す方法である．

$$評価（\%）＝\frac{出血した歯面の数の合計}{検査歯面数}×100$$

2）歯肉炎症指数　gingival index, GI（Löe and Sillness, 1967）

ポケットをプロービングし，歯頸部歯肉を4面に区分し評価する．算出は，プラーク指数と同様である．

b．排膿の診査

歯周ポケットからの排膿は出血とともに歯周炎の重要な臨床症状である．診査法は指圧法がある．重症時には自然に排膿する場合がある．歯肉炎症の活動期に多くみられる．

C．アタッチメントレベルの診査

アタッチメントレベルは，歯肉が歯に付着している根面上の高さ（ポケット底）を示す．臨床的には，セメント-エナメル境（CEJ）からポケット底の距離をプローブで測定し，その数値（mm）で表す．歯と歯肉の付着の喪失と獲得を示すために用いられる．

アタッチメントロス（attachment loss）：歯に付着していた歯肉の最も歯冠側の位置が根尖側に移動するこという．歯に付着する歯周組織が破壊喪失する（付着量が減少）．

アタッチメントゲイン（attachment gain）：喪失した付着が治療で獲得すること．再

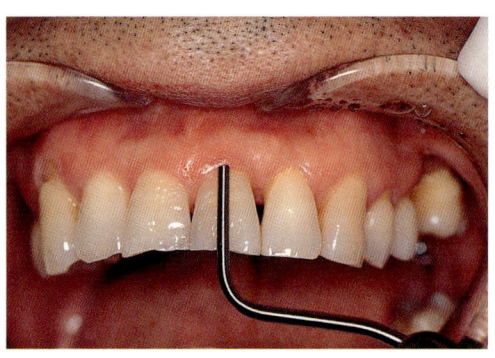

図2-11　自動プローブによる歯周ポケットの測定．歯周ポケットの深さや形態の診査．

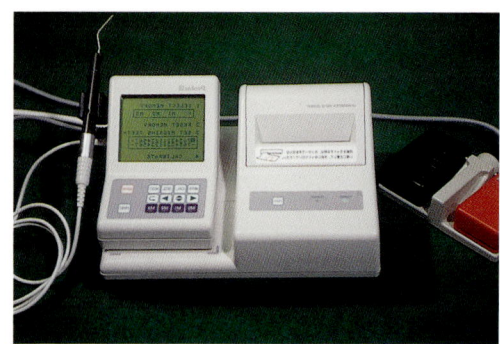

図2-12　自動プローブ．プロービーⅢ（Probie）®

新付着が生じるともいう（付着量が増加）．病態の改善，進行を定量的に示すことが可能である．

D．ポケットプロービングの診査

歯周ポケットの深さや広がり，形態を調べることは，歯周病の極めて重要な病態診査法の一つである（図2-10）．

歯周ポケットの探査はプローブを一定の挿入圧（25～30ｇ）でポケット内に挿入して診査する．その他，歯周ポケット内にガッタパーチャーポイントやシルバーポイント（目盛付半円形のHirschfeld point），レントゲンプローブなどを挿入し，X線写真を撮影して診査する方法もある．

a．手用プローブ

目盛付き測定器（calibrated periodontal probe：Goldman-Fox, Williams），色別式目盛測定器，歯周探針（ポケットエキスプローラー）などがある（図2-10）．

b．自動プローブ

挿入圧一定（25±5ｇ）（Probie®，フロリダプローブ®，ペリプローブ®）：歯周ポケット内にプローブを挿入し，深さを自動測定，表示，印字記録する（図2-11，12）．

c．歯周ポケット測定法

歯周ポケットの測定は深さばかりでなく，1）根面の形態や性状　2）歯石沈着状態　3）ポケットの種類（歯肉，歯周ポケットまたは骨縁上，骨縁下，単純か混合型など），もその対象となる（図2-13，14）．

d．測定部位

測定部位は通常1歯当たり，6点法は頰（唇）側近心，中央，遠心部の3点と，同じく舌（口蓋）側の3点の計6点（1歯当たり）がある．4点法は，頰（唇）側の遠心，中央，近心の3点，舌（口蓋）側の中央の1点のみで，計4点（1歯当たり）で計測する方法である（図2-15）．

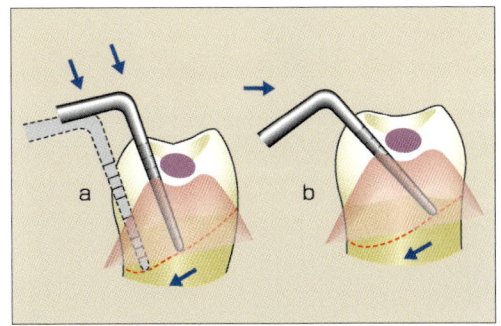

図2-13 隣接面部の歯周ポケットの測定法．a：正しい測定法．b：中間点を越えて読むことは誤りである．

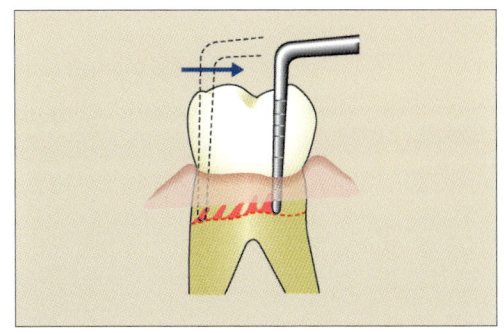

図2-14 ウォーキングプロービング．歯の周囲を測定する方法（ポケット底の形態測定）．

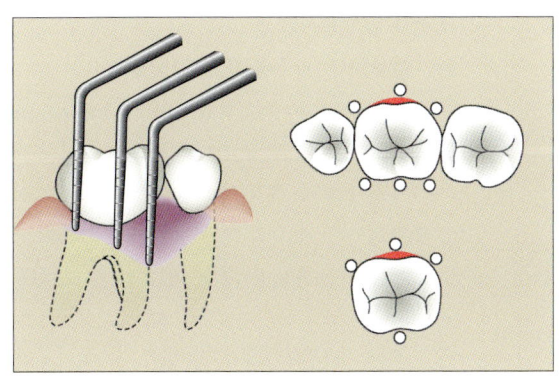

図2-15 歯周ポケットの計測部位（4点，6点法）．

E．付着歯肉の幅の診査

付着歯肉の幅は1〜9mmで，健康保持に必要な幅は最低1mmである．付着歯肉の狭小または欠如は，プラークコントロールが不十分になり，歯周病の原因となりやすい．

付着歯肉の幅の測定は辺縁歯肉唇（頰）側中央部で歯肉辺縁から歯肉歯槽粘膜移行部までの距離をノギスやプローブで計測し，その値からポケットの深さを引いたものが幅である（図2-16）．

F．歯周ポケット滲出液の診査

歯肉溝滲出液は歯肉炎症の進展により増量し，治療効果に比例して減少する．滲出液中に検出される種々な物質（プロスタグランジンE_2，コラゲナーゼ，βグルクロニダーゼ，アスパラギン酸アミノトランスフェラーゼ，サイトカイン，エイコサノイド，免疫グロブリンなど）は，歯周疾患活動度を予知できる有用な指標である（臨床用診断キットが開発されている）．

治療前後の滲出液の生化学的，細菌学的分析は歯周治療の効果の判定に応用されている．

a．滲出液採取の準備

滲出液の採取部位を決め，完全な簡易防湿下で，ガーゼや綿花で採取部位を隔離し，

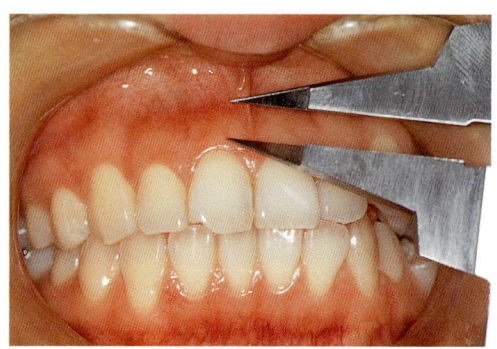
図2-16 付着歯肉幅の測定（ノギス使用）．

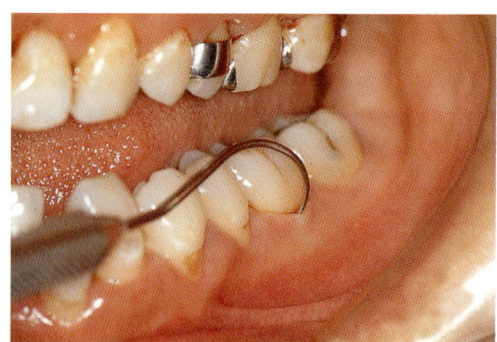
図2-17 ファーケーションプローブ（Naber 2N）による根分岐部病変の診査．

エアーで乾燥する．

b．歯周ポケット滲出液測定法

ペーパーストリップ法（filter paper strips），マイクロピペット法，ペリオトロン®（歯肉溝液量計）測定法などがある．

ペリオトロン測定法は，ペリオトロン専用濾紙片-Periopaperを歯肉溝内に挿入し，3秒後にペリオトロンセンサーで計測する．

その量から炎症の程度（軽・中等・重度）の判断材料とすることができる．

G．根分岐部病変の診査

複根歯の分岐部歯槽骨の病変で，多くは炎症性の歯肉で被われているため初期にはX線写真でも発見できず，その症状の把握は困難である．

①視診ではエナメル真珠，エナメルプロジェクションおよび根の形態異常の存在，②X線写真診査，③触診では専用の根分岐部探針ファーケイションプローブ（Nabers 1N,2N）で診査する（図4-17）．診査した分岐部病変はその破壊の程度で分類する．Lindhe & Nyman の分類（1～3度）と，Glickman の分類（1～4級）が広く用いられている（P. 180, 181を参照）．

H．歯槽骨形態診査（歯槽骨触診法）

通常はX線写真（口内，パノラマ撮影法）によって判定不可能なクレーター状骨欠損（初期病変），ヘミセプター状骨欠損（進行病変），壁性骨欠損，根分岐部骨欠損等の複雑（3次元的）な歯槽骨欠損形態を，浸潤麻酔下でプローブを歯肉表面から歯槽骨に突き刺し，診査する方法である．

I．口腔粘膜の診査

a．頰粘膜

色調とか膨大，角化症，耳下腺の開口部の状態などを調べる．その他粘膜病変の異常として，びまん性紅斑，老人性および閉経性の歯肉炎時の萎縮，小水疱（良性粘膜天疱

瘻），慢性剥離性歯肉炎時の灰色の変色と剥離なども調べる．

b．口蓋
形と高さ，隆起，口蓋粘膜の色調や異常について調べる．

c．口腔前庭部
前庭部は深さと口唇や頬などの小帯の位置，形態など，さらに病変について調べる．

J．口臭の診査
病的口臭は主として歯周炎の急性期や進展期，口腔軟組織の潰瘍，舌苔などが原因として考えられる．ほかに，肝疾患はアミン臭，糖尿病はアセトン臭などの内科疾患や，呼吸器疾患などの重症時にみられる．

1) 嗅診
2) 問診による口臭神経症．（自臭症は口臭がない），全身疾患（常用薬，内科疾患）の有無
3) 口腔清掃状態：プラーク，歯石の付着状態
4) 不適合修復物や補綴物
5) 歯周疾患の進行状態：歯周組織の破壊程度（歯肉炎症，プロービングデプス，出血，排膿の程度）
6) 舌苔，潰瘍の有無
7) 唾液の粘稠度
8) そのほか口臭探知機などで調べる．ブレストロン®，アティン®

K．歯の診査

a．歯の動揺度の診査
歯の動揺は，歯周病の重要な病態の一つで，その程度から歯周組織破壊の進行程度が正確に判断できる．動揺の程度は臨床的に次の基準によって分ける．

0度（M_0）：生理的動揺（0.25mm以内で正常な動揺である）
1度（M_1）：ごく軽度に動揺（唇舌的に1mm以内で病的動揺である）
2度（M_2）：中等度の動揺（唇舌的，近遠心的に1～2mm以内）
3度（M_3）：高度の動揺（唇舌的，遠心的に2mm以上，沈下または垂直方向の舞踏状の動揺）

動揺度測定の方法は，通常は歯科用ピンセットや指を用いる．その際，示指でその対象歯と隣在歯にあてがうと触診として動揺の程度がよく比較できる．垂直方向の動揺は重症な場合である（図2-18）．また，客観的な方法としていろいろな機器（ペリオテスト®，ダイヤルゲージ®，ストレンジゲージ）がある．

その他の診査には，中心咬合や側方運動を利用した機能的な触診法がある．

b．修復物とその形状
修復物の種類や辺縁の適合状態が歯面に対して過剰か，不足か，また，歯冠の外形と

2 歯周組織の破壊状態（病態）の診査

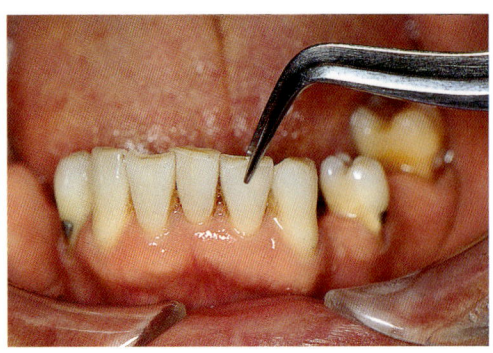

図2-18 歯科用ピンセットで歯の動揺度の診査.

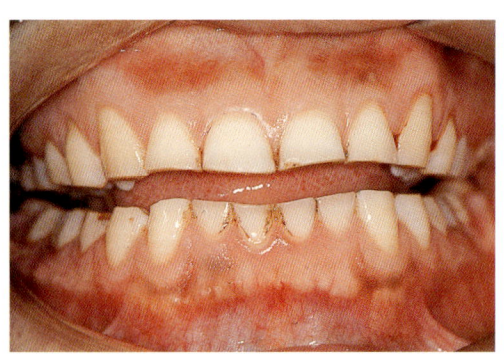

図2-19 強度のブラキシズムと全顎の咬耗.

歯肉（gingivo dental）の関係が生理的な状態か，異常であるかさらに接触点の状態についても調べる．

c．咬耗と摩耗（楔状欠損）

歯の咬耗（facet）は，機能的，または異常機能的に咬合面切縁，舌面や隣接面接触点に広い平面（flat）に摩耗する．一般に強い咬耗や摩耗があるときは，外傷性咬合が疑われる．

咬耗の歯の表面は硬く平滑で，黄色に変色している．咬耗は年齢とともに起きるが，ブラキシズムなどの異常機能も強度の摩耗を起こす（図2-19）．

歯の摩耗は，酸性飲料（コカコーラなど），また歯磨剤などによって，楔状欠損が唇頬側歯頸部露出セメント質に現れる．ブラッシング中での横磨き法は歯根のセメント質摩耗を一番起こしやすい．

d．形態異常の診査

円錐歯や突出咬頭，口蓋裂溝，エナメル突起，エナメル真珠，歯根の形態異常の有無と程度を診査する．

e．打診診査

ピンセットの把柄部などで歯冠を水平，垂直に打診，その反応の状態から患部の位置を推定できる．打診痛のある場合には，歯根膜の急性炎症を疑うことができる．

f．歯頸部知覚過敏症の診査

歯ブラシ使用時，咀嚼時，含嗽時に，冷熱・温熱の刺激に対して，一過性の激しい電撃性疼痛が歯頸部に感じられる．診査方法は，エアシリンジでエアを吹き付ける方法，冷水（10℃前後）を滴下する方法，エキスプローラーで患部を擦過する方法がある．

g．根面の平滑度（滑沢）の診査

根表面の粗糙部位の有無と程度および範囲をプロービングする．

3　歯周病病因の診査

プラークや歯石の診査は歯周病の直接的原因究明による最も重要な項目である．

プラークや歯石，着色，白苔（白質）などの歯面への沈着物とその範囲について視診，触診で調べる．

A．炎症性因子の診査
a．プラークの診査

プラークの付着状態は歯周探針スケーラーで擦過，またはプラーク染色液や，錠剤で顕示して調べる（図2-8参照）．

プラークの染色評価は，ブラッシングによる口腔清掃度の効果と動機づけに非常に有効で，歯周病の予防と治療の要である．

１）染色剤

染色剤には錠剤と溶剤がある．赤色系は，エリスロシンを主剤としたものが多い．

２）染色剤の使用法

塗布法（溶液）とうがい法（錠剤）の方法がある．

３）評価

染め出したプラークの付着状態（汚染度）を評価する方法はO' LearyらのPCR法およびSillnessとLöeのPlaque Indexなどで，この中で広く用いられている方法はPCRである．

〈プラークコントロールレコード（O' Leary）〉

$$評価PCR（\%）= \frac{プラーク付着歯面数の合計}{被検歯面数} \times 100$$

測定法は歯頸部歯面を頬側，舌側，近心，遠心の4面に分け，プラークが染色された歯面の有無で評価する方法である（図2-20）．

b．歯石の診査

歯石の付着状態は，初期は白色または黄色で軟らかく，プラークと見分けにくいが，石灰化に伴って固く，色も変色し，暗褐色，黒色になるため，他の沈着物との識別は容易である．

歯肉縁上歯石は唾液腺の開口部付近（耳下腺，顎下，舌下腺）によく沈着する．また，舌側面，遠心面は清掃しにくいためよく沈着する．齲蝕の歯，動揺歯，廃用歯などはよく沈着する（図2-21，22）．

しかし，歯肉縁下歯石の場合は，歯肉をプローブ，スケーラーなどで押し開いて直接見るか，エアーを吹き込み，乾燥して見る．また，プローブや探針で触診して見るか，X線写真で見るかのいずれかの方法がある．歯に付着する歯石の評価方法は，プラークの場合と同様にGreenとVermillionのOHIの歯石指数（Calculus index）を参考にする．

3　歯周病病因の診査

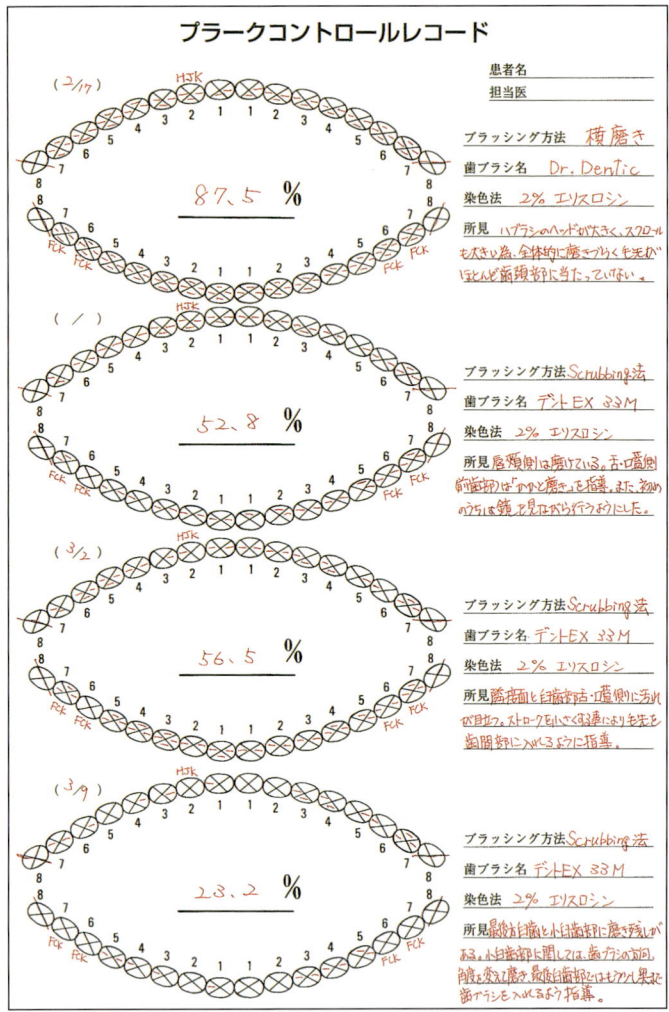

図2-20　プラークコントロールレコード．

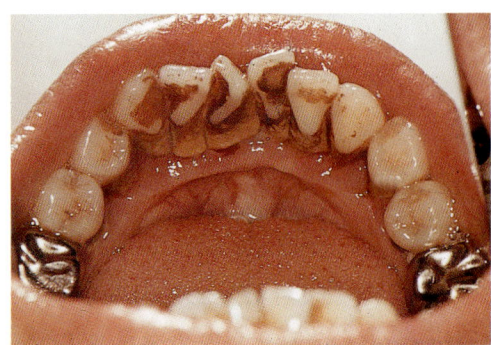

図2-21　歯石の付着度の診査．下顎前歯舌側に多量の縁上歯石．

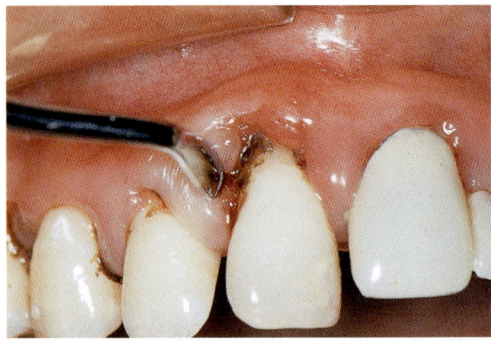

図2-22　歯石の付着度の診査．上顎前歯唇側の帯状の縁下歯石．

第2章 歯周疾患の診査(検査)

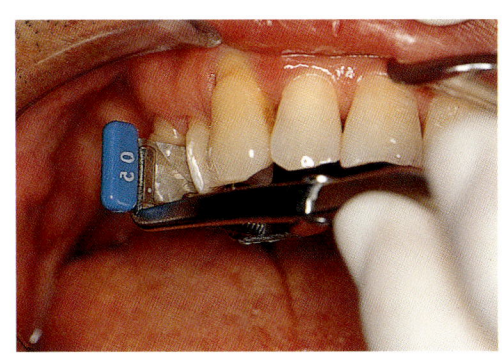

図2-23 コンタクトゲージ®による歯の接触度の診査.

B．外傷性因子の診査

a．歯列の診査

歯列不正は歯周病の重要な発炎性因子と外傷性因子である．歯列の形態（狭いか，広いか），咬合平面の不均衡の有無，過蓋咬合の状態，上顎前突，前歯叢生，歯間離開，歯の位置異常（歯の回転と傾斜），そのほかの不正咬合などの位置と程度を調べる．

b．食片圧入および隣在歯との接触の診査

齲蝕，咬耗，歯列不正，挺出などで咀嚼時に隣在歯との接触関係が不良になると歯間間隙ができ，食物が歯肉やポケット内に強く押し込まれる（垂直方向からの圧入）．また，水平方向から食物が圧入される場合もある．

離開などの乱れは，歯周病や隣在歯齲蝕を起こす原因となる．診査は次のようにする．

1) デンタルフロスを歯間部に圧入し，接触点の抵抗力を調べる．
2) スチール製のコンタクトゲージ®（contact gage）を歯間部に圧入し，その接触の程度を診査する（図2-23）．スチール板の厚さは，50μm，110μm，150μmで，正常な接触圧入は50μmである．
3) その他X線による歯槽骨吸収の形と程度，歯の形態，歯列，鼓形空隙の状態などの対合関係，自覚症状の問診などを調べる．

c．咬合の診査

咬合性外傷（occlusal trauma）（症状）は，外傷性咬合（traumatic occlusion）（原因）によって歯周組織に起こった損傷で，歯周組織にその負担能力を超えた咬合力が加わった場合に生じる．咬合性外傷の診査は咬合性外傷の自覚症状と他覚症状を問診から始め，視診，触診，スタディモデルにより観察，X線所見も参考に診査する．次に，外傷性咬合の診査は外傷性咬合因子（咬合性外傷を引き起こす原因：早期接触，ブラキシズム，側方圧，食片圧入，舌，口唇，悪習癖など）の有無について咬合の形態的，機能的診査を行い総合的に判定する．歯の摩耗，咬耗，動揺，食片圧入，顎関節の異常，ブラキシズムなど次に早期接触，咬頭干渉，顎運動状態などを調べる．中心咬合位と下顎運動時の機能的診査は，まず中心咬合位での早期接触と症状の有無，中心位での早期接触，中心滑走時の干渉について診査する．つづいて側方運動は，作業，平衡側の咬頭干渉の有

無を診査する．次に前方運動は前，臼歯の接触状態を診査する．

d．習癖の診査

舌習癖，口唇の習癖，嚥下の習癖，口呼吸，ブラキシズムなどは歯周組織や顎関節に障害を及ぼし，外傷性咬合の原因となり，歯周病の修飾因子にもなる．習癖の存在が有害か無害か，患者の意識の有無に対する判断が重要である．

1）口呼吸の診査

口臭の有無について調べ，さらに起床時の口腔不快感の自覚症状や，次の臨床症状（所見）がみられるか診査する．

①上下顎の前突
②上顎前歯口蓋歯肉縁の堤状隆起（テンションリッジ）
③口唇の肥厚，口唇乾燥（ひびわれ）
④前歯歯肉の炎症，腫脹，出血（口呼吸線）
⑤鼻疾患（問診を行う）
⑥アデノイド顔貌
⑦口唇閉鎖不全（オトガイ部に梅干様のシワ）

2）弄舌癖，異常嚥下癖，その他の習癖の診査

開口時，舌尖，舌縁，口唇や頬粘膜に歯列の圧痕が認められる．次のような臨床症状所見を診査する．

①歯間離開
②オープンバイト
③発音障害
④上下顎前突（舌悪習癖のほとんどにみられる）
⑤口唇閉鎖不全
⑥舌の状態と運動等である．

3）ブラキシズムの診査

ブラキシズム（bruxisum）は，ストレス，咬合の不調和の相互作用で起こる．歯ぎしり（grinding），くいしばり（clenching），タッピング（tapping）の3種類があり，無意識のうちに起こる咀嚼筋の異常緊張で，長時間，歯に強い力が加わるため，歯周組織が破壊されたり，顎関節の障害を引き起こす（図2-19参照）．診査項目は，第一に問診による発見が多い．すなわち，家族や同室者の夜間の安眠妨害による訴えである．そのほかの臨床症状は，次のごとくである．

①歯の異常咬耗，歯の動揺の異常
②頬粘膜や舌に圧痕がみられる．
③歯痛，顎関節痛，耳鳴り，肩こりなどの異常な所見がある．

4　X線診査

歯周病の主要な臨床症状の一つは，歯槽骨の吸収破壊である．この診査はX線写真で判定する．X線写真の果たす役割は重要で，歯周診断，予後および治療計画，効果の判定に役立つ補助的診査法である．X線写真は頰舌的方向からの撮影のため，頰舌的な骨の部分は歯根と重なるため判読しにくい部分が多い．そこで，他の病態所見との総合評価が必要である．

歯周病の診査，診断に利用されているX線撮影法は，等長，歯頸部（歯槽骨），咬翼法，平衡等の規格撮影法とパノラマ撮影法がある．その他，サブトラクション法もある．とくに最近開発された歯科用小型X線CT（3DXCT®）は，低被曝線量で立体的な複雑な歯槽骨の吸収状態を正確に把握できる3次元画像診断が可能となった．

A．各種撮影法

a．二等分面法

被験歯の歯軸とフィルム面のなす角度の二等分面に垂直にX線を照射する（全顎撮影で14枚法）根尖部の診断には適するが，歯頸部の歯槽骨の像は歪みが大きく不適である．

b．歯頸部撮影法（歯槽頂投影法）

歯槽骨骨頂部の撮影方法で，二等分法である．歯周組織の病変や歯槽骨の吸収の診断には最適である．

c．咬翼法

咬翼を咬んで，咬合状態でフィルムを上下歯列弓の舌（口蓋）側に保持し撮影する．臼歯部に適用する．歯頸部撮影法や平行法の変法である．

歯周病初期の診断，臼歯部隣接面や根面齲蝕，歯冠修復物の辺縁，咬合関係などの診査に適する．

d．パノラマ撮影法

上下顎全歯と歯槽骨が1枚のフィルムに撮影でき，全体が総覧できる．オルソパントモグラフィとパノラミックスがある．

e．平行法

ロングコーン法ともいう．利点は像の歪み，拡大が少なく，歯冠，歯槽頂部，根尖部，いずれも診断に適し，像の鮮鋭が高い．

f．規格撮影法

既製のフレームと個人用ホルダーを作製して行う方法がある．撮影枚数は，口内法で，10・12・14枚法，その他はキャビネ，8ツ切，4ツ切などのサイズがある．

g．歯科用小型X線CT（3DX®）法

歯と歯槽骨をxyzの3方向から連続的に観察し，3次元的な画像診断が可能である（図2-24）．

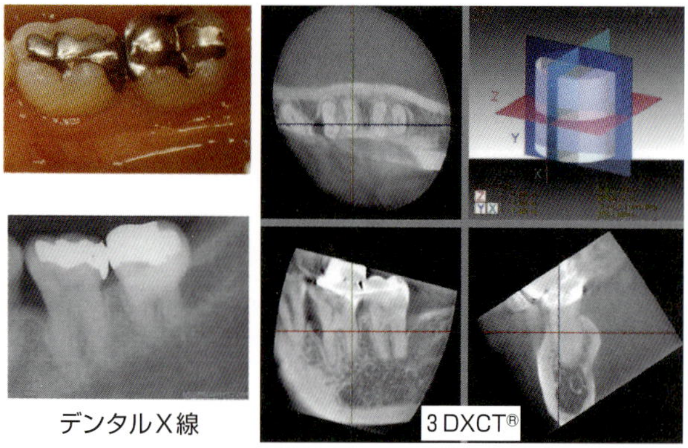

図2-24　3DXCT®による歯槽骨吸収の診断．
デンタルX線
3DXCT®

B．読影の要点

a．正常な歯周組織のX線所見の特徴

1) 歯槽骨頂部（2mm）はセメント-エナメル境に位置する．
2) 歯槽硬線（白線）は歯根の全周に一定の幅をもつ．
3) 歯根膜腔は黒線で歯根全周にある．
4) 骨梁の配列や数は水平かつ一定に配列する．

b．X線写真所見から得られる歯周病変の重要な徴候（signs）（図2-25）

〈歯〉

1) 歯冠，歯根の形態，歯根の吸収，またはセメント質の肥大
2) 齲蝕，歯冠修復物と補綴物の適合状態
3) 歯石沈着の程度
4) 喪失歯，過剰歯，埋伏歯の存在
5) 歯冠長と歯根長の比

〈歯槽骨〉

1) 歯槽硬線（白線）の肥厚と消失，断裂の状態

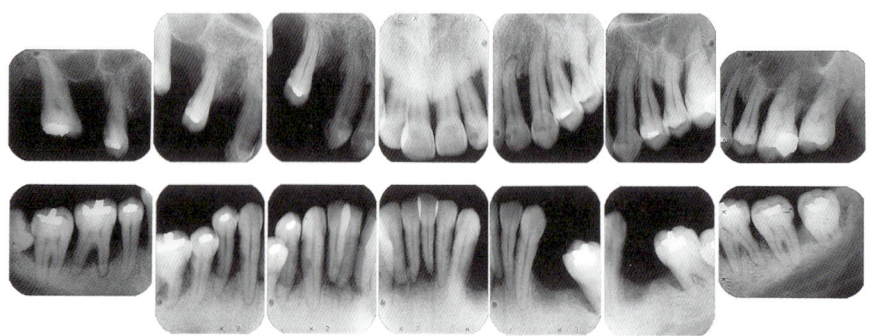

図2-25　重症侵襲性歯周炎患者の全顎X線写真像（口腔内14枚法）．全顎にわたり、著しい強度の歯槽骨吸収が認められる．

2）セメント-エナメル境に対する歯槽骨頂（縁）の位置関係

3）歯根膜腔の拡大と消失

4）歯槽骨頂部の破壊の形態（明瞭化）

5）根分岐部の異常

6）骨梁の異常（骨梁構造の緻密化と粗糙化）

7）そのほか顎関節，口唇線，上顎洞，副鼻腔，栄養管などの異常を診査する．

c．歯槽骨の吸収の型と程度

X線写真像からは，歯周ポケットや，歯槽骨欠損（osseous defect）の形態は，歯科用小型X線CT（3DX®）（図2-24）や，ガタパーチャポイントやシルバーポイントを併用し，ポケット底と骨縁の位置関係を正確に判定することが可能である（壁性欠損，骨縁上，下ポケット）．

歯槽骨の吸収の型は水平型と垂直型，または両者の合併型がある．歯槽骨頂部の歯槽硬線（lamina dura）が不明瞭化，希薄化した場合は，歯槽骨の破壊を疑う．また，歯根膜腔の拡大の所見は歯根膜の炎症や外傷性の骨破壊の判定に用いる．

1）水平型の骨吸収

歯槽骨頂部が水平に吸収される．近心と遠心の歯槽硬線が歯槽骨頂（槽間中隔頂）部から根尖に向かって均一に消失する場合である．

2）垂直型の骨吸収

歯槽骨頂部が垂直型に吸収される．主として1〜2歯が限局して起こる．歯槽間中隔頂の近心，遠心側歯槽硬線が骨頂部で不均一に消失する場合である．混合型の場合には，1），2）の両者が合併して起こる．

d．歯槽骨の吸収量の測定法

1）Scheiらによる骨吸収メジャー測定法吸収量はセメント-エナメル質から歯根尖部までの距離をA，残存歯槽骨量をBとして下記により算定される．

$$\frac{A-B}{A} \times 100 = \%$$

2）吸収の程度を歯根の長さと比較する方法は以下のとおりである．

1度：歯根の長さの1/3以下の骨吸収

2度：歯根の長さの1/3〜1/2以内

3度：歯根の長さの1/2〜2/3以内

4度：歯根の長さの2/3以上

e．X線写真読影上の注意

X線所見のみから判断できない所見は次のようになる．

1）歯周ポケットとアタッチメントレベルの明確な存在（シルバーポイントなどを併用すれば可能）

2）早期の治療効果の判定

3）欠損の形態（残存骨壁の数と形：3DXCT®は可能）

4）頰舌側面の骨頂部の位置や形態：3 DXCT®は可能）
5）歯の動揺
6）初期の骨吸収と根分岐部病変（3 DXCT®は可能）
7）軟，硬組織の関係

5　スタディモデルによる診査

　スタディモデル（研究用石膏模型）による診査は，直接口腔内で診査しにくい，または歯や歯列，歯肉の状態，咬合状態を口腔外で観察できる（図2-26）．診査項目は歯数，歯の形態（歯冠の外形），歯列弓の状態，歯の位置異常（挺出，傾斜，移動，捻転），咬合面（咬耗），咬合状態，隣接歯との関係（接触点）歯肉形態，歯肉辺縁の形態や位置（増殖，退縮，フェストゥーン，クレフト）小帯の付着状態などである．

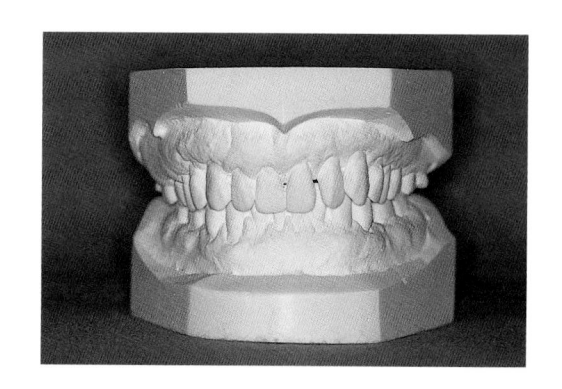

図2-26　スタディモデルによる診査（歯，歯肉，咬合の形態的診査）．

6　口腔病態写真診査

　歯，歯肉の形態，歯根露出，歯肉炎症の病態の臨床写真を撮影，記録することは，動機づけの効果や，経過観察に歯周治療の効果の判定に有用である．写真はできるだけ規格撮影（レンズの倍数＝1／2，1など）が望ましく，正面，側面，口蓋と舌側（背面鏡使用により）などで撮影する．最近では，デジタル化が進んでいる．診査時期は，初診，歯周基本治療，再評価，歯周外科治療時，メインテナンス時に行う．

7　一般臨床検査

　歯周病を精査したが原因因子が不明の場合や全身的原因（修飾因子）の関与のあるものに対し，歯周治療時（手術や投薬時）にストレスとなる状態や感染症病原体キャリア

などのチェックをする．その検査は，血液学検査，生化学検査，微生物（細菌）学的検査，免疫学的検査，病理組織学検査などがある．検査結果で再検査や専門医での精査が必要である．また，治療方針や手術などのデータとする．

a．血液学検査

出血時間，凝固時間測定検査，赤血球と白血球数，血色素量，ヘマトクリット値，塗抹染色による血球の形態学的検査，などがある．これらの検査所見から貧血，白血球減少・増多症，赤血球増多症などの診断に参考になる．

b．血液化学検査

血清中総たんぱく量（肝疾患，感染症，膠原病など），血糖（糖尿病，低高血糖を示す疾患）およびブドウ糖負荷試験，AST（GOT），ALT（GPT），Ca，P，アルカリフォスファターゼなどの検査は，肝，骨代謝疾患の疑いを調べるためである．

血清トランスアミラーゼ活性（肝疾患），血清総コレステロール測定（心臓，血管，腎，肝の疾患）などの検査もある．

そのほか歯周病における主要な機能検査法は必要に応じて実施する．

c．プラークの細菌学的検査

歯肉縁下の非付着性のプラーク細菌が歯周組織を破壊する直接的な原因因子である．したがってその細菌叢の検査は病型（診断），化学療法の導入，活動度等を評価できる．また，モニターすることによって効果の判定やメインテナンスにも応用できる．

プラークの採取は，ペーパーポイント，キュレットスケーラーで採取する．縁下プラークの検査は，位相差，暗視野顕微鏡による形態学的検査，培養法，蛍光抗体法，酵素測定法，DNAプローブ法，PCR法がある．

1）位相差顕微鏡，暗視野顕微鏡

プラーク中の総細菌の判定：プラーク中に存在する細菌をスピロヘータ，運動性桿菌，球菌，その他の4種に分類し，その比率を算出する．スピロヘータ＋運動性桿菌の比率の変化は疾患活動度を表すのに用いられる．

2）培養同定法

培養可能総細菌の測定と，コロニーを同定し各種細菌の比率を算定する．患者の菌の病原性，抗菌薬の感受性がわかる．

3）蛍光抗体法（間接法）

特定細菌，特異的抗体の利用：*Porphyromonas gingivalis, Actinobacills actinomycetemcomitans, Treponema denticola* などの特定細菌に対する特異抗体を反応させ，蛍光抗体法で検出し，存在比率を調べる．

4）酵素測定法

特定酵素細菌のみが有する酵素活性を応用（チェアサイドの診断キット）．

ペリオチェック®Periocheck：*Porphyromonas gingivalis, Treponema denticola, Bacteroides forsythus* 由来のペプチターゼ活性を合成基質で反応させて測定する．

5）DNAプローブ法® (DMDX test)（チェアサイド診断キット）

細菌のDNAプローブを用いて個々の細菌を検出する（菌の生死に関係なく検出する）．DNAハイブリダイゼーション法がある．現在歯周病原性細菌20種が同定できるDNAチップがある（パロチェック®）．

6）PCR法 (Real-time PCR法)

16sRNAの塩基配列の違いを用いて細菌の種類を同定する．

d．免疫学検査（歯周病関連菌に対する生体の免疫応答検査）

全身原因因子（修飾因子）が疑われる歯周病には，次の細菌，免疫学検査が用いられる．

1）白血球機能検査

1）好中球機能検査は貪食能検査，遊走能（走化性）検査，細胞内殺菌能検査がある．

2）リンパ球機能検査：歯周炎病巣局所のCD 4 /CD 8 比は末梢血に比較して低下している（T細胞サブセットの定量法）．歯周病巣局所のT細胞による免疫調節機能の異常と考えられる．

2）血清抗体価（ELISA法）検査

歯周病関連菌に対する生体の免疫応答，血清抗体価検査はELISA法がある．その他，補体，免疫グロブリン検査，白血球抗体（HLA）のタイピング，サイトカイン産生の測定法などがある．

e．病理検査

診断を確実にするために組織の一切片を採取し，病理組織学的に顕微鏡で調べる．歯肉の生検（biopsy）は，歯周病の診断には重要である．

8　歯周チャート，記録用紙

診査した臨床所見の記録は，通常ではカルテに記載し，診査資料を早く系統的に分析，比較するために一定（整理しやすい）のチャート（記録用紙）に記載するのが合理的である（図2-27，28）．

9　診断

診断とは，ただ単に病名をつけることではなく，得られた各種の診査資料を分析，整理して多くの疾患から１つの疾患を鑑別し，その疾患の性格や特徴や程度を，または原因を把握する手順（技術）をいう．すなわち診断とは，治療計画を立てるための手段である．的確な診断なしには，効果的な治療はありえない．

歯周病の診断は，問診によって得られた所見をもとに，局所および全身の臨床病態

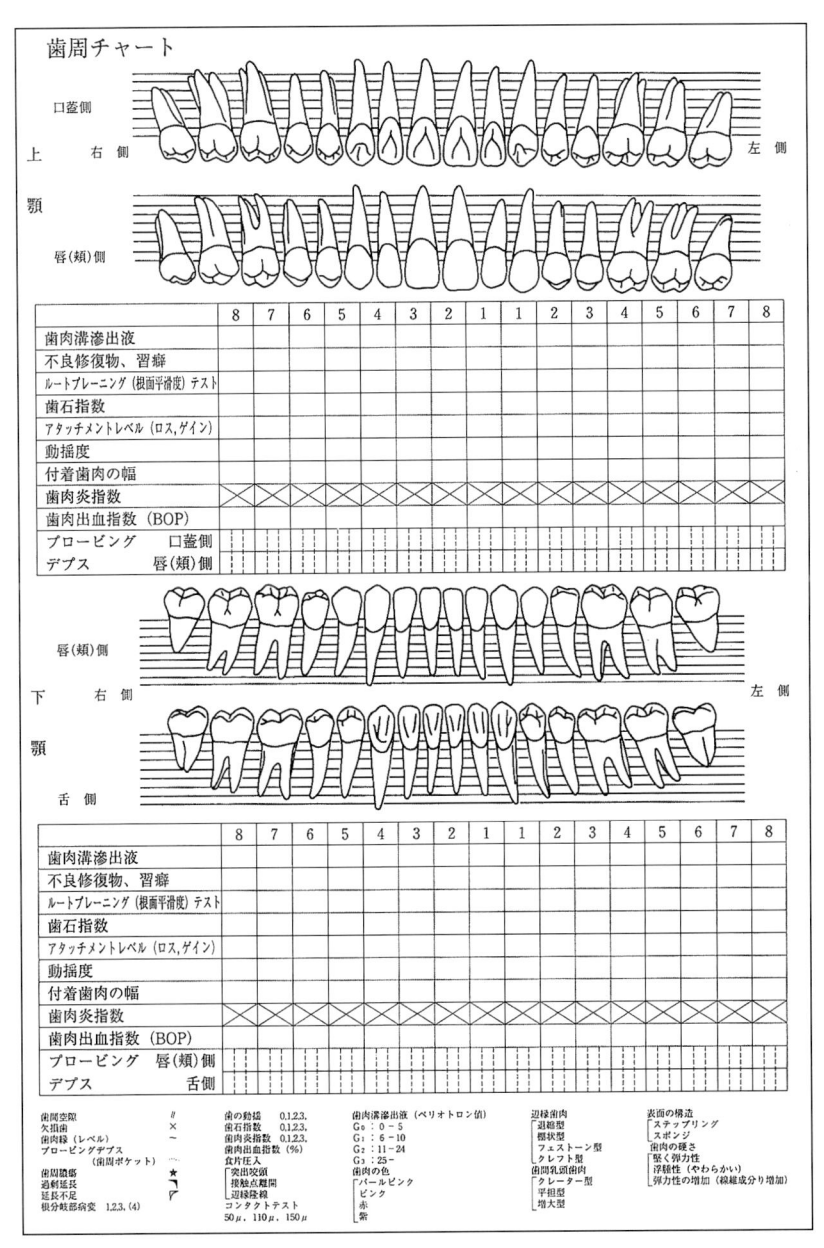

図2-27 歯周チャート．

（歯周病の進行程度）所見，X線所見，臨床検査，病理検査（生検）などの総合評価によって判定される．通常は歯肉炎［単純性歯肉炎（プラークによる），複雑性歯肉炎（プラークと全身因子の修飾），歯肉外傷，歯肉退縮］，歯周炎［成人（慢）性歯周炎：軽度，中等度，重度，急速（侵襲）性歯周炎：若年性，急速進行性，特殊（遺伝）性］，咬合性外傷として診断される．また，これらの疾患を症状の経過によって，慢性と急性型などに分類して診断されている．

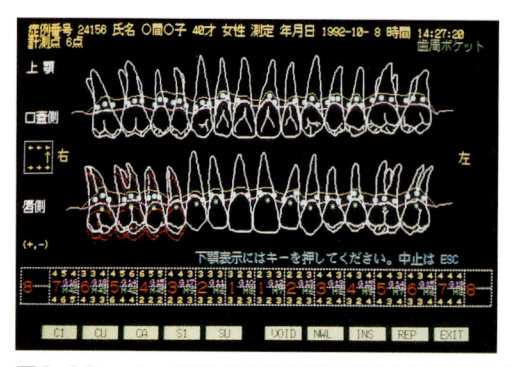

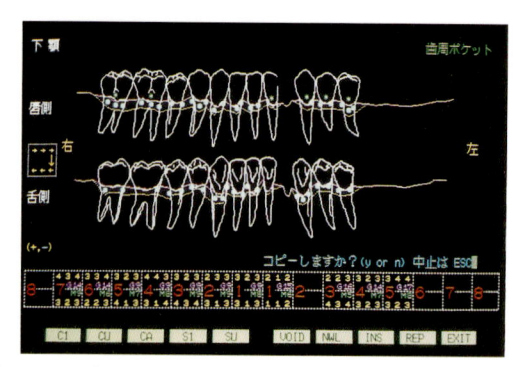

図2-28a, b　限局性重度侵襲(若年)性歯周炎患者のコンピュータチャーティング(病態:PD, CAL, TM, GI).

参考文献

1) Pawlak, E. A. and Hoag, P. M. : Essentials of Periodontics, 85-100. C. V. Mosby Co., St. Louis, 1976.
2) O'Leary, T. J. , Drake, R. B. and Naylor, J. E.: The plaque control record, J. Periodontol., 43: 38, 1972.
3) Silness, P. and Löe, H.: Periodontal disease in pregnancy, II, correlation between oral hygiene and periodontal condition, Acta Odont. Scand., 22: 121, 1964.
4) Macleod, K.M. et al: An index of gingival architectural form, J. Periodontol, 36: 413-416, 1965.
5) Bowers, G.M.: A study of the width of attached gingiva, J. Periodontol, 34: 201-209, 1963.
6) Glickman, I.: Clinical Periodontology (4th ed.), 481-522, W.B. Saunders Co., Philadelphia, 1972.
7) Mühlemann, H.R. and Son, S.: Gingival Sulcus bleeding-a leading symptom in initial gingivitis, Helv Odontol. Acta., 15: 107, 1971.
8) Ainamo, J. and Bay, I. : problem and proposals for recording gingivitis and plaque, Int. Dent. J., 25: 299-235, 1975.
9) Schei, O. et al.: Alveolar bone loss as related to oral hygene and age, J. Periodontol, 30: 7-16, 1959.
10) 太田紀雄:歯周病の総合診断システムの研究, 自動プローブによる歯周組織のコンピュータチャーティング, 日歯医師会誌, 48(5): 61, 1995.
11) 金井　泉ほか:臨床検査法提要(28版), 金原出版, 東京, 1968.
12) 池田克己ほか訳:AAP歯周治療法のコンセンサス　アメリカ歯周病学会編(Editorial Committee, Myron Nevins, Chairman, William Becker, Kenneth Korman), クインテッセンス出版, 東京, 1992.
13) 下野正基ほか:治癒の病理　臨床編第2巻・歯周治療　変容する臨床像への対応, 医歯薬出版, 東京, 1994.
14) 石川　烈ほか:歯周病学, 永末書店, 京都, 1996.
15) 加藤　煕:最新歯周病学, 医歯薬出版, 東京, 1994.
16) 池田克己ほか:標準歯周病学(第3版), 医学書院, 東京, 2000.
17) 長谷川紘司ほか編:歯周病の診断と治療のガイドライン, 日本歯科医師会, 東京, 1996.
18) 栢　豪洋, 太田紀雄, 小鷲悠典:新歯周病学, クインテッセンス出版, 東京, 1998.
19) 石川　烈監訳ほか:アメリカ歯周病学会編, AAP歯周疾患の最新分類, 1999 International Workshop for a Classification of Periodontal Diseases and Conditions. クインテッセンス出版, 2001.

第3章

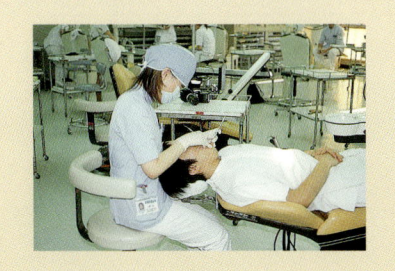

治療計画

1 治療計画の立案

　歯周組織検査（歯周基本検査または精密検査），およびX線写真の結果を基に初期の治療計画を立案し，計画に沿った治療を進める．そして，歯周基本治療を行いながら治療効果，患者の食習慣の違いやブラッシグ技術の差などを考慮して，治療計画をその都度必要に応じて修正をする．

　患者の歯根の形および長さ，歯冠歯根比，根分岐部の形態，さらには歯槽骨の厚み，歯肉の厚みや性状は個人個人で非常に異なるため，これらの解剖学的要素は，歯周治療の予後を大きく左右する．また，ポケットを測定する際には，歯軸に沿うようにポケット探針をポケット内に挿入するが，とくに大臼歯部は頬舌的幅が広いため，近遠心コンタクト直下の歯周ポケットを見逃す場合が多いため，注意が必要である．ポケット探針を挿入したときの手指感覚（健康な場合は歯肉に弾力感があり，挿入時に抵抗感がある．炎症が強い場合は抵抗感がなく，ポケット底部がないようなどこまでも挿入できる感触）は，現在の病状を示唆すると考えられる．歯周ポケット測定後の出血の有無（bleeding on probing）は，ポケット内および底部の炎症と現在の歯周病の活性度を示すと考えられ，歯周病の進行度および予後，治療の判定に重要な指標となる（表3-1）．

表3-1　歯周病の予後判定に重要な因子

1）　根の形および長さ，歯冠歯根比
2）　根分岐部の形態
3）　歯槽骨の厚み，歯肉の厚み
4）　ポケット探針を挿入したときの手指感覚
5）　歯周ポケット測定後の出血の有無

　ポケットの深さは歯肉辺縁を基準として測定するため，ポケットの深さだけで治療方針を決定するのではなく，歯肉退縮の程度を考慮し，ポケット底部の位置が歯根および歯槽骨頂に対してどの程度の位置にあるかを確認するとよい．また，解剖学的に変化しない位置，たとえばセメント-エナメル境からポケット探針が入る所までの距離（アタッチメントレベル）などの項目を歯周組織検査に加えると，治療方針や術式の決定に役立つ．

【アタッチメントレベル測定】
①アタッチメントレベル測定に使用するステントの例（図3-1）
　歯冠部に装着するタイプのステントと使用することにより，つねに同一部位でステントを基準としたアタッチメントレベルの測定が可能となる．
②アタッチメントレベル（図3-2）
　左右ともポケットの深さは4mmであるが，セメント-エナメル境からの距離は異な

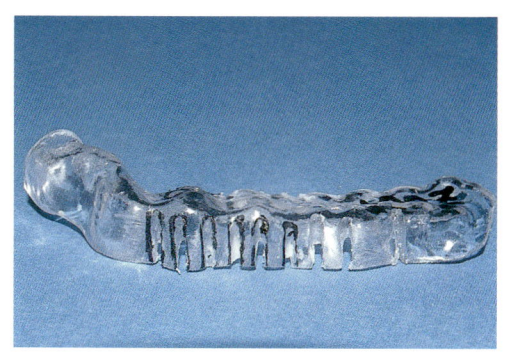

図3-1 アタッチメントレベル測定に使用するステントの例.

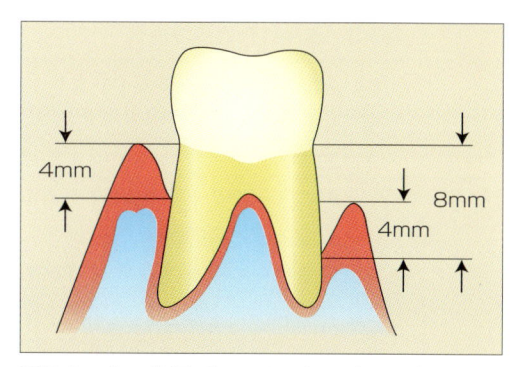

図3-2 左:歯周ポケットの深さ(4mm). 右:アタッチメントレベル(8mm).

る. 図3-2の右のように固定点(セメント-エナメル境やクラウンのマージン等)からポケット底部までの距離をアタッチメントレベルという.

歯周治療を進めるうえでの基本的な考え方は,歯周病の診断と治療のガイドラインに詳しく書かれているが,まず第一に重要なことは,歯周病を引き起こし増悪させる原因を除去することである.そして歯周組織の修復を促進し,再生を図ることであると考えられる.そのためには,徹底したプラークコントロールを行うこと.そして,プラークを増加または除去しにくくするような環境を改善することが重要である(表3-2).

また,咬合状態の診査を行い,外傷性咬合を取り除き,必要があれば歯の安静を図るために固定(暫間固定)を行うことも必要である.

歯周基本治療終了後の歯周組織検査(精密検査)の結果,必要であれば歯周外科処置に移行する.その場合以下のことに注意して歯周外科処置の術式を選択する(表3-3).

表3-2 プラークを増加または除去しにくくするような環境

1) 口腔前庭狭小
2) 小帯付着異常
3) 不良補綴物
4) 歯頸部齲蝕
5) 歯列不正
6) 歯石の付着
7) 歯冠・歯根表面の粗糙
8) 食片圧入
9) 口呼吸
10) 深い歯周ポケット
11) 歯の動揺
12) 口腔衛生に対する知識不足

表3-3　歯周外科処置の選択

1） **歯周ポケット搔爬術（キュレッタージ）**および**新付着術（ENAP）**は，比較的軽度な歯周炎（骨縁上ポケット；4〜5 mmの歯周ポケット部位）が適応．
2） **歯肉切除術**は，角化歯肉を切除・除去する手術のため，術後に歯肉退縮や付着歯肉の喪失を生じる危険性がある．そのためポケット底部の位置が根尖側に移動しておらず，歯槽骨吸収のほとんどない歯肉増殖等に対して行われる．
3） 付着歯肉の狭小，小帯付着位置異常，歯肉退縮等の症例では，**小帯切除術，歯肉弁移動術，遊離歯肉移植術**または**結合組織移植術**を選択する．
4） 歯槽骨吸収を伴う深い歯周ポケット（骨縁下ポケット；6 mm以上の歯周ポケット部位）が存在し，歯槽骨の整形や骨移植等が必要な症例には，**歯肉剝離搔爬手術（フラップ手術）**や**組織再生誘導法**を選択する．

【歯周治療の流れ】

以下に，代表的な治療の流れを示す（図3-3）．

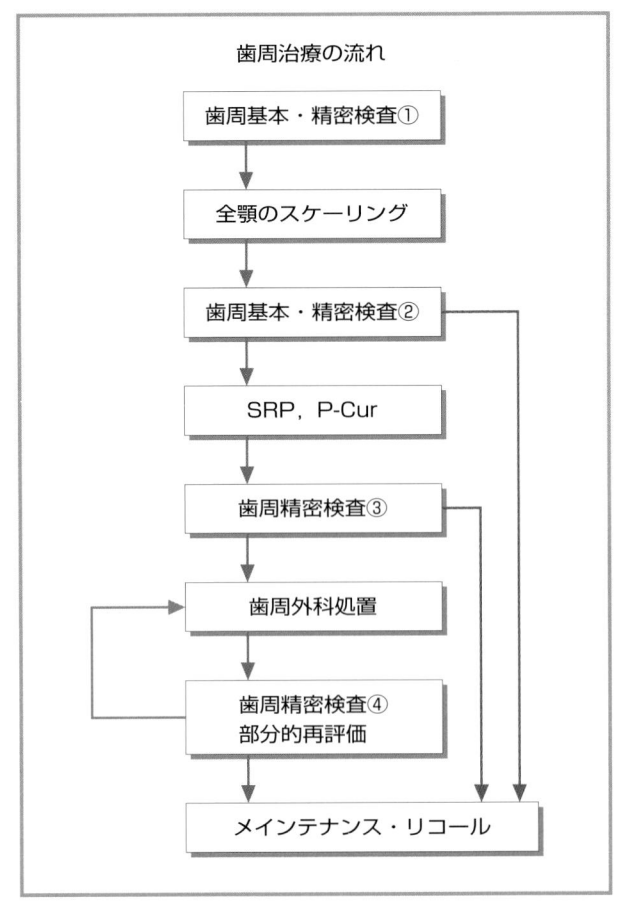

```
歯周治療の流れ

　歯周基本・精密検査①
　　　　↓
　全顎のスケーリング
　　　　↓
　歯周基本・精密検査②
　　　　↓
　　SRP，P-Cur
　　　　↓
　　歯周精密検査③
　　　　↓
　　歯周外科処置
　　　　↓
　歯周精密検査④
　　部分的再評価
　　　　↓
　メインテナンス・リコール
```

図3-3　歯周治療の流れ．

〈1回目〉

歯周基本・精密検査①

【初診】

歯周組織検査①（1回目）を行う．

＜歯周組織検査の種類＞
- 歯周基本検査（全顎で一番深い部分の歯周ポケットを1点記載する．動揺度の測定）
- 歯周精密検査（1歯に対して4点法以上の歯周ポケットを記載する．動揺度の測定．PCR（％）とブラッシング指導を行う）

歯周組織検査の結果をカルテに記載し，歯周組織検査とX線写真の結果を併せて診断名を決定し，治療計画を立案する．

必要に応じて口腔内カラー写真撮影を行う（1回5枚まで）．

歯周疾患指導管理料（P管理；1か月に1回算定）は，歯周組織検査の結果，治療計画に沿って，患者に適切な指導管理を行った場合，算定することができる．指導に使用した歯ブラシ（商品名），部位ごとのブラッシング法と指導内容を詳しく記載する．

スケーリング（全顎を6ブロックに分割して行う）

2回目の歯周組織検査に移行するためには，全ブロックのスケーリングが終了している必要がある．

全顎のスケーリング

【再診】

残りのブロックのスケーリングを行う（全ブロックのスケーリングが終了するまで）．

カルテには前回と比較して，歯周組織の炎症状態の改善された点，ブラッシングの改善点等を記載する．

症例1：（図3-4a〜d）

この症例のように，スケーリング・ブラッシング指導のみで改善するケースは歯周基本（精密）検査②終了後はメインテナンスに移行する．

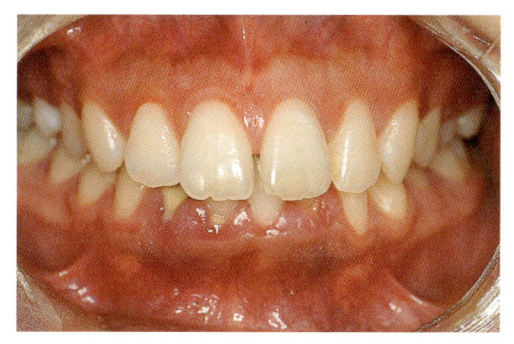

図3-4a　初診（正面観）．とくに下顎前歯唇側歯間乳頭部の炎症が著しい．

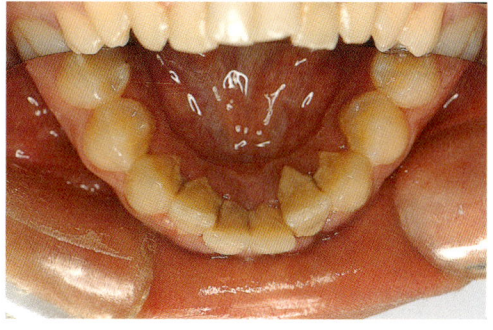

図3-4b　初診（下顎舌側）．下顎舌側に多量の歯石沈着が認められる．

1 治療計画の立案

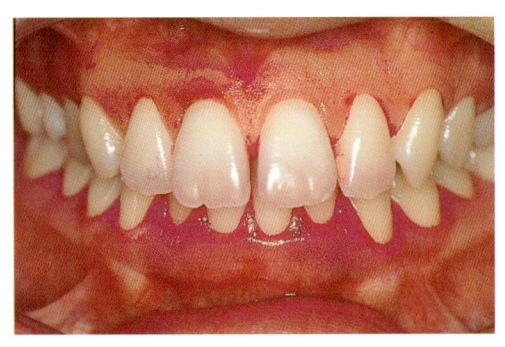

図3-4c　スケーリング・ブラッシング指導後に歯肉の炎症は改善した（正面観）．

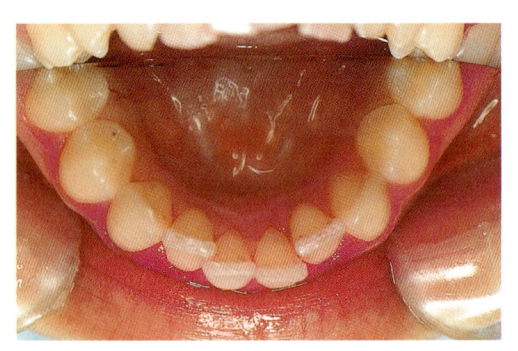

図3-4d　スケーリング・ブラッシング指導後の下顎舌側面観．歯肉の炎症は改善し，ポケットも浅くなったことから，メインテナンスに移行した．

> 歯周基本・精密検査②

【再診】

　歯周基本検査または歯周精密検査②（2回目）を行う．

　1回目の歯周組織検査の結果と比較して検査結果を記載する．

　歯周組織検査②以降は，必要な部位にスケーリング・ルートプレーニング（SRP）またはキュレッタージ（P-Cur）を行う．

> SRP，P-Cur

　ブラッシング指導に関しては，PCR（%）の変化，炎症の変化に伴った指導の変化等を記載する．

症例2：（図3-5a〜f）

　一見して磨けているように見えても，歯垢染色液を用いて染色すると，歯頸部，隣接面にプラークが残っていることが多いため，歯ブラシの当て方，当てる力，動かし方を指導する．

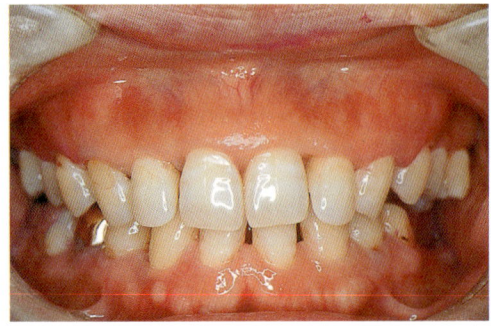

図3-5a　染色前．

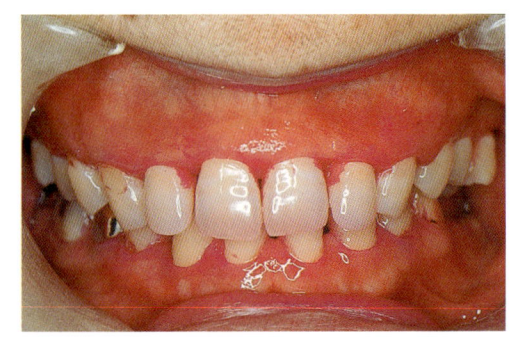

図3-5b　染色後．隣接面に染色されたプラークが認められる．

第3章 治療計画

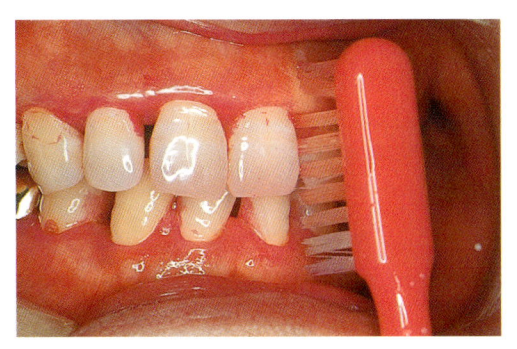

図3-5c　1歯ずつの縦磨き．

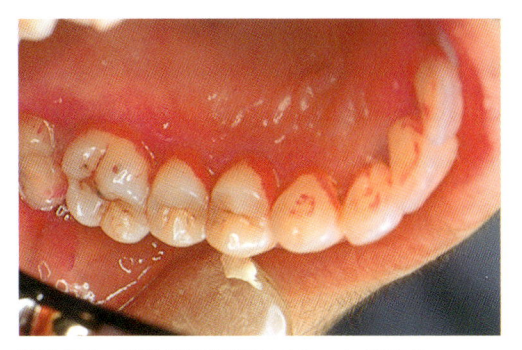

図3-5d　口蓋側歯頸部にプラークが目立つ．

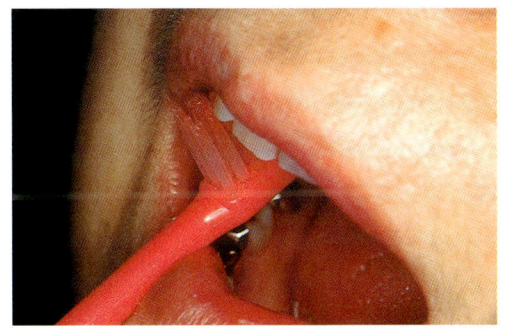

図3-5e　口蓋側への歯ブラシの当て方を指導（歯ブラシの角度）．

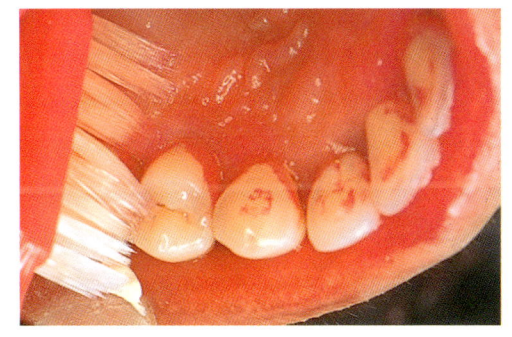

図3-5f　口蓋側への歯ブラシの当て方を指導（歯ブラシを当てる位置や当てる強さ等）．

> 歯周精密検査③

【再診】

　必要な部位に対するSRPまたはP-Curが終了後，歯周組織検査③（3回目）を行う．

　歯周組織検査③までが歯周基本治療である．

　歯周基本検査③または歯周精密検査③

　1回目および2回目の歯周組織検査の結果と比較して，カルテに検査結果を記載する必要がある．必要に応じて，治療計画の修正を行う．

　歯周組織検査③以降に歯周外科処置を行う場合は，検査③は歯周精密検査でなければならない．ペリオクリンの使用は，歯周組織検査③以降であり，計画的に使用する必要がある．

〈ペリオクリンの使用法〉

　歯周基本治療後の歯周組織検査の結果，期待された臨床症状の改善がみられず，かつ，歯周ポケットが4mm以上の部位に対して，十分な薬効が期待できる場合において，計画的に1か月間（週に1度，1か月に4～5回）使用する．その後，再度の歯周組織検査の結果，臨床症状の改善はあるが，歯周ポケットが，4mm未満に改善されない場合において，さらに1か月間継続して使用することができる．

1　治療計画の立案

歯周外科処置

【再診】

必要な部位に対する歯周外科処置を行う．

歯周外科手術（1歯につきの算定）

・歯周ポケット掻爬術・新付着術・歯肉切除手術・歯肉剝離掻爬手術

以下は1手術につき

・歯肉剝離手術と同時に行った骨移植・歯周疾患に対する口腔前庭拡張術・小帯切除移動術・歯肉弁根尖側移動術および歯冠側移動術・歯肉側方移動術または歯肉移植術

歯周外科手術に際しては，術式，縫合方法等をカルテに詳しく記載し，図示することが望ましい．

投薬に関しても記載する．歯周外科処置後の経過，洗浄・消毒薬名等を記載する．

歯周精密検査④　または　部分的再評価検査

【再診】

歯周精密検査は全顎に対して行うが，部分的再評価検査は歯周外科手術を行った部位だけに行う検査である（行う項目は精密検査と同じ）．

カルテの記載は，初診からの歯周組織の変化や（改善の状態について）今後の計画（他の部位の外科処置を行うか，メインテナンス・リコールに移行するか等）について記載する．

メインテナンス・リコール

歯周疾患継続治療診断（P継診）を行い，歯周疾患継続総合診療（P総診；メインテナンス）に入る場合は，初診から3か月以上経過し，すべての治療が終了して歯周組織の状態が安定している場合である．P継診は，1年を経過するまで再度算定できない．

症状の安定が認められない場合には，P総診に入らず，従来からの方法でメインテナンスを行う．P総診を最後に算定した翌月から3か月経過した場合は算定できない．

P継診・P総診を行えるのは，かかりつけ歯科届け出医療機関であり，病院歯科等では行うことができない．歯周治療によって獲得した歯周組織の健康状態を長期にわたり維持するためには，定期的に患者を来院させ，歯周組織検査，咬合診査，カリエスや補綴物の状態，そしてブラッシングの状態を再確認し，再度のモチベーションが必要な場合はモチベーションを行う．

リコールの来院間隔にはきまりはないが，歯周炎の程度，患者の自己管理能力などを考慮し，1～3か月間隔で行うことが多い．歯周病の再発防止のためには，リコールは不可欠であり，歯周基本治療とともに，歯周治療の中の重要な位置を占めると思われる．

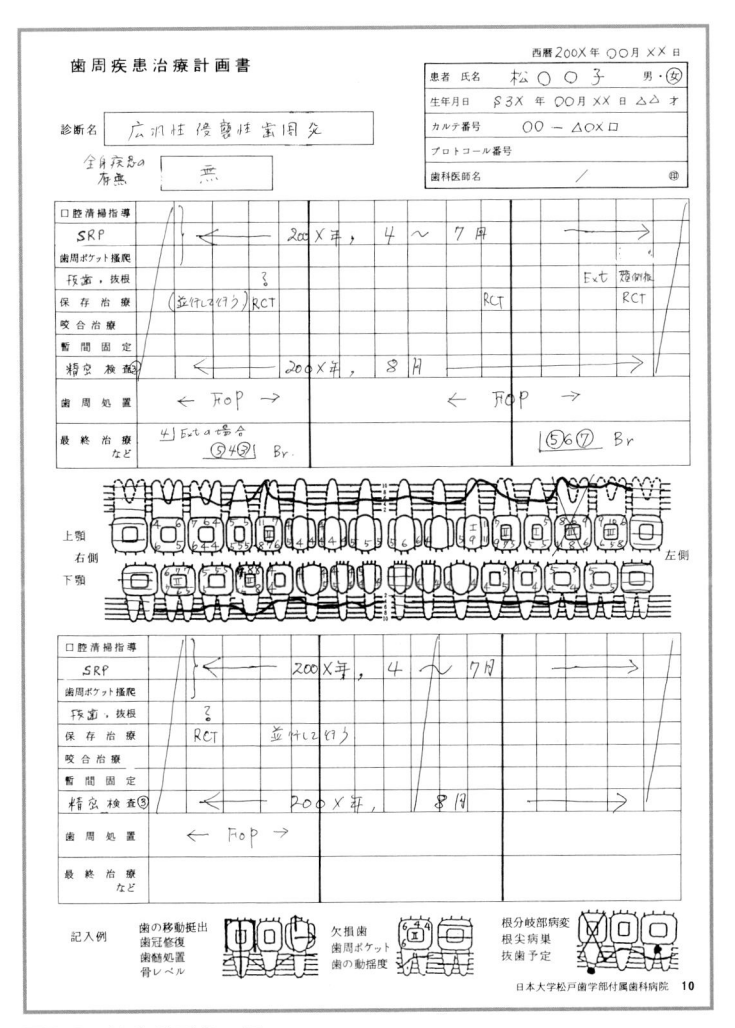

図3-6 治療計画書の例.

【治療計画の記載】

図3-6には歯周ポケットの深さ（4mm以上の部位）と動揺度を歯周精密検査表より転記し，X線所見から読みとれる骨吸収の形態を記入した．

『歯周疾患治療計画書のカルテ記載例』

全顎にわたり4mm以上の歯周ポケットが認められ，とくに $\frac{7 6 5 4 3 | 3 4 5 6 7}{7 6 5 }$ で深い歯周ポケット（5〜11mm）と咬合性外傷が認められた．咬合状態には十分注意し，咬合調整を行うとともに必要な部位に暫間固定を行う．$\underline{4|6\,7}$ では歯周基本治療と並行して根管治療を行い，保存不可能であれば抜歯または根の切除を行う．歯周基本治療終了後，$\frac{7 6 5 4 3 | 3 4 5 6 7}{7 6 5 }$ は歯肉剝離搔爬手術の予定．$\underline{4|6}$ が抜歯の場合には，テンポラリーブリッジを作製し，歯の移動が生じないように注意する．その後，最終補綴に移行する．

第4章

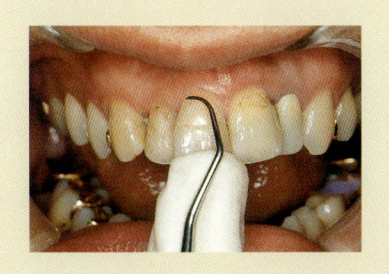

歯周基本治療

1 緊急処置

歯周組織に著しい疼痛などの急性症状を訴える場合には，緊急処置でこれらの改善を図る必要がある．緊急処置の必要な疾患は，急性歯肉炎または歯周膿瘍，高度の咬合性外傷，高度の知覚過敏症，ANUG，異常な歯肉出血，などがある．主訴は可及的に最優先に処置する（ANUGは第8章を参照のこと）．

A．急性歯肉膿瘍　acute gingival abscess

原因は歯ブラシや楊子などの誤用，またはスケーリング時の損傷などで上皮下歯肉結合組織に炎症が起こり，化膿巣となる疾患である．歯肉辺縁や歯間乳頭部に限局した歯肉腫脹で，疼痛や腫脹は軽度である．

麻酔後刺激物を除去し，ポケットの結合組織と歯の付着部をキュレットスケーラーや骨膜剝離子などを用いて剝離し，排膿路の確保を図る．

B．急性歯周膿瘍　acute periodontal abscess

歯周ポケット内の歯周組織が急性化膿性炎症を起こし，膿がポケット外に排出不能になって，その局所で腫脹するために起こる．歯肉炎には起こらないが，進行した歯周炎に好発する．原因として，深く，複雑な形態の歯周ポケット，咬合性外傷を受けやすい部位，糖尿病患者の深いポケットは，歯周ポケット底部とポケット入口の交通路が狭窄，閉鎖して炎症性滲出液の排出が妨げられ膿瘍を形成し，歯周組織の内圧の亢進にともなって著しい疼痛が生じる．

急性歯周膿瘍の臨床症状は，①激しい自発痛，②軟組織の腫脹，③激しい打診痛，④歯の挺出感，⑤動揺，⑥リンパ節の腫脹，さらに発熱を認める場合もある．

急性歯周膿瘍との鑑別診断が必要であるのは，急性根尖性膿瘍である．鑑別のポイントを表4-1に示した．歯周膿瘍（歯周病変由来）と根尖膿瘍（歯髄病変由来）病変は成因が異なるため処置内容が違い，後者は歯内療法が必要である．

〈処置〉（図4-1a〜e）

1) 排膿路の確保を図り症状を鎮静することを急務とする．排膿路の確保は次の方法がある．

①比較的ポケットの浅いところの膿瘍は，通常歯周ポケット開口部からの排膿を図る．患部清掃，麻酔後スケーラーやキュレットをポケット内に挿入して排膿路の障害を除き，排膿を図る．その後，炎症性組織の十分な搔爬，スケーリング・ルートプレーニングをし，洗浄を行う．

②複雑な形態の深いポケットの膿瘍は，波動が触知できる場合はポケット内からの排膿路の確保は困難である．この場合は波動を確認してから，その中央部に骨膜または歯根面に達するメスによる切開を行って排膿し，十分洗浄する．必要があれば，

表4-1　急性歯周膿瘍と急性根尖性膿瘍の鑑別

	急性歯周膿瘍 （歯周病変由来）	急性根尖性膿瘍 （歯髄病変由来）
歯髄電気診	＋	－
深い齲蝕	－	＋
歯周ポケットとの交通	＋	－
歯周ポケットと膿の連続性	＋	－
X線所見	歯槽骨頂辺縁部より連続した透過像	根尖部の透過像

急性歯槽膿瘍の処置（図4-1a〜e）

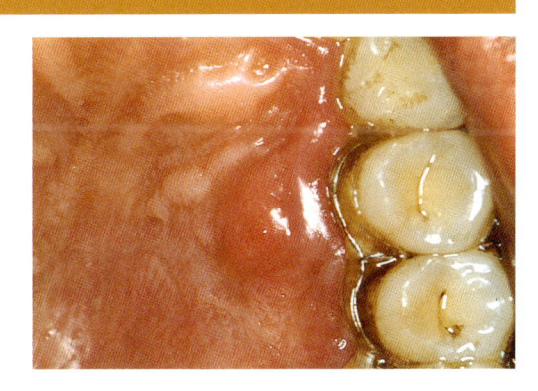

図4-1a　|3 4 5 急性歯槽膿瘍．歯周ポケット10mm．

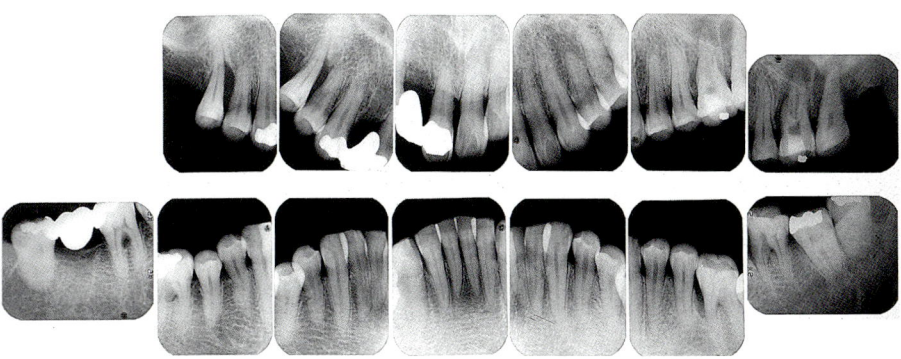

図4-1b　同，X線写真．

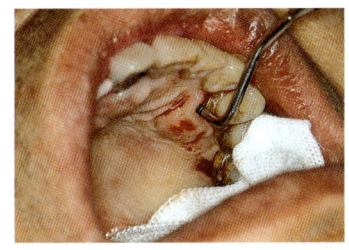

図4-1c　プローブで歯周ポケットを測定．

図4-1d　尖刃（No.11）で切開．

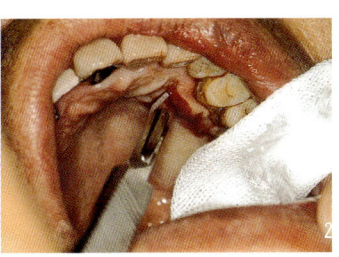

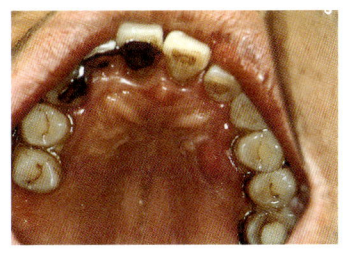

図4-1e　切開後，7日．

ガーゼドレーンを用いて持続的な排膿路を確保する．膿瘍形成の原因となった歯周ポケットは，急性症状が消退してから処置する．

2) 必要に応じて抗菌薬（局所，全身），抗炎症鎮痛薬の投与を併用する．歯周ポケット内の細菌叢を健康な状態に変化させるために，LDDSを応用する．さらにブラッシングが不十分になりやすいため含嗽薬を用いる．全身的安静と栄養補給に注意する．

C．高度の咬合性外傷

咬合性外傷の症状は，①咬合痛，②打診痛，③知覚過敏，④歯の動揺，である．

処置としては，これらの症状の著しいものについて，主として咬合調整や，暫間固定で原因を除去する．緊急処置を必要とする咬合性外傷歯の多くは，進行した歯周炎のために，歯の動揺，咬合時の疼痛が著しく（2次性咬合性外傷を起こしている），咀嚼障害を起こしている場合である．この場合は，咬合調整（選択削合）で咬合痛を改善し，歯周組織の消炎後に口腔全体の本格的な咬合調整を行う．一方，著しい動揺を軽減させるために，咬合圧分散と安静を図るため暫間固定を行う．

D．異常な歯肉出血の処置

歯周基本治療や歯周外科治療後の異常な歯肉の出血の局所的原因はほとんどが炎症性肉芽組織の取り残しに起因する場合や，搔爬時の血管損傷によるものである．残存肉芽の搔爬と縫合で治療できる．しかし，白血病などの全身疾患や薬物治療時の異常出血の疑いがある場合は専門医への併診が必要となる．

E．歯頸部知覚過敏症

歯周基本（初期）治療時のスケーリング・ルートプレーニングを徹底したとき，その後に強度の（一過性の）知覚過敏症が生ずる場合がある．露出していなかった歯根セメント質面がルートプレーニングによって露出したためである．これは，十分なプラークコントロールを実行していればよく，補綴象牙質の添加で疼痛の改善があることを，術前に十分な説明をしておく必要がある．しかし，重症歯周炎の深い歯周ポケットの形成時にはポケット内に歯根面が露出して直接冷水の刺激にさらされるため，著しい強い疼痛が生じる．この場合は，その軽減のために，薬物療法やレーザー照射が有効である．

参考文献
1) 岩山幸雄，太田紀雄，栢　豪洋：新歯周病学，167-170，書林，東京，1984．
2) 石川　烈，岡田　宏，中村治郎，山田　了：歯周病学，146-152，末永書店，東京，1996．
3) 池田克己（監修），鴨井久一，山田　了，伊藤公一（編）：標準歯周病学（第3版），149-162，医学書院，東京，2000．
4) 長谷川紘司，岩山幸雄：カラーアトラス歯周病の臨床（第3版）：112-113，医歯薬出版，東京，1998．

2 プラークコントロール

はじめに

　プラークコントロールという言葉は，直訳すれば，デンタルプラークの調整，すなわち口腔疾患の主たる原因である細菌塊としてのプラークの量や質を管理していくということである．プラークコントロールの実際は患者教育にあるといえる．この患者教育は大きく2つの要素から成ると考えられる．一つは実際にプラークを除去するための方法を修得させること，二つめは，得られた技術を継続させるべく，その必要性を理解させることである．「教育とは学習者の行動をよりよい方向に変容させ，かつそれを習慣化させることであり，教育は習慣形成を持って終了とする」という教育の定義にもあるように，プラークコントロールにおける患者教育はまさに，正しいブラッシング法を修得させ，それを習慣形成させることであるといえる．Quality of Life（QOL）やDaily Living（ADL）などが注目されている現在，歯周病の予防，治療を積極的に行っていくことは，まさにQOL，ADLの向上につながる第一歩であり，プラークコントロールはその目標達成のための重要な手段になるのである．

　本章では，実際のプラークコントロールに用いるさまざまな器具，材料を紹介し，その方法を述べるとともに，モチベーションとしてのプラークコントロールを考えていきたい．

A．歯周治療におけるプラークコントロールの役割

　一つは歯周疾患の原因であるプラークを可及的に減少させることによる，原因除去療法としての役割と，さらには，その治療効果を維持するためのメインテナンス療法，あるいはSupporting Periodontal Therapy（SPT）としての役割があげられる．またプラークコントロールは患者自身が行うことが原則であるが，最近では歯科医師，歯科衛生士など，デンタルスタッフによる専門的な歯面清掃（Professional Tooth Cleaning：PTC）が注目されている．ここでは患者自身が行うプラークコントロールと，術者が中心となって行うプラークコントロールについて述べる．

B．術者が行うプラークコントロール：PTC

　PTCはさらにProfessional Mechanical Tooth Cleaning：PMTCやProfessional Chemical Tooth Cleaning：PCTCに分類する考え方もある．

　PMTC：Axelssonらが提唱した用語で，歯科医師や歯科衛生士などの専門的な技術を有するスタッフにより，歯肉縁上から歯肉縁下1～3mmに堆積する歯面プラークを器械的に除去することをいう．

　PCTC：歯の解剖学的形態や歯周ポケットの状態によりスケーリング・ルートプレーニングなどを含むPMTCが困難な場合，局所薬物療法（Local Drug Delivery System：

2 プラークコントロール

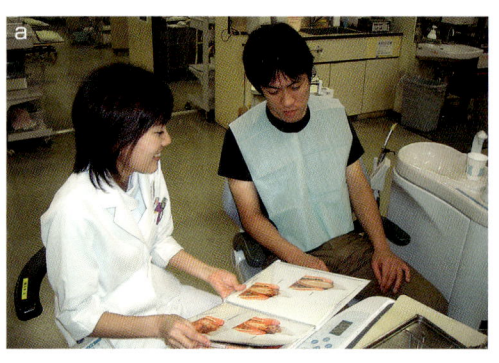

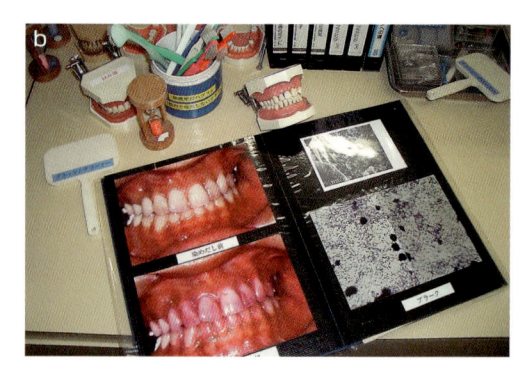

図4-2a，b 実際ブラッシング指導を行う場合，またこれからPMTCを行う際には，その旨をきちんと患者に伝える．説明は，診療用ユニットまたはブラッシングコーナーで行うことが多いと思われるが，良好な接遇状況を整えるようにする．基本的には医療面接の考え方をとりいれる．すなわち人間関係，役割関係を考え，言語的，非言語的メッセージが正しく伝わるような，位置，姿勢を心がける．また指導，説明には歯周疾患の記録チャートはもちろん，ブラッシング指導用の模型や，その他の写真やシェーマなどの視覚的教材を使用することも有効である．

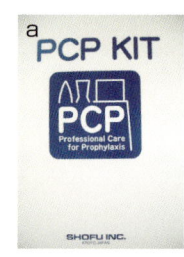

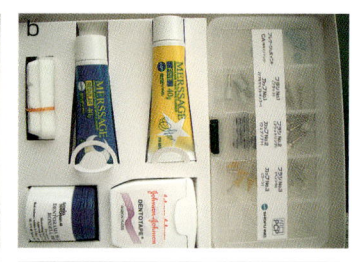

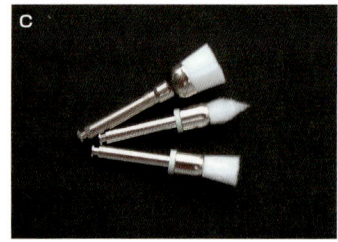

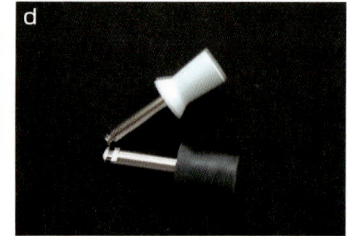

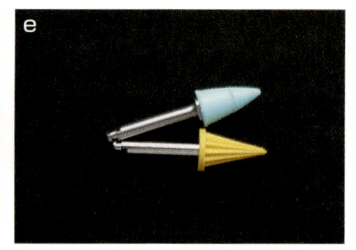

図4-3a〜e 最近では写真のようなPTCのためのキットも市販されている．キットには，染め出し剤やフッ素入りのペーストほか，フロスやポリッシング用具がセットされている．

LDDS）や抗菌剤を用いたポケット内イリゲーションを行うことがある．またフッ化物の歯面塗布もこの範疇と考えられる．

　PMTC，PCTCともに，プラーク除去という観点では，患者自身による適切なプラークコントロールが行われることが前提であり，さもなければPTCは徒労に終わってしまうとさえ考えられる．一方，最近このPTCを行うこと自身が患者に対するモチベーション効果を有していることも報告されている．

C．PTCの実際（図4-2〜4）

　PMTCは歯面，歯根面上のプラーク，沈着物を術者が種々のインスツルメントを用

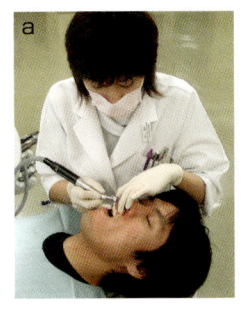

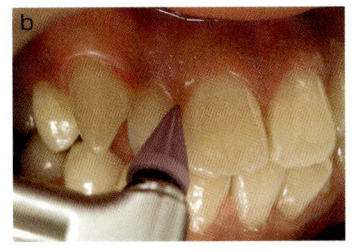

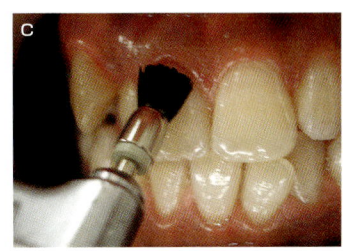

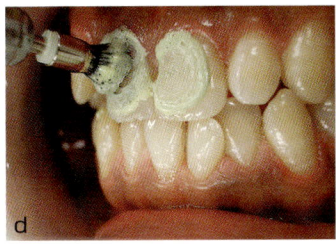

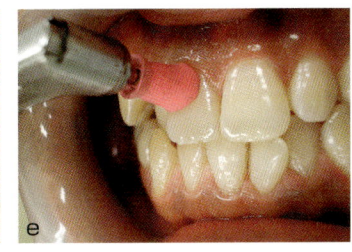

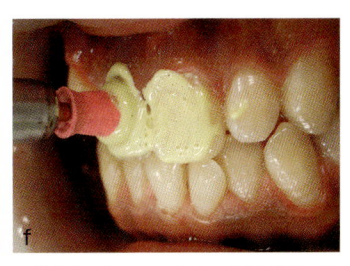

図4-4a〜f　実際に患者に対し，PMTCを行っている様子．回転器具の使用にあたっては，回転数に注意する．高速での使用は，歯肉を傷つけやすい．

い，機械的に取り除くものであり，さらには可及的に再沈着を抑制させることもその目的といえる．必然的にプラークなどの再沈着を抑制すべく，歯面，歯根面の形態や表面状態を整備しておくことが望まれる．したがって，患者へのブラッシング指導を行いながら，その環境を整えていくこともPTCの役割の一つと考えられる．そのポイントは，①ほとんどの歯肉縁上の歯面，歯根面におけるプラーク，沈着物の確認ができること，②患者が磨き残しやすい部位でも，比較的容易に除去可能であること，③安全にかつチェアタイムのコントロールが容易であること，などが挙げられる．

D．患者自身が行うプラークコントロール

プラークコントロールの分類は，一般に①物理的プラークコントロール，②化学的プラークコントロールの2種類に大別される．

a．物理的プラークコントロール

ブラッシングに代表されるもので，ここでは歯ブラシとそれ以外のものに分けて記載する．

〈歯ブラシについて〉（図4-5，6）

一般的な歯ブラシは図4-6に示すように毛（刷毛：bristles，毛束：tufts）の植えてある頭部：head，握る部分の把柄部：handle，頭部と把柄部をつなぐ頸部：shankからなる．さらに頭部の植毛部は，先端（top）またはつま先（toe）および，後端またはかかと（heel）と呼ばれる部分からなる．これらの名称は実際に患者にブラッシング指導をする際に必要となることが多い．歯ブラシのどの部位を用いて，どのように動かすのかを

2 プラークコントロール

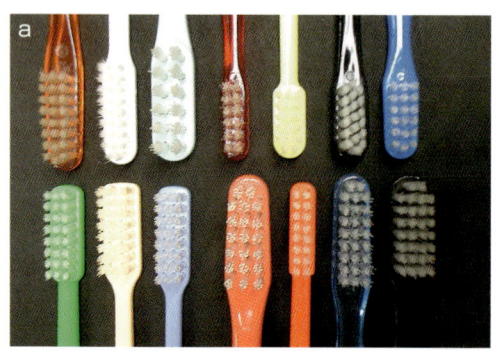

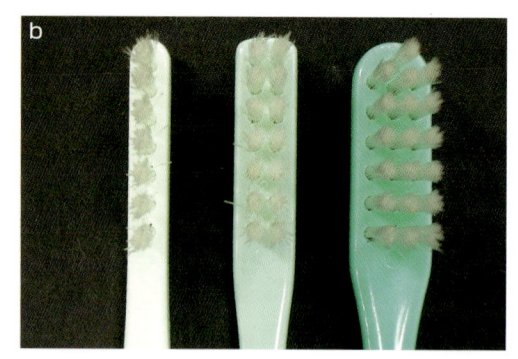

図4-5a, b　さまざまな種類の歯ブラシ．aは通常使用される一般的な歯ブラシを，bは毛束の列数が異なる歯ブラシを示す．

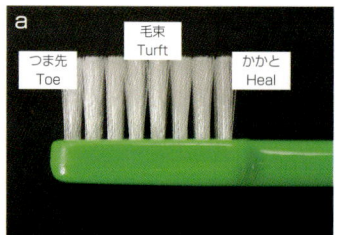

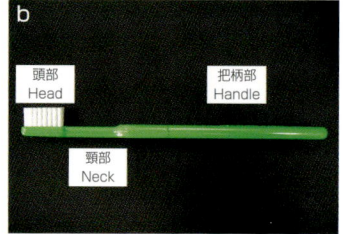

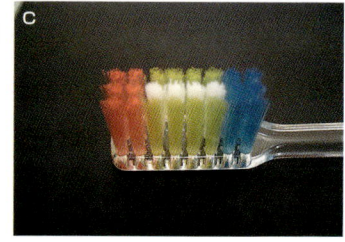

図4-6a〜c　基本的な歯ブラシの部分の名称である．つま先，かかと，わき腹，毛先，等はさまざまなタイプの歯ブラシに共通しており，指導の際に有用である．cはそれらの部分を色分けし，患者に説明しやすくなるような工夫が施されている．

示すときに有用となる．最近では毛束の部分により色分けしてあり，その色を指示することで指導するタイプの歯ブラシも市販されている．歯ブラシの種類は，頭部の形態や植毛の状態，毛の硬軟，毛先の形態，把柄部と頸部の形態など，多種多様である．その選択基準はブラッシング方法と患者の技能との兼ね合いであり，あまり重要ではない選択肢もたくさんある．要は，患者にとって為害作用がなく，ブラッシング効率が高く，感覚的に好ましいものであればよい．

〈ブラッシングの方法とその特徴〉

1）歯ブラシの握り方

基本的にはパームグリップ（掌握状）とペングリップ（執筆状）の2種類になる．いずれの方法も左右，上下，前後とブラッシング部位がかわることにより向きを変えて歯面，歯肉面にあてる（図4-7a, b）．

図4-7a, b　歯ブラシの基本的な握り方．aが掌握状，bが執筆状のグリップを示す．

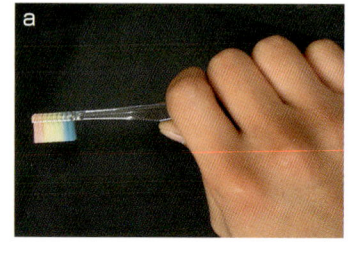

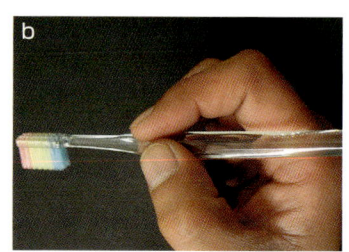

2）代表的なブラッシング法

①水平法（横みがき法）（図4-8）

水平方向すなわち近遠心方向にブラシを往復運動させる．操作が容易なため幼児によく勧められるが，反面，楔状欠損や，歯肉に対しては擦過傷，歯肉退縮など引き起こしやすいとされている．

使用部位	毛先
難易度	容易
プラーク除去効果	++
歯肉マッサージ効果	－
推奨タイプ：かたさ	普通～やわらか
：植毛	やや密毛

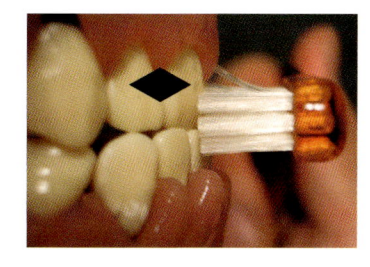

図4-8

②垂直法（縦みがき法）（図4-9）

毛先を歯面に直角にあて，ブラシを上下に運動させる．上下顎の唇頬側面を同時に清掃することができる．

使用部位	毛先
難易度	容易
プラーク除去効果	++
歯肉マッサージ効果	－
推奨タイプ：かたさ	普通～やわらか
：植毛	やや密毛

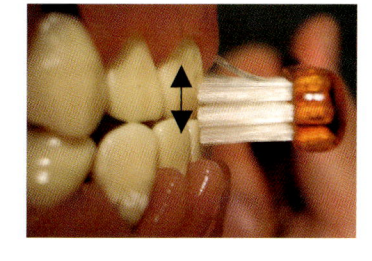

図4-9

③1歯ずつの縦みがき法（図4-10）

ブラシを縦に使用し，タイトルのとおり1歯ごとにみがく．

使用部位	毛先
難易度	中等度
プラーク除去効果	++
歯肉マッサージ効果	±
推奨タイプ：かたさ	普通～やわらか
：植毛	やや密毛

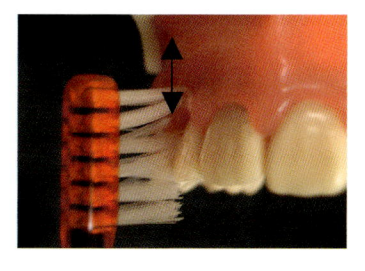

図4-10

④フォーンズ法（描円法）（図4-11a～c）

切端咬合様にし，上下顎の唇頬側を，円を描くようにブラシを動かす．口蓋側，舌側はブラシを前後させ，歯肉口蓋側粘膜をマッサージする．

使用部位	毛先
難易度	容易
プラーク除去効果	++
歯肉マッサージ効果	+
推奨タイプ：かたさ	普通〜やわらか
：植毛	やや密毛

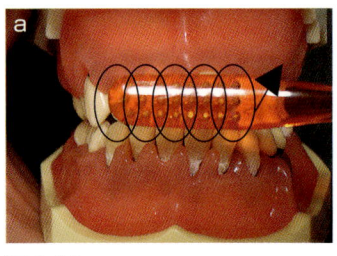

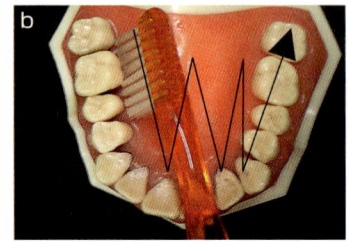

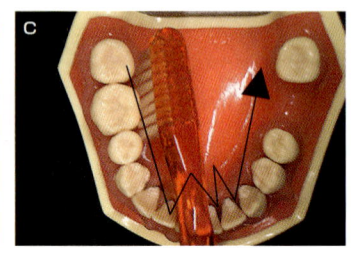

図4-11a〜c

⑤スクラッビング法（図4-12）

ブラシを頰唇舌側の歯冠部に垂直にあて，近遠心方向に小刻みに往復運動をさせる．

使用部位	毛先
難易度	容易
プラーク除去効果	++
歯肉マッサージ効果	±
推奨タイプ：かたさ	普通〜やわらか
：植毛	やや密毛

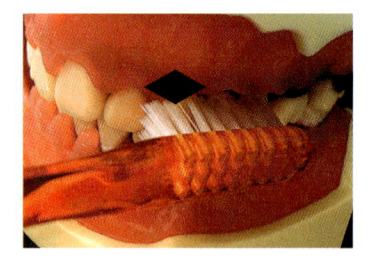

図4-12

⑥バス法（バス改良法）（図4-13）

ブラシを歯軸に対し45度の角度にあて，歯周ポケット内に毛先を入れ込むようにして圧迫振動させる．オリジナル法はポケット内の清掃を目的としたものであるが，改良法はさらにブラシを歯冠側方向に回転させ，歯面の清掃も兼ねようとするものである．

使用部位	毛先
難易度	難しい
プラーク除去効果	+(+)
歯肉マッサージ効果	+
推奨タイプ：かたさ	やわらか
：植毛	細く密毛

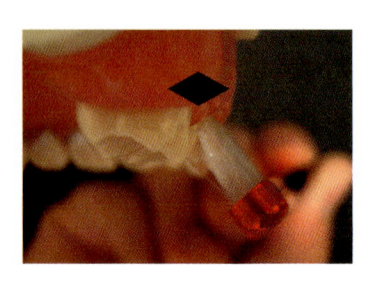

図4-13

⑦ローリング法（図4-14）
　ブラシの毛先を根尖側方向に向け，毛の脇腹を歯肉部にあて歯冠側方向に回転させる．

使用部位	脇腹
難易度	中等度
プラーク除去効果	＋
歯肉マッサージ効果	±
推奨タイプ：かたさ	普通〜やや硬め
：植毛	疎毛

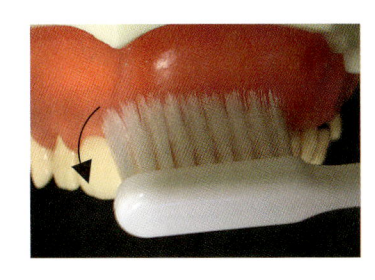

図4-14

⑧スティルマン原法（図4-15）
　ブラシの毛先を根尖側方向に向け，毛の脇腹を歯頸部歯肉にあて，数秒間圧迫振動を加へ歯肉マッサージを行う．

使用部位	脇腹
難易度	難しい
プラーク除去効果	－
歯肉マッサージ効果	＋＋
推奨タイプ：かたさ	普通〜やや硬め
：植毛	疎毛

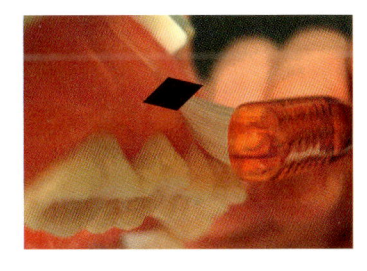

図4-15

⑨スティルマン改良法（図4-16）
　原法を行った後，歯冠側方向に毛先を回転させる，あるいは歯冠側方向に毛先をぬくようにする方法．

使用部位	脇腹
難易度	難しい
プラーク除去効果	＋
歯肉マッサージ効果	＋＋
推奨タイプ：かたさ	普通〜やや硬め
：植毛	疎毛

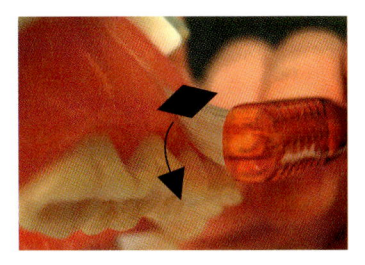

図4-16

⑩チャーターズ法（図4-17）
　スティルマン改良法の逆の動かし方をイメージすると分かりやすい．毛先を歯冠側方向に向けブラシのわき腹を歯冠部にあてる．（根尖方向に向け）圧迫振動させ，根尖側方向にブラシを回転させる．

2 プラークコントロール

使用部位	脇腹
難易度	難しい
プラーク除去効果	＋
歯肉マッサージ効果	＋＋
推奨タイプ：かたさ	普通～やや硬め
：植毛	疎毛

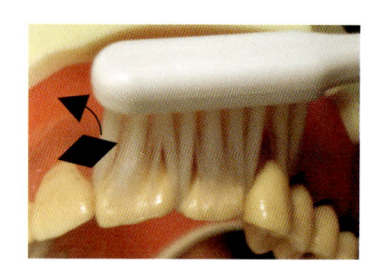

図4-17

⑪ゴッドリーブの垂直法（図4-18）

ブラシの毛先を垂直に歯冠部にあて，歯間部に毛束を入れ込み，上下左右に圧迫振動を与える．

使用部位	脇腹
難易度	難しい
プラーク除去効果	＋＋
歯肉マッサージ効果	＋＋
推奨タイプ：かたさ	硬め
：植毛	太く疎毛

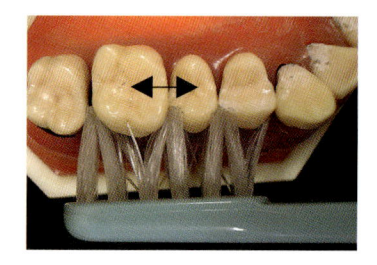

図4-18

これらの方法は各患者に対し，画一的に指導する必要はない．歯列の状況や，それに伴うブラッシングの難易，患者の口腔清掃意識，技能，等々から，部位により，異なる方法を指導することも有効になる．術者が理想的な方法と信じても，患者が困難と感じ，続けてくれなければ，ブラッシング指導の意味はなくなってしまうのではないだろうか（図4-19，20）．

図4-19 歯列の叢生部分や，最後臼歯部遠心部などにアプローチしやすいシングルタフトブラシと，エンドタフトブラシを示す．

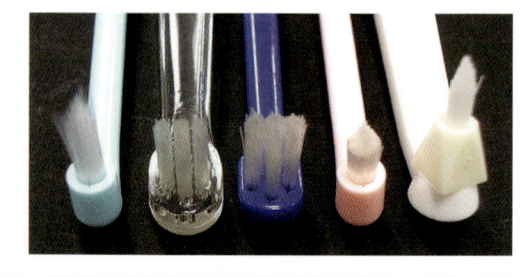

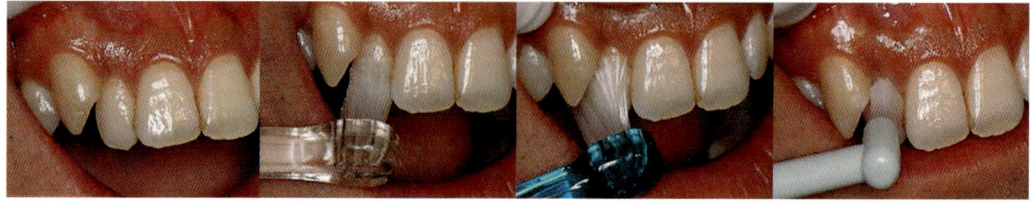

図4-20 さまざまなタイプのシングルタフトブラシ，エンドタフトブラシを使用している．最後臼歯の遠心部や歯列不正のあるところなどに効果的である．

図4-21 このように毛先が歯ブラシのヘッドからはみ出しているようであれば交換時期と考えられる．患者への指導の目安としては，「歯ブラシを裏側から見たときに，ヘッド部分から毛がはみ出しているようならば交換」という説明もわかりやすいのでは．

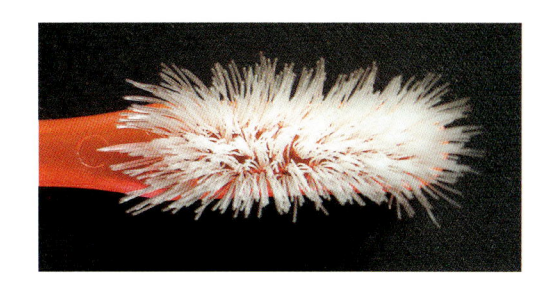

〈歯ブラシの交換時期〉

　歯ブラシの使用期間は一概に限定することはできないが，明らかに刷毛が変形し，毛先が歯面，歯肉面に正しく当てられないようであれば交換することを勧めるべきである．歯ブラシの管理法にもよるが，半年，1年もブラシの交換をしないことは問題であるが，逆に1週間もしないうちに刷毛が変形してしまうようであれば，ブラッシングの方法に問題があると考え，適切に指導すべきであろう（図4-21）．

〈ブラッシングによる為害作用〉

　不適切なブラッシングによる為害作用には，硬組織にみられる歯根露出や楔状欠損，歯肉軟組織では歯肉退縮や擦過傷，潰瘍などが挙げられる．歯肉退縮ではV字状またはY字状を呈するクレフトや，辺縁歯肉部が浮き袋状を呈するフェストゥーンなど，特徴的形態を示すこともある．また歯肉退縮や楔状欠損，歯根露出などはブラッシングに起因することももちろんであるが，その他の原因，例えば咬合性因子が関与していることも多く，原因の究明をしっかり行い正しい対処を行うことが肝要である（図4-22）．

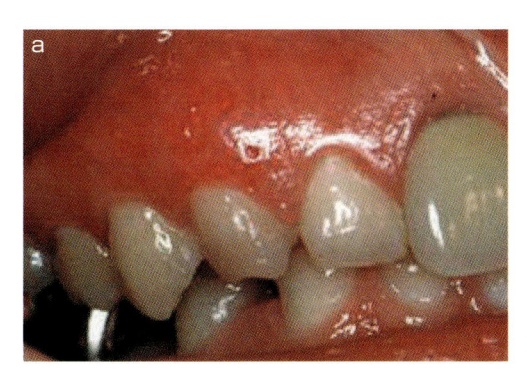

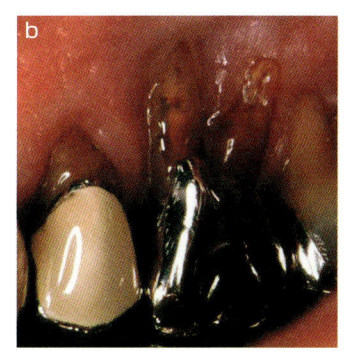

図4-22a, b　aは不適切なブラッシングにより生じた歯肉部の潰瘍を，bは歯肉の退縮とそれに伴う歯根露出を示す．

〈電動歯ブラシと超音波歯ブラシ〉

　電動歯ブラシはハンドル部分にモーターが内蔵されており，ブラシ部分が振動や回転運動することにより，歯面の清掃や歯肉のマッサージを行うものである．当初はその振動もゆっくりとした往復運動が主体であったが，現在では音波あるいは超音波領域の発振振動メカニズムを用いたブラシも市販されている．基本的にはいわゆる電動歯ブラシ

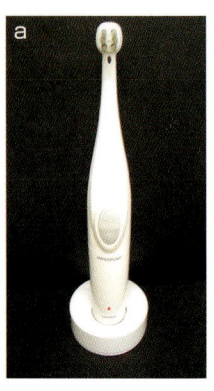

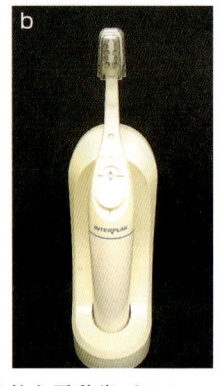

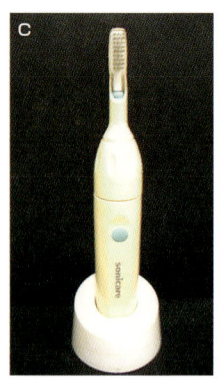

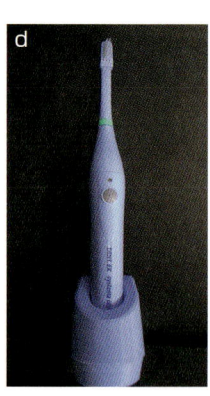

図4-23a～d　a, bが一般的な電動歯ブラシ, c, dが超音波歯ブラシを示す．最近ではとくに機器自身の軽量化が図られ，使用しやすいものが増えている．また，磁気歯ブラシなども市販されている．

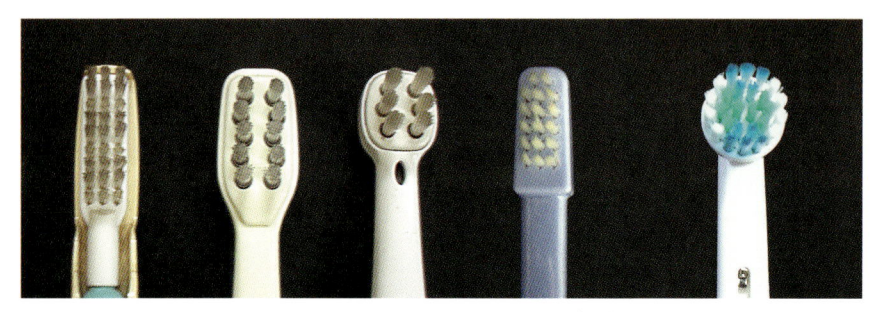

図4-24　ヘッドの部分が前後に振動するタイプや，回転するタイプ，また個々の毛束が各々回転するタイプなどさまざまな種類がある．

も，音波，超音波歯ブラシも電動歯ブラシの一種に変わりはないが，プラーク除去のメカニズムに関しては若干異なっている．回転，振動タイプのブラシが毛先で直接プラークを取り除くのに対し，音波，超音波タイプではキャビテーション（真空泡沫現象）あるいはマイルドキャビテーション効果により行われる．この現象は超音波スケーラーの歯石除去メカニズムと同様である．電動歯ブラシはその有効性を高く評価する考えもあれば，あまり評価しない考えもあり，統一をみない．一部データでは，熟練された人によるブラッシングでは，手用歯ブラシのほうが，プラーク除去効果が高いといった報告もある．言い換えれば，歯ブラシのあまり上手でない人では電動歯ブラシが有効といえるようである．また磁気を利用し，プラークや歯石の沈着を抑制する磁気口腔洗浄器なども販売されている．これは磁気水を生成させ，遊離電子を放出し，歯肉・歯面にプラークを付着しにくくさせるというものである．最近では電動ブラシの需要が高まっており，その有効性，使用法など，適切な指導が必要であろう．とくに昨今，携帯電話などの発振する電波が医療用機器に障害を及ぼす危険性が報告されている．超音波自身はその危険性は少ないものの，電気製品として一面を有している以上，心臓にペースメーカーを使用している患者などに関しては，その使用には十分な配慮が必要であろう（図4-23～26）．

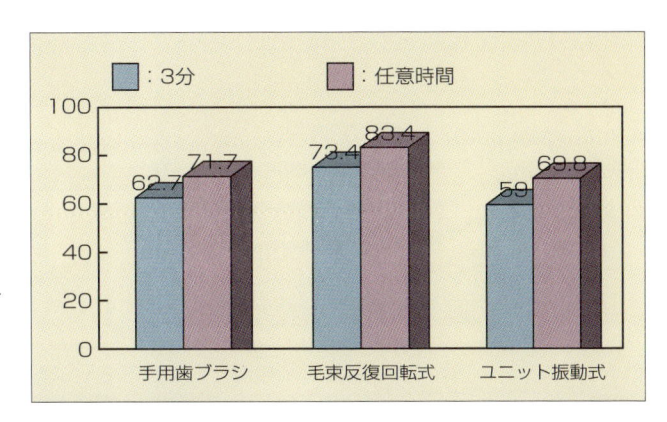

図4-25 左は手用ブラシと電動歯ブラシのプラーク除去効果を比較したデータ(中川等, 1994). 平均してみると大きな差異は認められない.

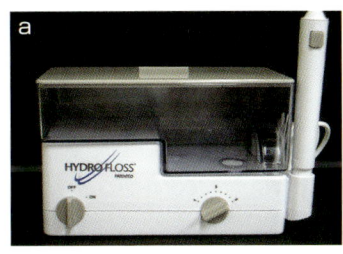

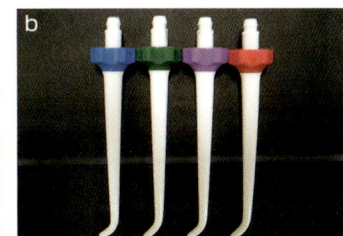

図4-26a, b aは磁気口腔洗浄器, bはチップの先端を示す.

〈歯ブラシ以外の清掃器具〉

1) **歯間ブラシ**（図4-27〜32）

歯間部のプラークを除去するにあたり，最も効果が高いと考えられるのが，この歯間ブラシであろう．形態はメーカーによりさまざまで，使用感や好みで選択できる．できれば実際に患者に数種類の歯間ブラシを使用させ，術者がその選択をサポートしてあげられれば理想的である．またサイズもさまざまである．患者の歯間空隙の大きさからサイズを選ぶことになるが，すべての歯間部に共用できる歯間ブラシを選択できることは，きわめてまれなことである．したがって，歯間ブラシが必要な部位からそのサイズを選択するが，選択するサイズは2種類程度，多くても3種類程度が無難なところであろう．理想的にはと4種類も5種類ものブラシを使用させることは，患者の負担も大きくなってしまい，ブラッシング習慣の継続に棹差してしまうことさえある．数箇所，選択したブラシで十分な清掃効果が得られないのであれば，選択したブラシの中で，その使用法を若干工夫するなどして対処することも必要であろう．

歯間ブラシの使用に際し，注意することは挿入方向とそのストロークである．挿入方向は歯間部にほぼ垂直に挿入する．そして歯面，歯根面，歯肉を傷つけないようにストロークさせて行う．とくに歯列不正のある部位や，歯間部の形態など，配慮が必要な場合には，術者がそのポイントを的確に指導する．歯間ブラシの不適切な使用は，歯肉のみならず，歯根面，歯面を傷つけ，かえってプラークの停滞を助長させることにもつながりかねない．

2 プラークコントロール

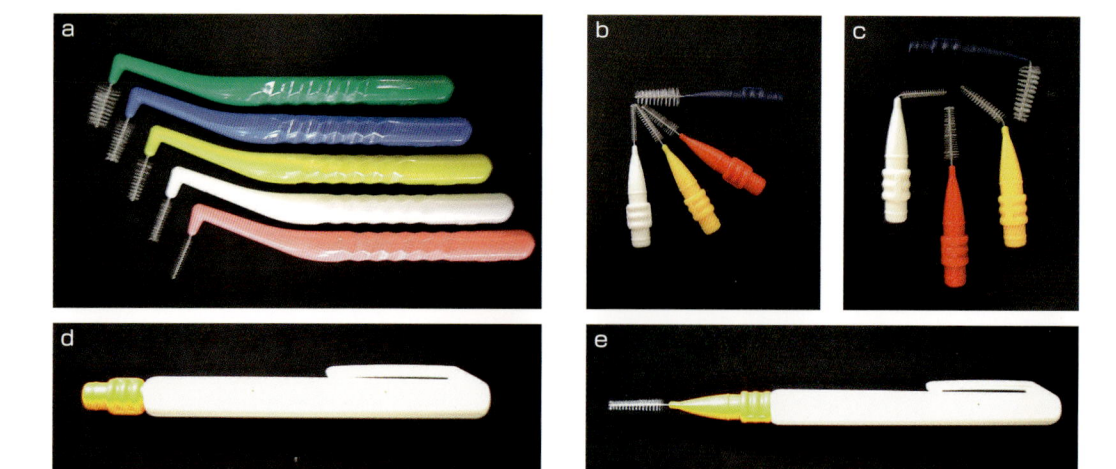

図4-27a～e 歯間ブラシにはさまざまなタイプと太さがある．aに示すように，ブラシの根元部分にアングルが施してあり，臼歯部の歯間部にも容易に対処できる．b, cのタイプは歯間ブラシの根元の部分を任意の角度で曲げることが可能で，さまざまな部位に対応させることができる．d, eはホルダー付きタイプのもので，歯間ブラシのホルダーとキャップをかねており，携帯性に優れている．

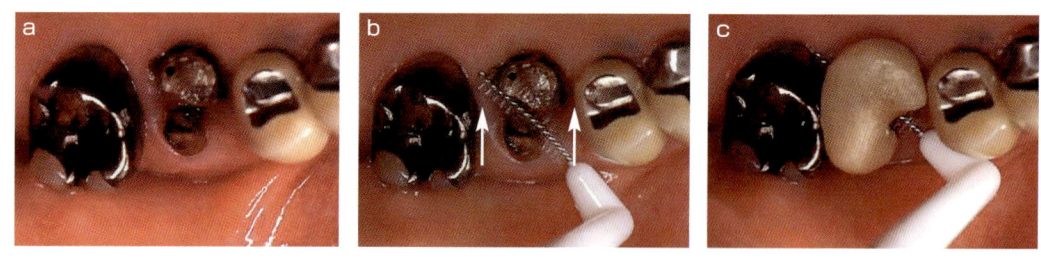

図4-28a～c 上顎大臼歯の根分岐部に対する歯間ブラシの使用例を示す．頬側近心根を抜去後，頬側遠心根と口蓋根との間に歯間ブラシを挿入している．指導に際してはその挿入方向を注意するとともに，矢印に示す歯間隣接面の清掃も忘れてはならない．

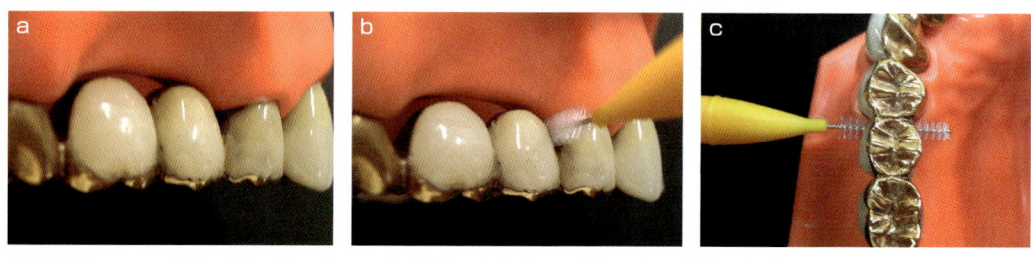

図4-29a～c ブリッジのポンティック部分にも有効．ブリッジの形態，とくにポンティック部分の形態を考慮し使用する．

第4章 歯周基本治療

図4-30a, b インプラントに関してもプラークコントロールが重要なことはいうまでもないが，このようにインプラント周囲，とくに隣接面の清掃に歯間ブラシが効果的である．

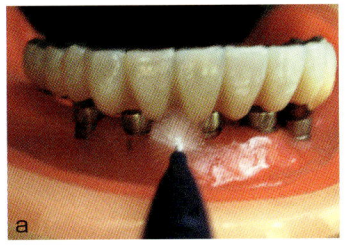

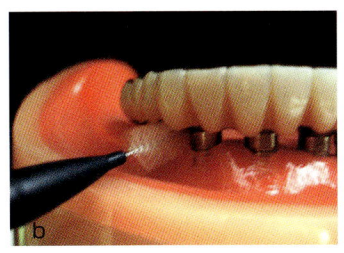

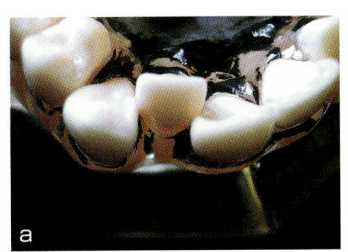

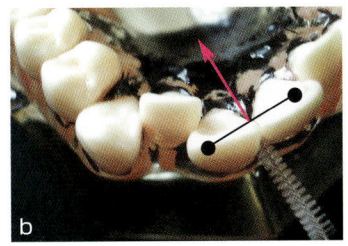

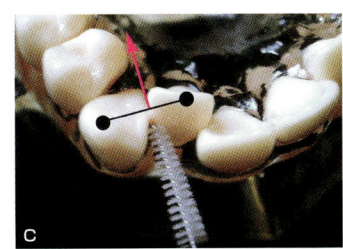

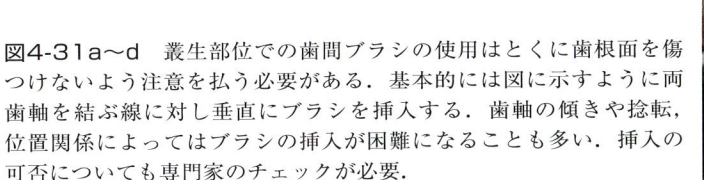

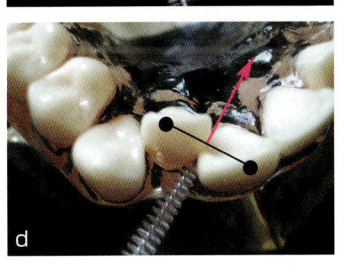

図4-31a～d 叢生部位での歯間ブラシの使用はとくに歯根面を傷つけないよう注意を払う必要がある．基本的には図に示すように両歯軸を結ぶ線に対し垂直にブラシを挿入する．歯軸の傾きや捻転，位置関係によってはブラシの挿入が困難になることも多い．挿入の可否についても専門家のチェックが必要．

図4-32 矢頭に示すように叢生部分，側切歯では歯間ブラシにより唇側領域の多くの部分も磨けていることがわかる．通常の歯ブラシで磨きづらい部分も歯間ブラシが補っている．逆に口蓋側ではむしろ通常の歯ブラシを使用しなければならない領域が増えていると考えられる．

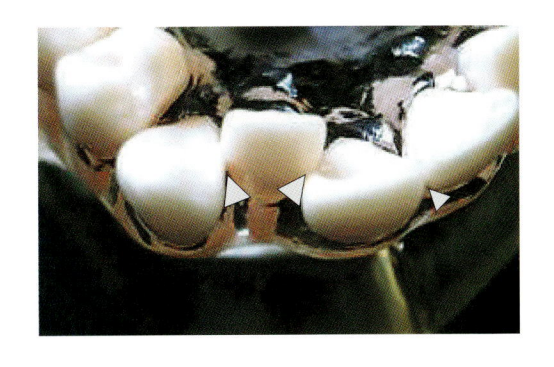

2）デンタルフロス（図4-33～36）

歯間隣接面のプラーク除去にはきわめて有効な用具である．ワックスのついたタイプとついていないタイプのほか，最近ではミントや，フルーツ味など味覚を有するタイプも販売されている．また唾液など水分に触れるとスポンジ状に膨らみ，清掃効率が高まるタイプもある．フロスの持ち方は，左右の中指あるいは薬指にフロスを巻き，必要とする長さを人差し指あるいは親指で把持し使用する．フロスをリング状にし，必要部分を移動させて使う方法もある．さらにホルダーにすでに装着されたタイプなどさまざまなタイプで市販されている．

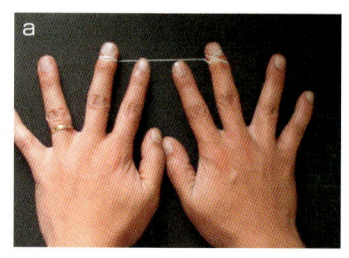

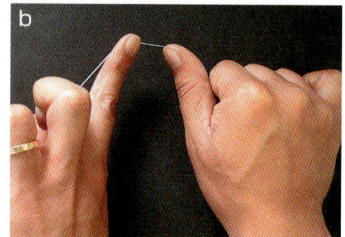

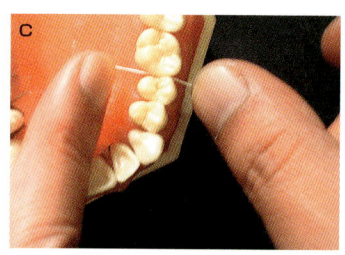

図4-33a〜c フロスの一般的な使用法を示す．フロスを30〜40cmほど取り出し左右の中指（または薬指）に巻きつける（a）．さらに左右の親指または人差し指を用いフロスを操作する（b, c）．

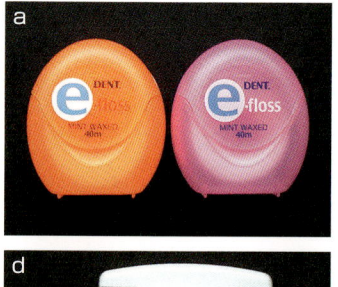

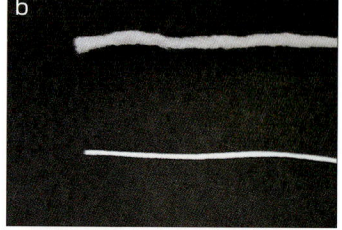

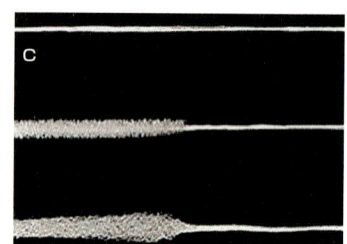

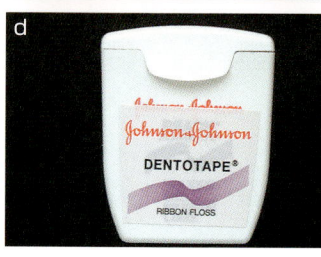

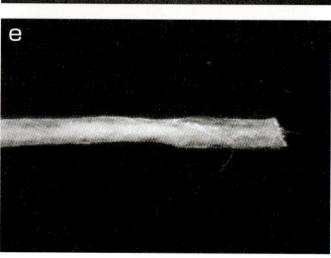

図4-34a〜e さまざまな種類のデンタルフロス．aはミントの味覚を有するもので，水分に触れるとスポンジ様を呈するものである．bは同フロスの水につける前（下）と水につけた後（上）の状態である．湿潤下で使用することにより，清掃性を高めることができる．cは通常のフロスとスポンジ部分の太さの異なるスーパーフロスを示す．d, eは帯状になっているデンタルテープを示す．

図4-35a, b またホルダーにすでに装着されたタイプのものもある．図に示すようなハンドル部分に対し直角にフロスが走行するタイプでは，とくに臼歯部のフロッシングに有効．

図4-36a, b 歯間ブラシ同様，ブリッジのポンティック部分やインプラント部分にもフロスは使用される．とくに図に示すようなスーパーフロスが効率的にプラークを除去する．フロスの挿入は歯肉と補綴物の間を通さなければならないので，補綴物の形態にも影響されるが，歯間ブラシに比べ若干困難なところもある．

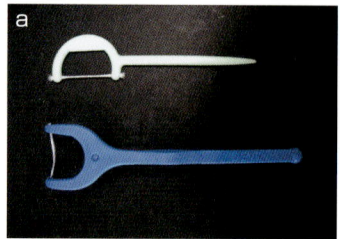

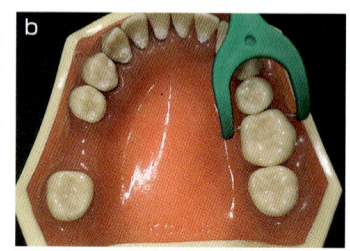

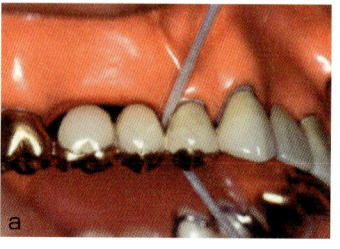

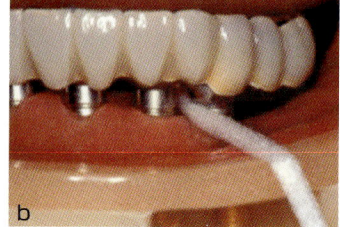

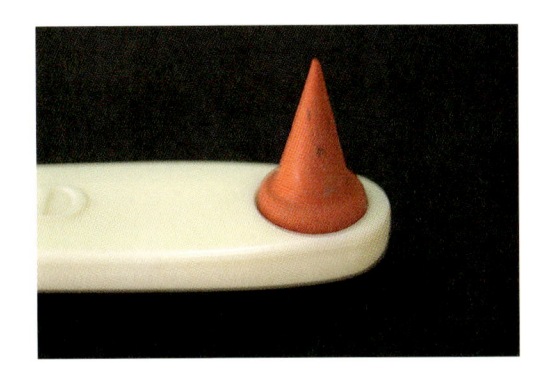

図4-37 木製のものや,プラスティック製のものがある.プラーク除去よりも,タイトルのとおり,歯間部歯肉の刺激用の器具として位置づけられる.図はラバーチップ.

3）歯間刺激子（図4-37）

歯間刺激子は爪楊枝とは異なり歯面,歯肉面に接するような面形態が付与されている.またラバーチップのような弾性を有するものもある.いずれも挿入方向を誤らず,不要な圧力をかけずに行うことが肝要である.

【歯間ブラシとデンタルフロスの利点・欠点】

歯間ブラシもデンタルフロスも歯間部歯面の清掃を目的としている.どちらも有効な清掃効果を有する有用な歯間部清掃用器材であるが,それぞれの器材には各々特徴がある.それぞれの利点・欠点を以下に挙げてみる.

①歯間ブラシ

〈利点〉

・比較的大きな歯間空隙の清掃効果も高い.
・操作が簡単.
・サイズの選択が可能で,種類も比較的豊富.

〈欠点〉

・誤用により歯肉を傷つけることがある.
・誤用により歯根面を傷つけ,しいてはプラークコントロール自体に悪影響を及ぼす可能性がある.
・多くの場合,歯間部の空隙の大きさが多様で,複数種類の歯間ブラシを使用する必要性が生じる.
・歯根の近接した部位等では挿入できない,困難なことがある.

②デンタルフロス

〈利点〉

・おおむねすべての歯列中に応用可能である.
・歯間部の空隙の大きさに左右されず使用が可能である.
・歯根面に対する為害作用がない.

〈欠点〉

・誤用により歯肉を傷つけることがある.
・根面溝など,解剖学的形態により,清掃性が制限される.

- 通常の使用ではその操作性に若干技術的要求が求められる（ホルダータイプのものであれば比較的簡便に使用できる）．
- 空隙の大きさにより，フロスの動かし方などの操作を考慮しなければならない．
- ブリッジや固定装置など，歯冠部の状況により，操作が困難になることがある．

歯間部清掃器具は歯周疾患患者であれば，ほとんどすべての患者に対し指導が必要になってくると思われる．それぞれの利点・欠点を考慮するとともに，患者の能力や，意識などをふまえて，指導する必要がある．

4）染め出し剤（図4-38, 39）

プラークは黄白色で，歯と類似した色調を呈していることから，そのままではその存在を確認することが困難な場合が多い．実際患者に歯面に付着しているプラークをよりわかりやすい形で確認させるためには，プラークを見やすい状態にする必要がある．そのために行うのがプラークの染め出しである．染め出し剤の種類は多種あるが，大きく液体状のもの，錠剤タイプのもの，ジェル状のものなどに分けられる．最近では歯磨剤中にその成分が配合されていて，ブラッシングと同時に磨き残しが確認できるものも紹介されている．染め出し剤に使用される色素にはエリスロシン（食用赤色3号），中性紅（ニュートラルレッド），フロキシン（食用赤色104号），ブリリアントブルーなど，赤色または青色のものが一般的である（最近では毒性の問題などから，赤色104号を使用した商品が増えている）．染め出しに際しては，鏡などで自分の歯面のプラークを確認することができるが，臼歯部や舌側といった，磨き残しの多い部分を直接，洗面台の鏡で確認することは困難である．そんなときに役立つのがデンタルミラーで，われわれ歯科医師は日常大変有効に使用しているが，患者にとってはあまり日常的にはなじみのないものであろう．最近ではデンタルミラーが，比較的安価かつ，容易に購入することもでき，患者にその使用を勧めることができれば，プラークコントロールの有効な用具の一つになる．

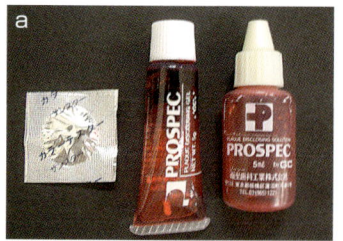

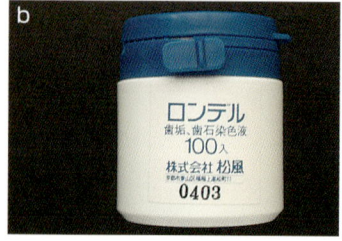

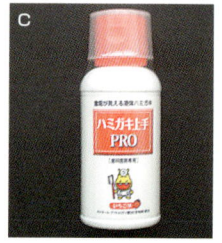

図4-38a～c　aは歯垢染色剤，左から錠剤タイプ，ジェル状，液状のものである．bはPTCキットに含まれる錠剤タイプのものである．cは染色剤を配合した歯磨剤である．

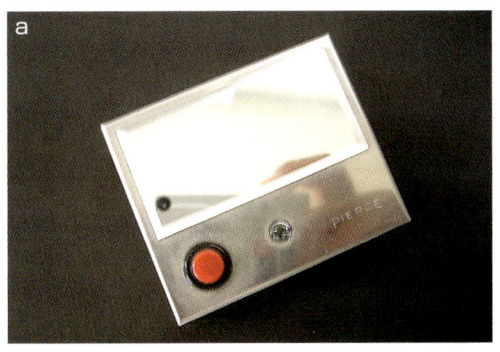

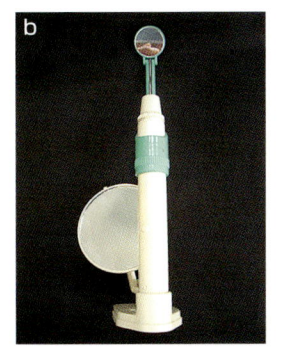

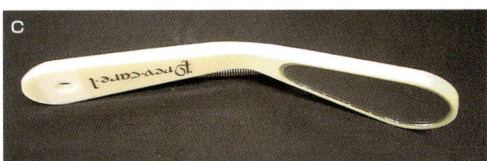

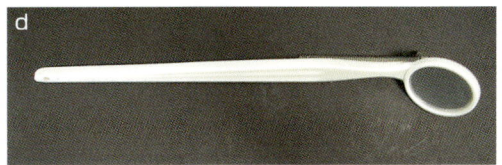

図4-39a〜d　口腔内の状況を確認するためのミラー各種．aは通常のミラーであるが，前面中央に豆電球がついており，口腔内を明るく観やすくしてくれる．同じくbは，通常のミラーとデンタルミラーが装備されており，デンタルミラーの手元には小さなライトがあり，関心領域を明るく観やすくできる．c，dは市販されているデンタルミラーである．

〈その他治療中に留意すべきプラークコントロール〉

歯周治療中はその処置内容に応じ，口腔や歯肉環境が変わってくることがある．ここではそのような項目をいくつか挙げ，具体的な方法を考えていく．

*暫間固定などの連結処置が行われたら

通常フロスを使用していた場合は，フロスの挿入が困難になるため，歯間ブラシの指導が有効になる．また以前から歯間ブラシを使用していても連結の状況によっては，再度指導が必要になることがある．

*歯周外科後

オペ直後は，パック（歯周包帯）の有無にかかわらず，原則的には歯ブラシや歯間ブラシによるブラッシングは行わず，洗口剤や，含嗽剤にてプラークコントロールを補う．パックが施されていなければ，歯肉の治癒状況にもよるが，オペ後数日から，歯肉を直接刺激しないように軟らかめのブラシで注意しながらブラッシングを始めさせてもよい．オペの手技に依存するが，縫合部などがあれば，その部位はとくに注意させる．パック除去，あるいは抜糸直後も歯肉に直接ブラシをあてるようなブラッシング法は避け，軟らかめのブラシで行わせる．歯間ブラシの使用にはとくに注意を払う．抜糸後，翌日あるいは数日後から始めさせてもよいが，縫合部にあたることも多く，治癒状況を判断し指導する．術後2〜3週経過で，通常のブラッシングに戻してもよいと考えられるが，いずれにしても術者の判断が重要である．

*根分岐部に関して

初診時には分岐部が露出していなくても，基本治療を行っているうちに，分岐部があ

らわれ，実際の清掃法を考えなおす必要が生じるケースがある．多くの場合，ファルカプラスティーやルートセパレーションなど，外科的に分岐部の整形を行い清掃性を改善させる必要が生じる．整形により分岐部の清掃性の改善がなされたならば，その後歯間ブラシなど，正しい分岐部に対する清掃指導を行うが，それ以前においても，可及的に分岐部に対して，積極的にプラークコントロールを行うことを勧める．具体的には，歯周ポケットに毛先を入れ込むようなブラッシング法や，シングルタフトブラシや，ラバーチップなどを使用させることも有効と考えられる．指導後の経過をしっかり追うことが重要である．

*炎症の強い部位または急性炎症が生じた場合

原則的には歯面のプラークは除去していくよう努める．すなわち，オペ後と同様，軟らかめの歯ブラシを用い，直接炎症部位（歯肉）を刺激しないようなブラッシング方法を選択し行わせる．ケースによっては，抗生物質，消炎剤の投与による症状改善を待ってから行うこともある．

*知覚過敏が生じたら

スケーリングやルートプレーニング，歯周外科処置などにより，知覚過敏症状が生じることがある．適切なブラッシングが行われていれば，多くの場合，知覚過敏症状は一過性に消失してしまうことが多い．しかし患者が強く症状を訴えるようならば，症状の発現している部位のブラッシング状況を確認し，必要に応じ再指導を行う．症状の程度によってはその際，知覚過敏処置を併用することもやぶさかではないが，まずは，症状の発現する理由を患者に理解させ，ブラッシングにより症状改善がなされることが望まれる．最近市販されている，知覚過敏用歯磨剤の使用も良いと思われる．

*動揺歯では

ブラッシングが困難になるほどの動揺があるのであれば，まず固定や咬合調整が必要と考えられる．

*その他

基本治療や歯周外科処置後には，一般的に歯肉の退縮傾向があるため，ブラッシング環境が変化してくることが多い．その都度チェックし，歯ブラシの当てる位置，歯間ブラシのサイズ，その他必要なブラッシング指導を行う．

b．化学的プラークコントロール

化学的プラークコントロールとしては，歯磨剤ほか，洗口剤，含嗽剤に代表される．ブラッシング指導を行っているときに，よく患者から歯磨剤に関する質問を受けることがある．歯磨剤は法的には薬事法により管理されている．薬事法により扱われるものとしては，医薬品，医薬部外品，化粧品，および医療用具がある．歯磨剤はこのうちの医薬部外品と化粧品に該当する．化粧品としての歯磨剤は基本的成分により構成され，その効能は，①歯垢を除去する，②歯石の沈着を防ぐ，③むし歯を防ぐ，④口臭を防ぐ，⑤歯のヤニを取る等が挙げられる．基本成分に加え特殊成分，有効成分（薬効成分）を含み，薬理学的，生化学的作用を有するものを医薬部外品としている．現在市販されて

第4章 歯周基本治療

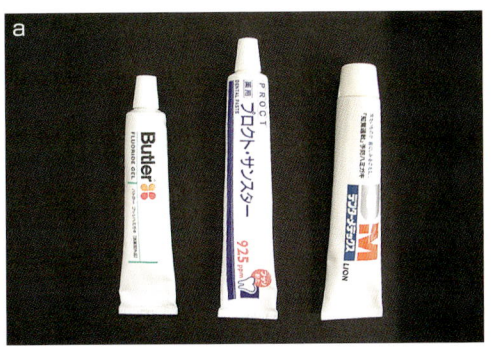

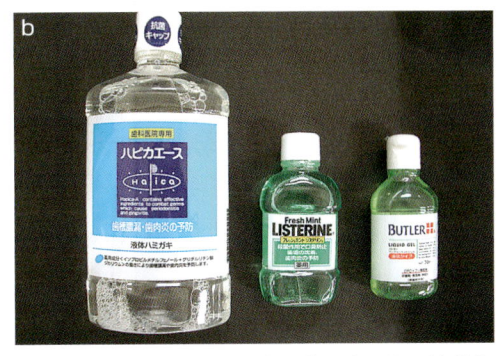

図4-40a, b 従来から市販されている医薬部外品としての歯磨剤．aが練り状のものを，bに液状とジェル状のものを示す．

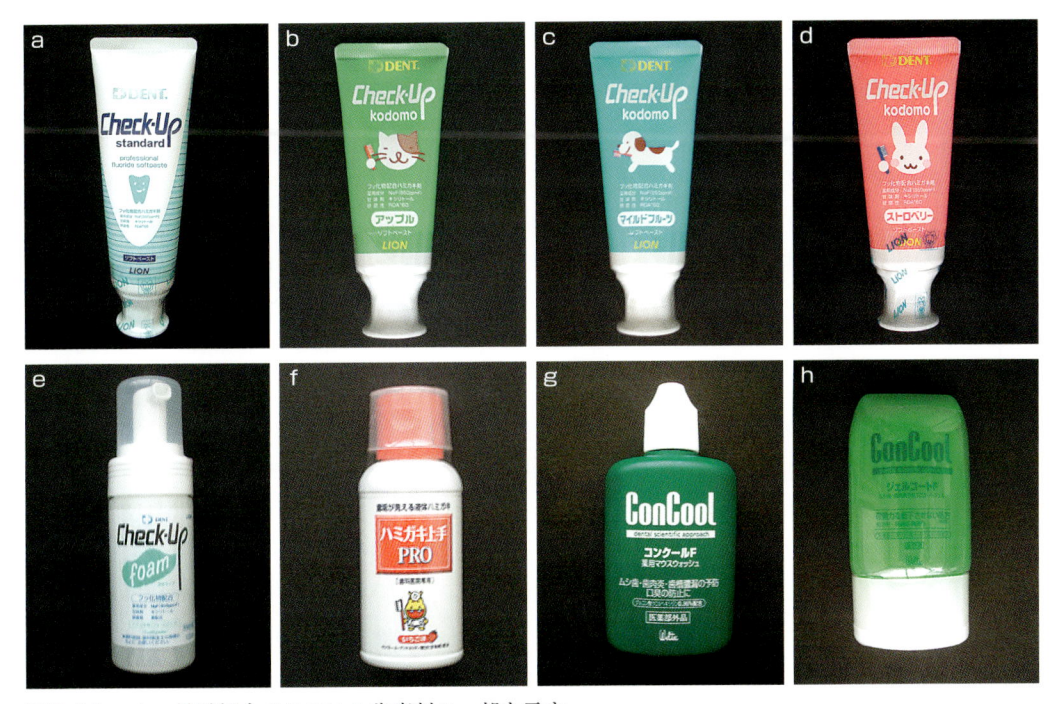

図4-41a～h 最近紹介されている歯磨剤の一部を示す．

いる歯磨剤のほとんど（90％以上）が医薬部外品である．次に医薬品と医薬部外品の違いは何かといえば，医薬品は有効性と安全性，つまり効能と副作用が表裏一体に存在するのに比べ，医薬部外品は人体に対する作用が緩和で，副作用があってはならないという条件が与えられている．すなわちたとえ効能は弱くても，副作用を有さないことが原則になる．ましてや歯磨剤は口腔で用いられることから，食物と同様に一部摂取される可能性が高いこと，また長期的に連用されることから，急性毒性，慢性毒性ともに注意していなければならない．実験動物によるデータでは，体重20kgの小児に換算した急

性毒性試験では，800gの歯磨剤，すなわち市販のチューブ入りのものであれば，5〜6本を飲み込んだとしても死に至ることはなく，慢性毒性試験でも，1日2本のチューブ入り歯磨剤を30日間連日飲ませたとしても，体重，中毒症状，血液検査，尿検査，解剖学的には問題はないと報告されている．現在市販されている歯磨剤は安全性に関しては，十分配慮されている一方，その有効性に関しては各々販売メーカーの提示するデータで判断することになる．いずれにしても，医薬部外品の定義にあるように，効能よりまず安全性ということからも，歯磨剤の薬効に頼りすぎるのは考えものといえる（図4-40，41）．

その他，術者が行う化学的プラークコントロールとしては，抗菌剤によるポケット内のイリゲーションや，抗生物質の局所応用なども上げられる．またフッ化物配合ペーストの歯肉縁下塗布などもこの範疇である．

E．歯周治療記録表（チャート）について

プラークチャートを含め，歯周治療記録表（チャート）は歯周治療を行ううえで必要不可欠なものである．とくに歯周基本治療，プラークコントロールを行っていく際，その効果を確認するためにも，きわめて重要になってくる．歯周病に関するチャートはさまざまで，その良し悪しは使用する側の判断となる．必要なチェック項目が網羅されていれば，使いやすいものでよい．チャートはポケットや，出血，動揺ほか，診断をくだしていくのに必要な情報があるだけではなく，見やすく，時には，患者に説明する際にも有用となることから，術者が患者に説明しやすく，また患者も見やすい，理解しやすい書式ものもが望まれる．各地域の保健機関で推奨しているものや，大学の歯周病学教室などで使用しているもの，スタディグループで作成しているものなどさまざまで，いずれにしても継続して使用できるタイプのものが必要である．チャートの補充は2号用紙として追加していくタイプのものが多い．初診時，再評価時，その後のメインテナンス時等，治療の各フェーズにおいて記載していくことになる．最近ではパソコンの活用も広く一般化されており，オリジナルチャートの作製も比較的容易になってきている．各歯科医院のコンセプトに合わせたチャートを作製し，日常臨床に活用するのもよい（図4-42）．

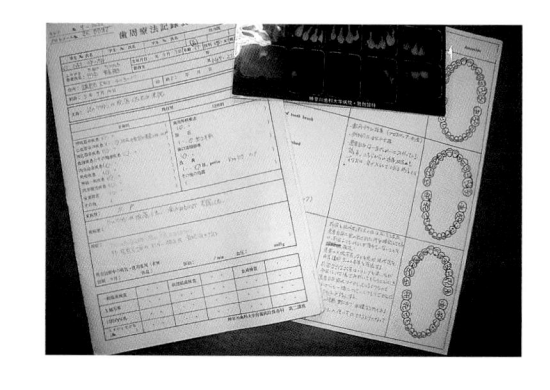

図4-42 チャートは，必要項目が網羅されていて，使いやすく，みやすく，理解しやすいものであればよい．

F．モチベーション（動機づけ）としてのプラークコントロール

　患者にその必要性を理解させるということは，簡単なようで難しいことが多い．例えば実際歯周病や齲蝕などで，患者が苦しい思い，大変な思いをした経験，あるいは現状，問題があることを強く認識しているのであれば，患者自身，もう二度と同じような経験をしたくないという思いから，おそらく必死にこちらのブラッシング指導に耳を傾けてくれるであろう．一方多くの患者では，歯周病に罹患していることに気がついていない場合や，気がついていても重篤な症状もないため，あまり意識していないといったケースが多い．こういったケースの場合，こちらの熱心な指導に耳を傾けてくれるのはごく一部の患者で，多くの患者でプラークコントロールに失敗することがしばしばである．指導を受けているときには，一応歯ブラシをもって一緒に行ってくれるのだが，家庭内でのブラッシングはいつの間にか以前のパターンに戻ってしまっていることが多い．歯ブラシを中心とする口腔清掃は技術的には多くの場合，そう困難なものではない．しかしながら困難でないのになぜ行ってもらえないのかといえば，生活習慣に組み込んで行かなければいけないこと，言い換えれば生活習慣を変えなければならないことが，患者には思いのほか負担となるのである．一般に患者は歯ブラシをするときに，○○法でどこの部位を，きちんと3分かけて行う，などということをいちいち意識して行うことはない．しかし歯科医師，歯科衛生士から指導を受ければ，こういったことを意識して行わなければならず，歯ブラシを行っている時間帯すら変えなければならないようにいわれるわけで，これが毎日，毎食後に意識していかなければならないとすれば，負担にならないわけはない．しかしもう少し別の見方をすれば，新たに組み込まれたブラッシング法もそれ自体が習慣化されれば，患者が負担に感じることはなくなるのである．まずは続けさせる努力を払うことが肝要である．

　ブラッシング指導をする際に，注意すべき点は，患者の行動を否定しないことである．指導内容を1回で理解し，完璧なブラッシングができるようになる患者はまず見当たらない．ほとんどの患者は2度，3度と指導を繰り返さなければならないことが多い．その際，患者に対し，だめなところをつい強調してしまいがちであるが，実は患者をモチベートするには否定するよりほめることを優先させるべきであることが，過去の報告ですでに明らかになっている．自分の行動が正しい方向にあることを認識させ，その後改善すべきポイントをわかりやすく説明，指導するようにする．これがよりよいブラッシング法を継続させていくために非常に重要になってくる．

G．動機づけを行う際の科学的アプローチ

　自身のプラークを見せる，その臭いをかがせる，またそれが多数の細菌の塊であることを直接的に観察させることは患者に対し，かなり強いインパクトを与えるようである．実際，プラークを患者の歯面より採取し，直ちに位相差顕微鏡にてリアルタイムで生きた多数の細菌を患者に見せ，口腔内に多数の細菌が生息していることを認識させることは，きわめて強いモチベーション効果を有することが証明されている（片山，関口，

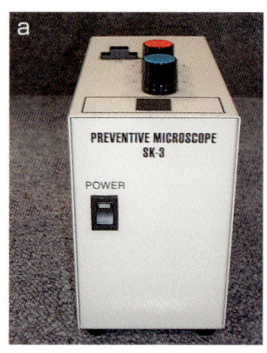

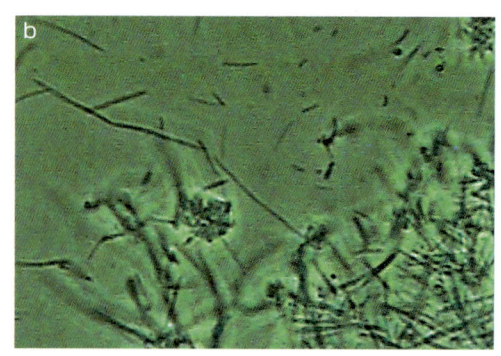

図4-43a, b チェアーサイドで簡単に使える位相差顕微鏡(a). スライドグラスに患者から採取したプラークを塗抹し，本体サイドから挿入し，後はモニターに写すだけ. bはそのモニター像である.

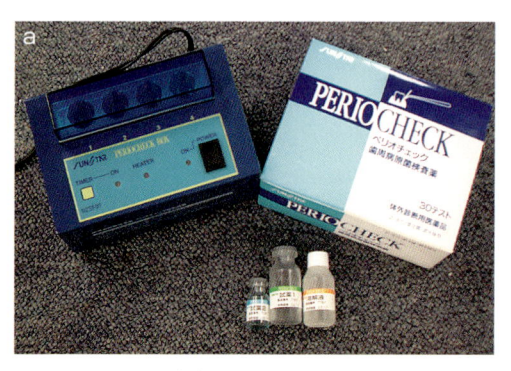

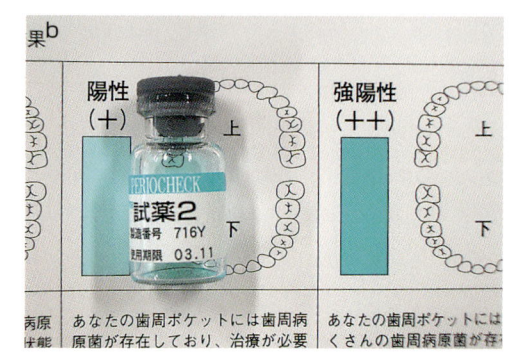

図4-44a, b 患者のポケットよりペーパーポイントにて貼菌し，試薬中にて培養，15分で発色色調により判定を行う. 本キットは現在歯周疾患に深く関与していると考えられている，*Porphyromonas gingivalis*, *Toreponema denticola*, *Bacteroides forsythus* の3菌種を判定する.

1965, 1978). 図4-43に示すような位相差顕微鏡は，こういった意味で有効なモチベーション手段になる．

患者教育の中でも最も難しいと考えられるこのモチベーションは，スタッフサイドの払う労力もかなり大きなものになる一方，成功すれば目的の多くは達成できるといっても過言ではない．患者心理を考慮することもあり，場合によっては心理学的なアプローチさえ必要となる．

H. ブラッシング指導の確認とその重要性

最後にこれまで述べられたブラッシングに関するさまざまな指導を患者に指導すること，すなわち患者のブラッシング習慣を変えさせることは，当然その後の口腔内に変化が生じることが予想される．正しい方向に変化しているのか，あるいは変化していないのか？また変化していないのであれば，その原因は？指導内容が正しくないのか？それとも患者が指導法を理解していない，修得していないのか？など，その変化，原因の詳細をチェックし，指導内容の妥当性，為害性を確認し，必要に応じその方向性を修正す

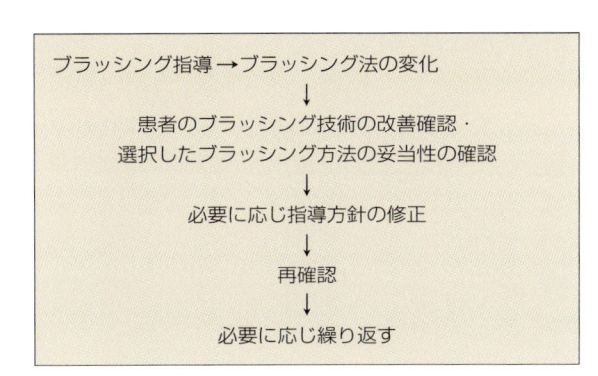

図4-45　ブラッシング指導の確認とその重要性.

```
ブラッシング指導→ブラッシング法の変化
        ↓
患者のブラッシング技術の改善確認・
選択したブラッシング方法の妥当性の確認
        ↓
  必要に応じ指導方針の修正
        ↓
       再確認
        ↓
   必要に応じ繰り返す
```

ることが重要である(図4-45).

おわりに

　プラークコントロールは患者教育にあることを述べた．患者の行動，すなわちブラッシングをよりよい方向に変容させ，かつそれを習慣化させることが，まさにプラークコントロールの到達目標といえよう．この目標達成に最も重要なことは，患者との信頼関係であろう．患者と医師，スタッフとの信頼関係は相互の理解により成り立っていくもので，教育者(スタッフ)からの一方的な指示では到底かなうものではない．患者の有する生活環境や水準，口腔衛生に対する意識，能力，現状等々，患者サイドの要件を可及的に理解し，まさに患者と一緒に改善していくという術者サイドの意識が重要であろう．また術者も一般的な配慮として，清潔な服装，言葉使いや態度，正しい情報提供等々，常日頃から留意すべきであろう．

　昨今，インターネットなど情報が錯綜しており，正しい情報ばかりでなく，不確実，根拠のないものなども紹介されているようである．患者に対する正しい情報提供をしていくうえでも，われわれ自身，常に新たな正しい情報を入手し，患者に，社会にフィードバックしなければならない．そういった意味ではわれわれも学習者であり，正しい方向に習慣形成されていなければならない．

症例：プラークコントロール（思春期性歯肉炎）（図4-46a〜h；太田紀雄提供）

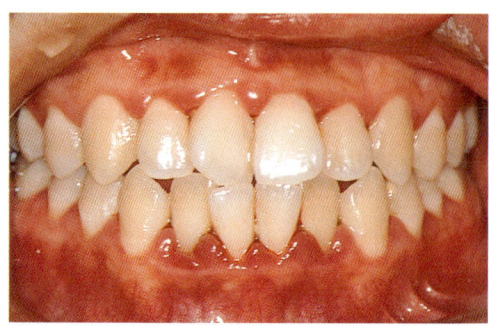

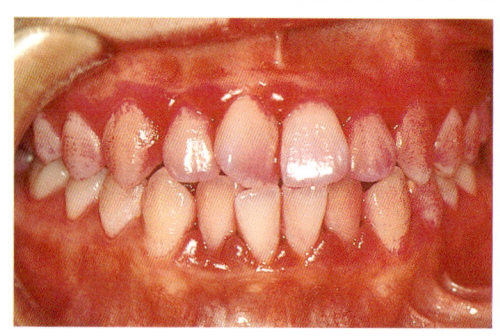

図4-46a，b　初診時所見（右：染め出し）．16歳，女子．歯肉出血，腫脹，発赤強度．PCR100％．

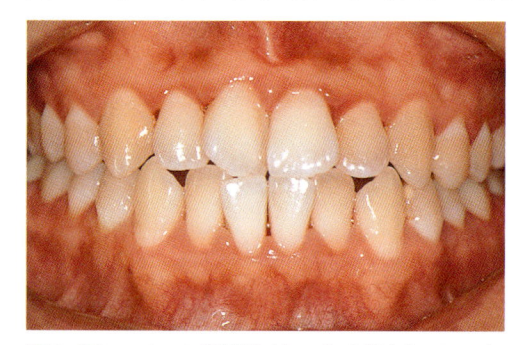

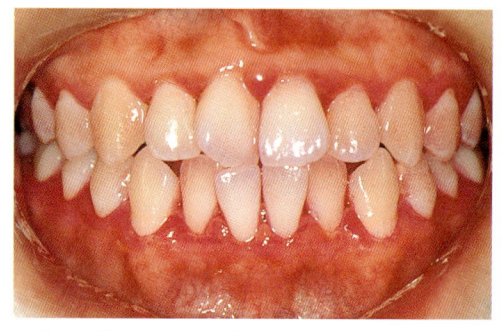

図4-46c，d　2週間後（右：染め出し）．TBI（スクラッビング法，フロス，歯間ブラシ）．PCR：50％．

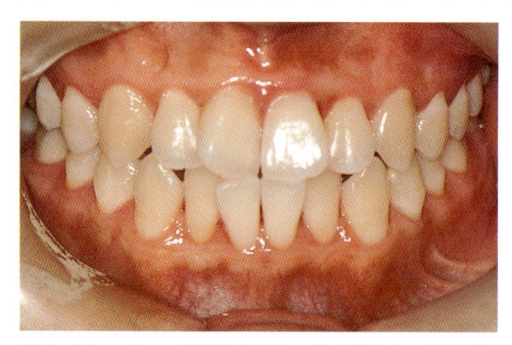

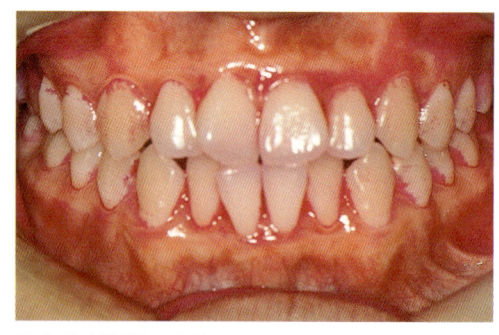

図4-46e，f　4週間後（右：染め出し）．TBI（同上）．歯肉炎症顕著に改善．PCR：25％．

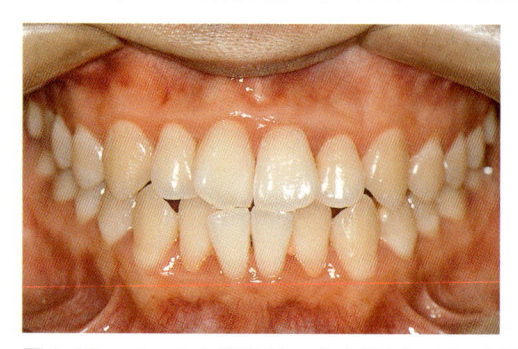

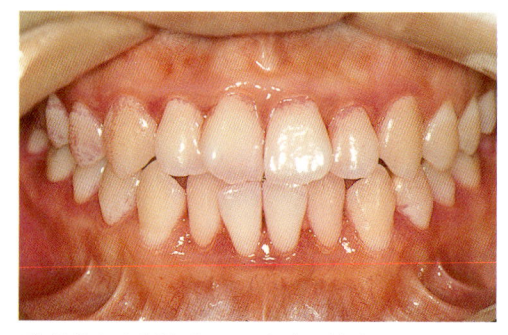

図4-46g，h　2か月後（右：染め出し）．TBI（同上）．残存炎症は歯周ポケット掻爬が適応．

3 スケーリング・ルートプレーニング

A．目的

スケーリング（scaling）の目的は，歯肉縁上・縁下を問わず，歯の表面に付着した歯石，プラークおよび沈着物を除去し，これによって歯面へのプラークの付着を減少させ，またプラークの除去を容易にさせ，歯肉の炎症を改善するところにある．

ルートプレーニング（root planning）の目的は，歯根表面の汚染されたセメント質や軟化象牙質を除去し，歯根面を硬い滑沢な面にするとともに，生物学的に為害性のない歯根面にすることである．

B．スケーラーの種類

a．手用スケーラー（図4-47）

1) 鎌型（sickle type）スケーラー（図4-48）

鎌型で，断面は三角形．歯肉縁上の歯石除去に用いられる．

2) 鋭匙型（currette type）スケーラー（図4-48）

①ユニバーサルキュレット，②グレーシーキュレット

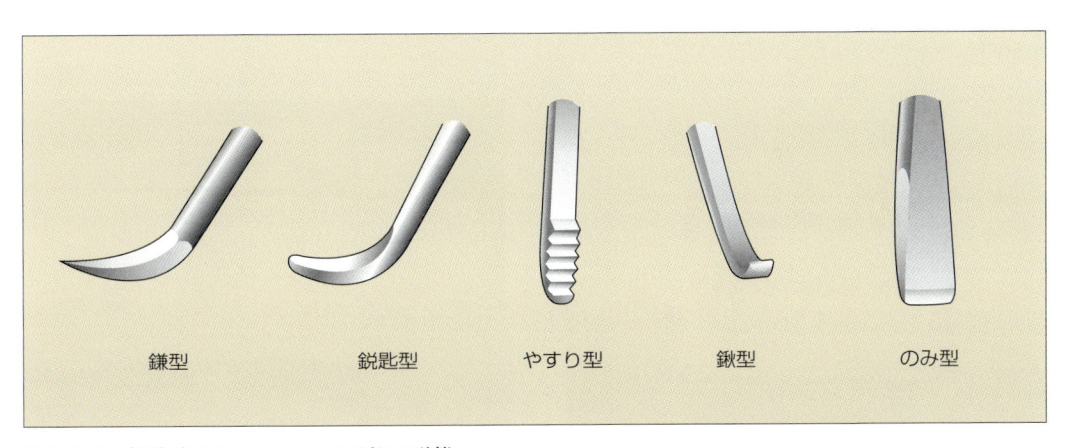

図4-47　各種手用スケーラーの刃部の形態．

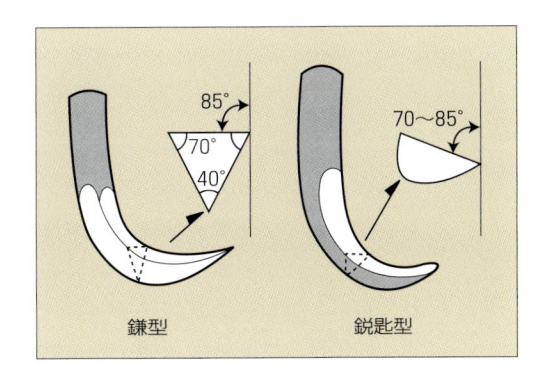

図4-48　鎌型スケーラーとグレーシーキュレットの刃部の形態の違い．

3　スケーリング・ルートプレーニング

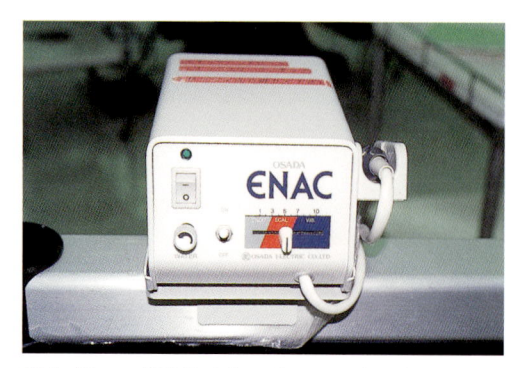

図4-49a　超音波スケーラー；エナック．

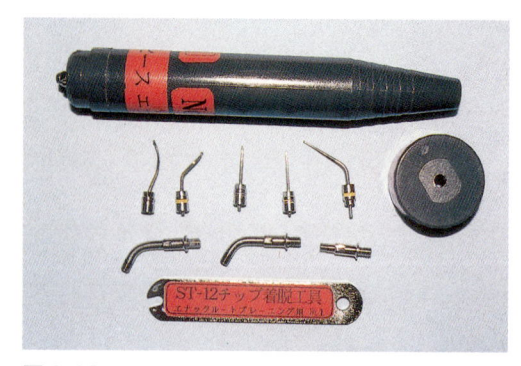

図4-49b　エナック用ルートプレーニングチップ．

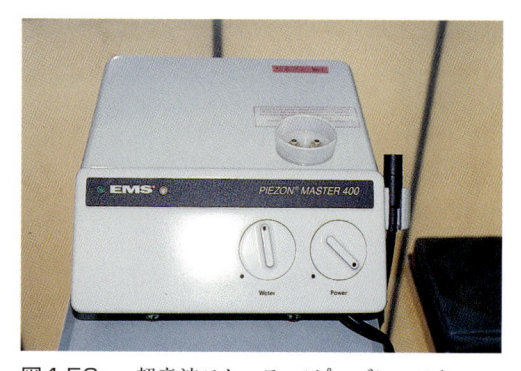

図4-50a　超音波スケーラー：ピエゾンマスター．

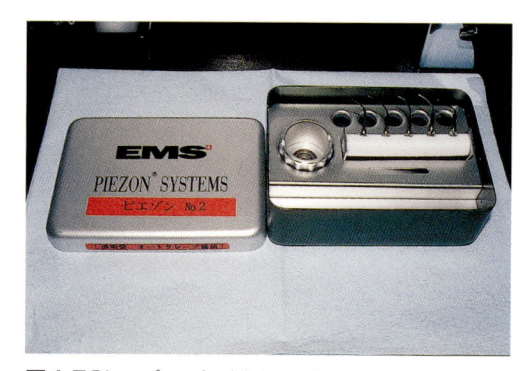

図4-50b　ピエゾン用チップ．

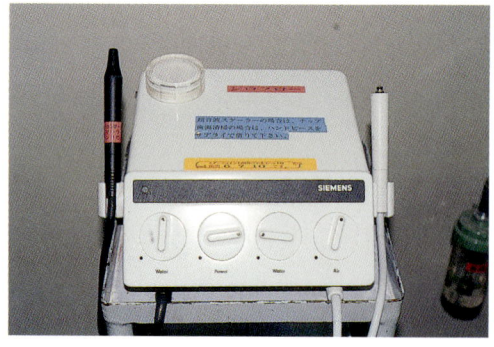

図4-51a　エアースケーラー・超音波スケーラー一体型：シロフロー．

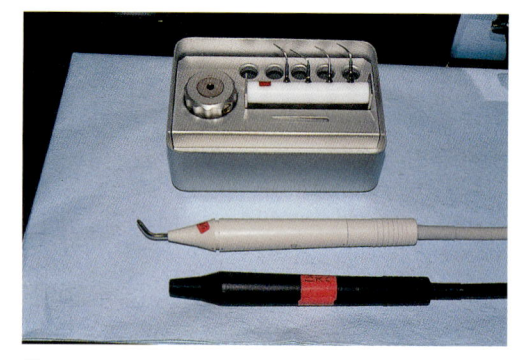

図4-51b　シロフロー用チップとヘッド：上のヘッド（白）はエアースケーラー，下（黒）は超音波スケーラーのヘッドである．

　　　3）やすり型（file type）スケーラー
　　　4）鍬型（hoe type）スケーラー
　　　5）のみ型（chisel type）スケーラー
　b．**超音波スケーラー**（図4-49〜51）
　c．**エアースケーラー**（図4-51）
　d．**ルートプレーニングバー**（図4-52）
　e．**オルバンファイル，シュガーマンファイル**（図4-53）

第4章　歯周基本治療

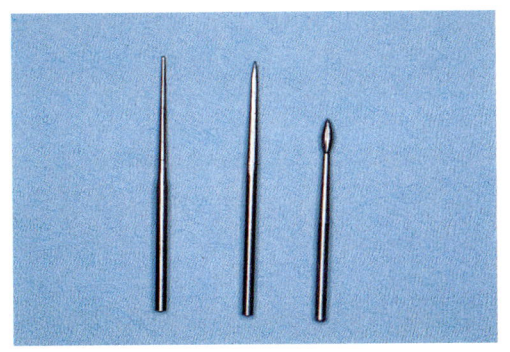

図4-52　ルートプレーニングバー．タービンに装着し，ルートプレーニングに使用．根分岐部等に有用である．

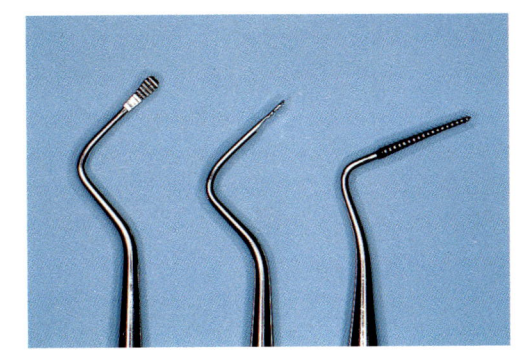

図4-53　オルバンファイルとシュガーマンファイル（左：オルバン10/11，中：オルバン12/13，右：シュガーマン 3S/4S）．

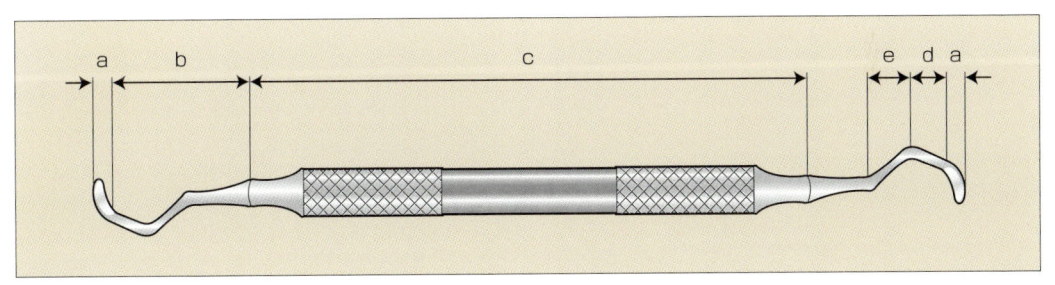

図4-54　a：刃部（ブレード），b：頸部（シャンク），c：把持部（ハンドル），d：第1シャンク，e：第2シャンク．

C．スケーラーの構造

スケーラーは刃部，頸部，把持部の3つの基本部分よりなる（図4-54）．

D．鎌型スケーラー

刃部の形態が鎌型で，歯肉縁上歯石除去など日常臨床で多く使用されるスケーラーである．両刃で，前歯部用と臼歯部用がある．刃を歯面に適合したときの刃部と歯面のなす角度が約85度になるようにし，歯石に刃部の先を当て，引く操作で除去する．刃部の先端は尖っており，歯周ポケット内に挿入して用いると歯肉を損傷するので，注意が必要である（図4-55，56）．

E．グレーシーキュレット

刃部の先端は丸くスプーンに似た形態で片刃である．第一シャンク（ターミナルシャンク）を床に垂直に持ち，刃部先端を自分の方に向けたときに，下がっているほうに刃が付与されている．片刃であるために，歯肉縁下のスケーリング・ルートプレーニング（図4-56），またはキュレッタージに適したスケーラーである（図4-58，59）．

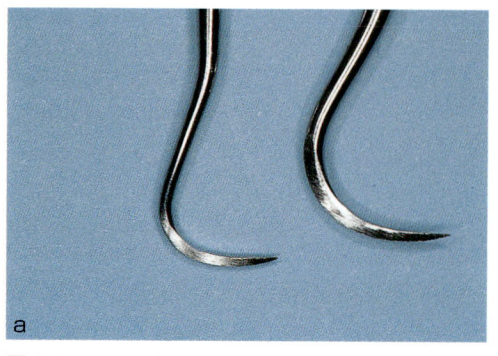

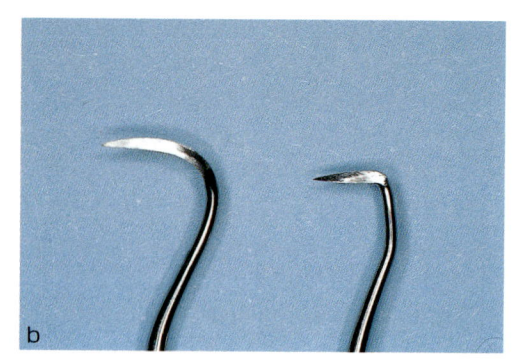

図4-55a, b 鎌型スケーラー. a：SH6/7, b：SU15/30.

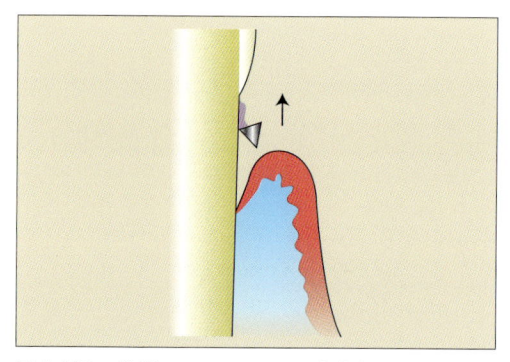

図4-56 鎌型スケーラーでの歯肉縁上スケーリング.

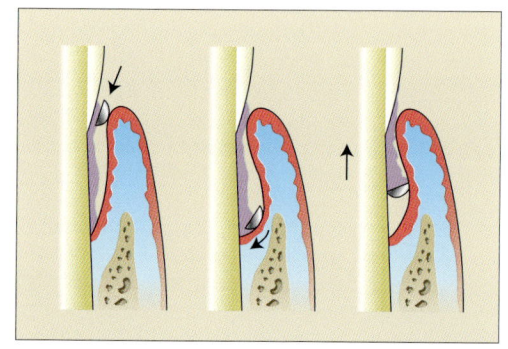

図4-57 グレーシーキュレットでの歯肉縁下のスケーリング.

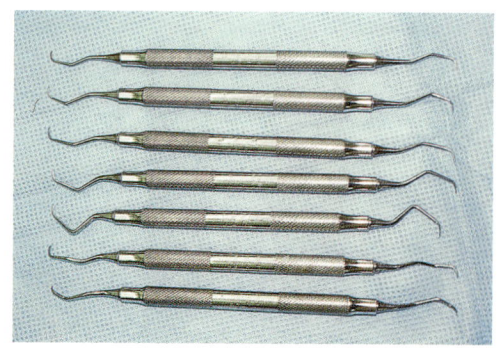

図4-58 1/2, 3/4, 5/6, 7/8, 9/10, 11/12, 13/14のグレーシーキュレット.

図4-59 グレーシーキュレット刃部の拡大.

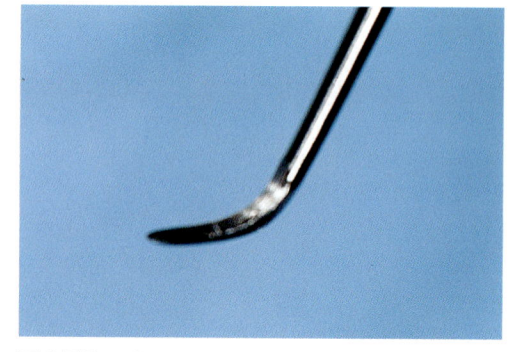

- Gracey # 1-2, # 3-4 　　前歯部用
- Gracey # 5-6 　　　　　前歯部・小臼歯部用
- Gracey # 7-8, # 9-10 　臼歯部用（頰側および舌側）
- Gracey #11-12 　　　　臼歯部用（近心面）
- Gracey #13-14 　　　　臼歯部用（遠心面）

第 4 章　歯周基本治療

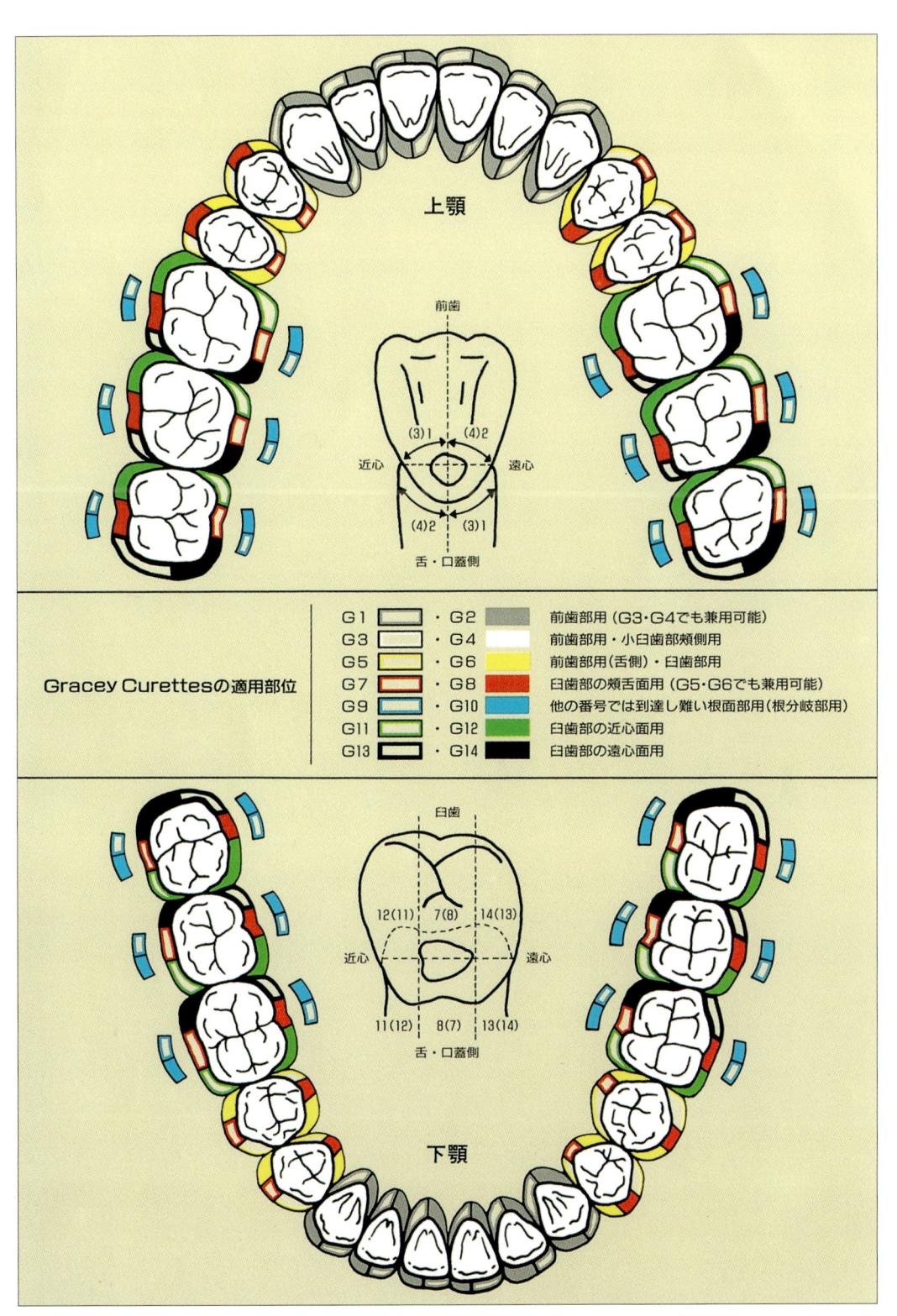

図4-60　スケーリング・ルートプレーニング用グレーシーキュレットの番号と適用部位.

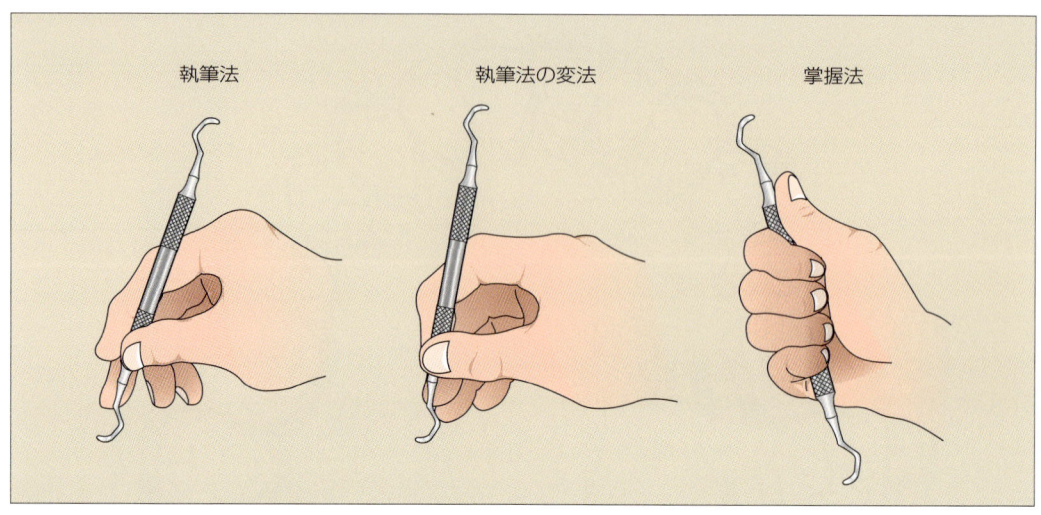

図4-61　スケーラーの持ち方.

F．スケーラーの持ち方(図4-61)

a．執筆法
　ペンを持つ場合と同様に，スケーラーのハンドル部を親指と人差し指で把持し，中指の側面を頸部に添え，中指の先端でレストを取る方法．

b．執筆法の変法
　親指と人差し指と中指でスケーラーのハンドル部を把持し，薬指レストを取る方法．

c．掌握法
　ナイフの持ち方と同様に，スケーラーのハンドル部をしっかり握り，親指をレストとしてスケーラーを前後に動かす．繊細な細かい動きはできないが，力が必要な強固な歯石を除去するのに適している．

G．スケーリング時の基本原則(図4-62)

①スケーラーの第一シャンク(ターミナルシャンク)と歯軸が平行になるようにスケーラーの刃部を歯面(根面)に当てる．
②スケーリングをする歯のなるべく近くにレストを置く．
③レストを中心とした回転運動にてスケーリングを行う．

第4章 歯周基本治療

レストとスケーラーの動かし方（図4-62a～c）

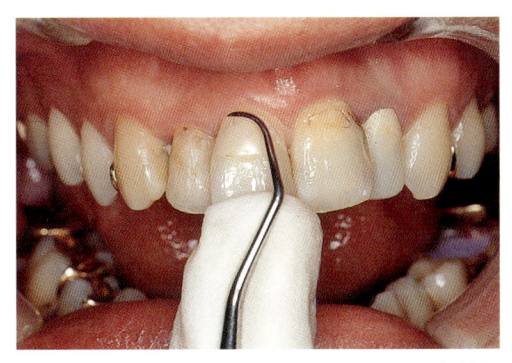

図4-62a　スケーラーの第一シャンクを歯軸と平行にし，スケーリングをする歯またはなるべく近くにレストを置く．

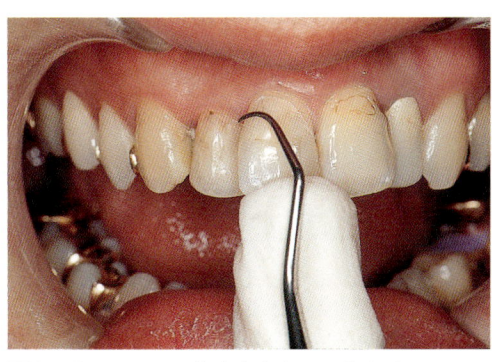

図4-62b　レストを中心として回転させる．

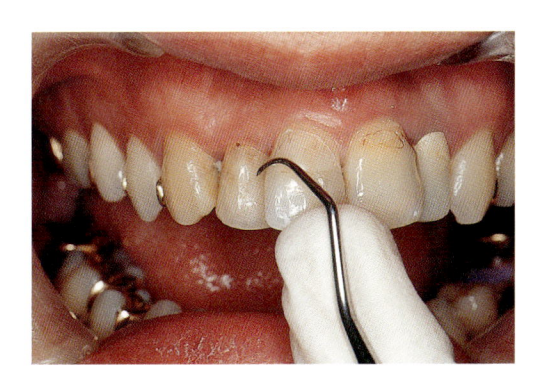

図4-62c　さらに回転させ，スケーリングを行う．

グレーシーキュレットの歯面への当て方（図4-63a～e）

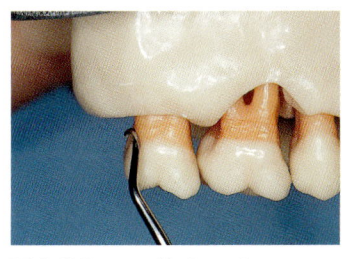

図4-63a　7|遠心：グレーシーキュレット#13．

図4-63b　7|近心：グレーシーキュレット#12．

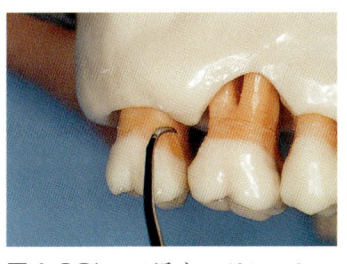

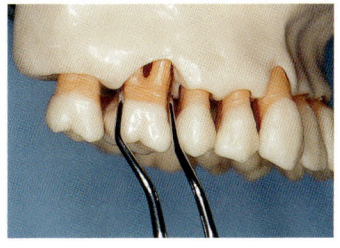

図4-63c　6|近遠心の比較：#12/#13．

75

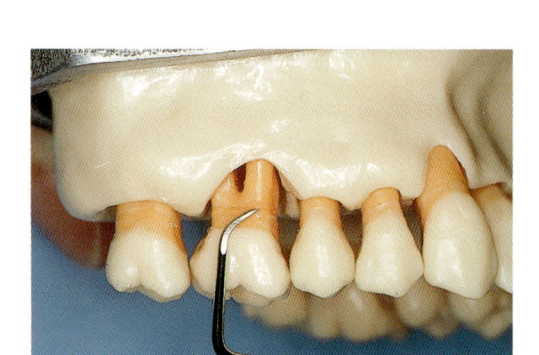

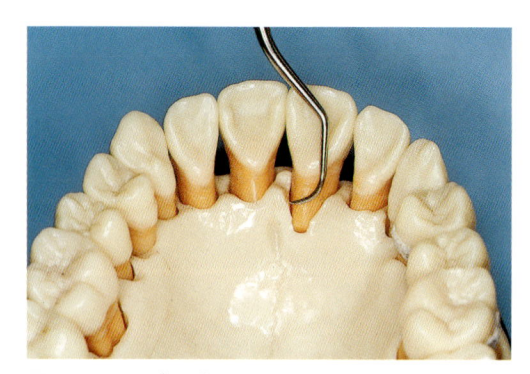

図4-63d　6̲|　頬側：#10.　　　　　　　　図4-63e　1̲|　口蓋側近心：#4.

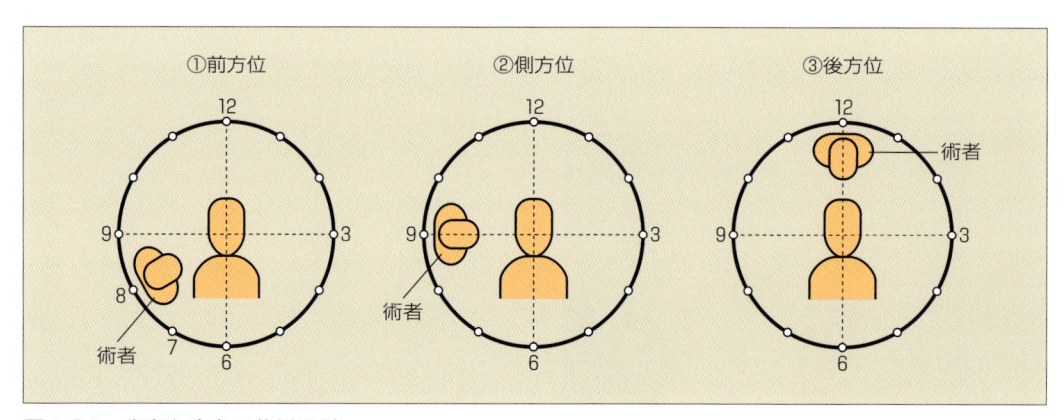

図4-64　術者と患者の位置関係.

H．スケーリング・ルートプレーニング時のポジション（図4-64，65）

　①後方位（11〜13時）
　②側方位（9時前後）
　③前方位（7〜8時）

　スケーリング，ルートプレーニングは，プラークコントロールとともに歯周基本治療の中で重要な処置であり，歯周外科処置（とくに歯肉剝離搔爬手術）を行う際にも重要な手技であるため，スケーラー，キュレット等の使用法に習熟することが，歯周基本治療および歯周外科処置の成功につながると思われる．

　スケーリングは，歯肉縁上・縁下を問わず，歯の表面に付着した歯石，プラークおよび沈着物を除去することであり，ルートプレーニングは，歯根表面の汚染された病的セメント質を除去し，内毒素ができるだけ少なく，為害性のない滑沢な根面にすることである．以上のように，スケーリングとルートプレーニングは異なった手技であるが，臨床的にはそれぞれを明確に区別することはできない．また過度なルートプレーニングは術後の知覚過敏の原因となるため注意が必要である．スケーリングは，超音波スケー

第4章　歯周基本治療

スケーリング・ルートプレーニング時のポジション（図4-65a〜e）

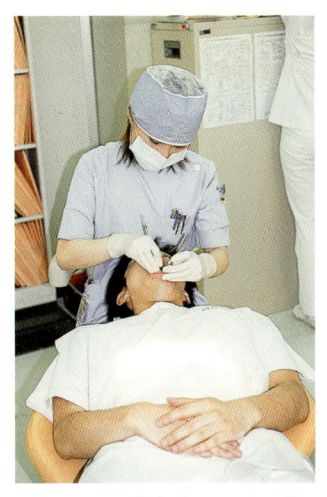

図4-65a　後方位：12時の位置．

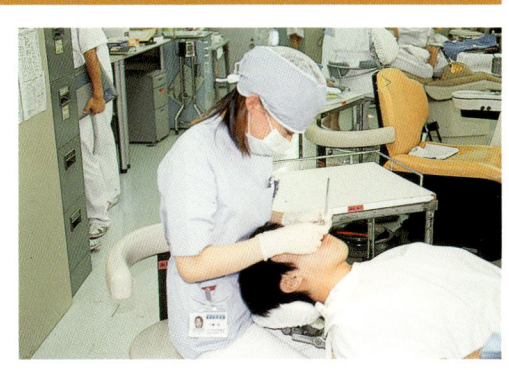

図4-65b　後方位：12時の位置．

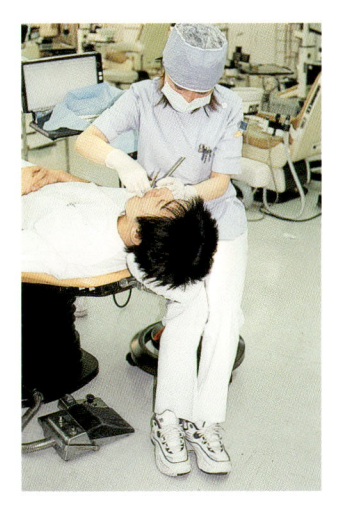

図4-65c　前方位：7〜8時の位置．

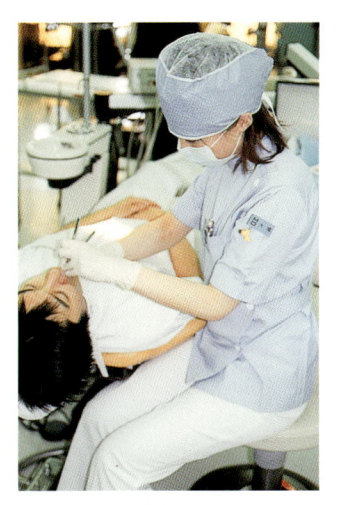

図4-65d　前方位：7〜8時の位置．

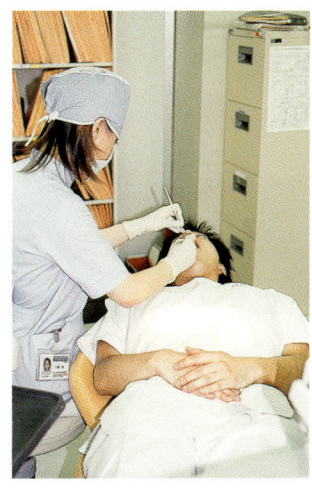

図4-65e　前方位：7〜8時の位置．

ラーおよび手用スケーラー（鎌型スケーラー，キュレット型スケーラーなど）などを用いて行い，ルートプレーニングは，一般的にはキュレット型スケーラー（グレーシーキュレット等）を用いるが，超音波スケーラーまたはタービン用ルートプレーニングバーなどを用いる場合もある．

3 スケーリング・ルートプレーニング

症例：スケーリング（中等度慢性歯周炎）（図4-66a～f）

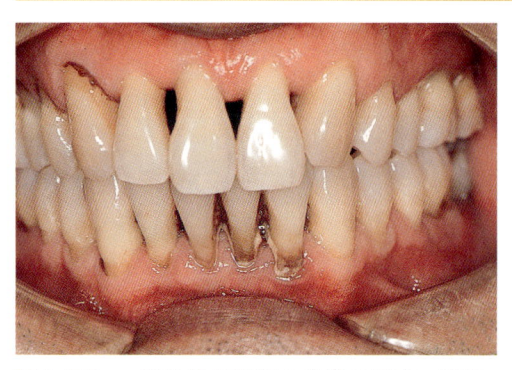

図4-66a　初診時正面観：歯肉の発赤，腫脹，歯肉縁上縁下歯石沈着が著しかった．

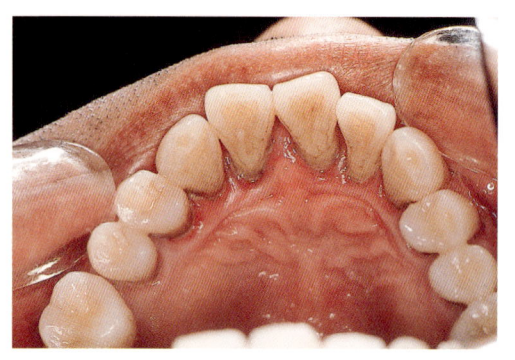

図4-66b　上顎前歯口蓋側：歯肉の炎症，著しい歯肉縁下歯石沈着が認められた．

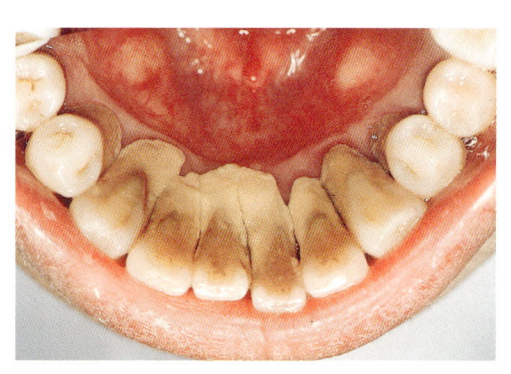

図4-66c　下顎前歯舌側：著しい歯肉縁上歯石沈着が認められた．

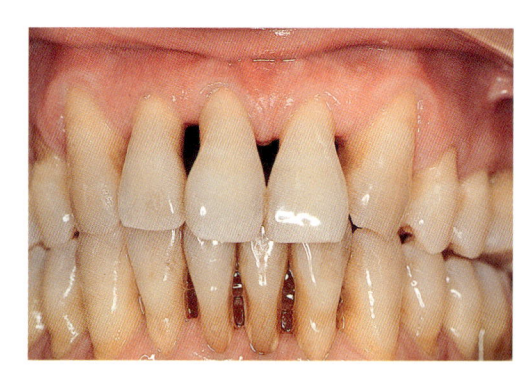

図4-66d　歯周基本治療終了時の正面観：下顎前歯部に縁上歯石を認めるが，炎症は消失した．

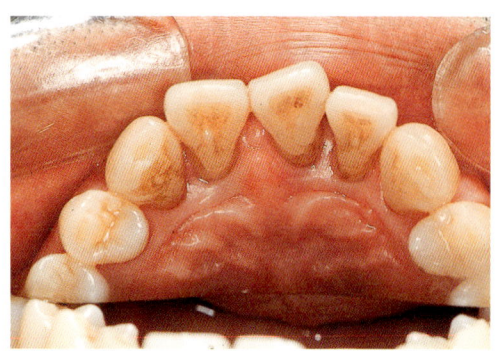

図4-66e　上顎前歯口蓋側：炎症は消失し，歯周ポケットも浅くなった．

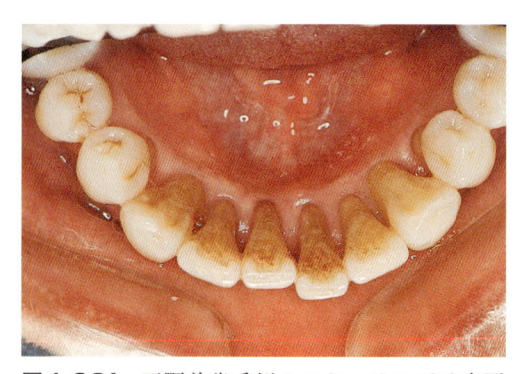

図4-66f　下顎前歯舌側：スケーリングは完了し，歯肉の状態は良好である．

第4章 歯周基本治療

症例：スケーリング・ルートプレーニング（中等度慢性歯周炎）(太田紀雄提供)

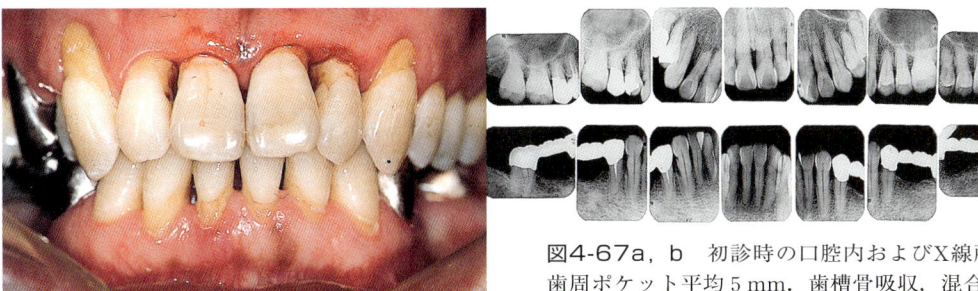

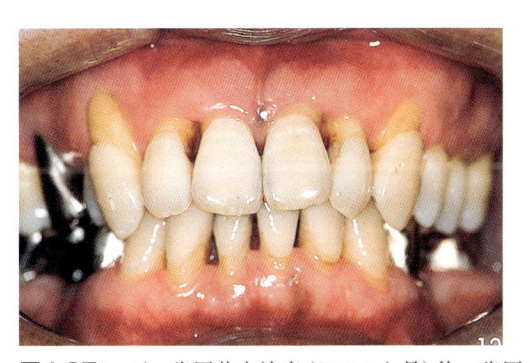

図4-67a, b　初診時の口腔内およびX線所見．歯周ポケット平均5mm．歯槽骨吸収，混合型2度．

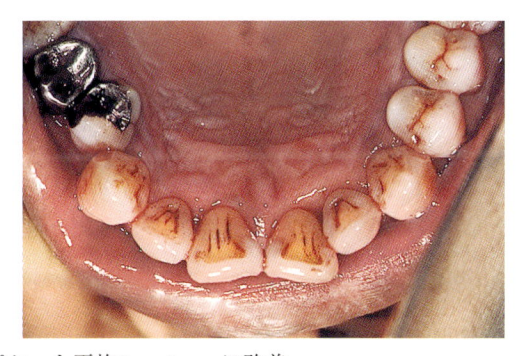

図4-67c, d　歯周基本治療（SRP 1か月）後．歯周ポケット平均1～2mmに改善．

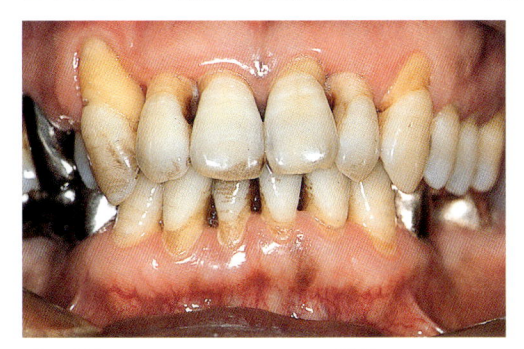

図4-67e　メインテナンス6か月後．

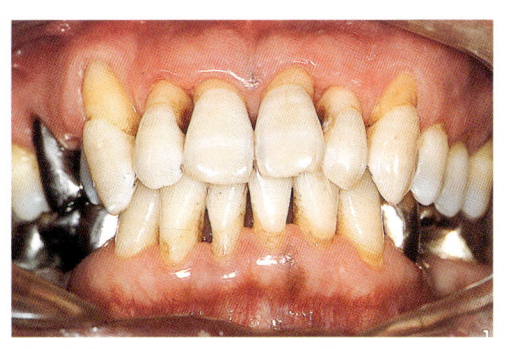

図4-67f　メインテナンス1年後．

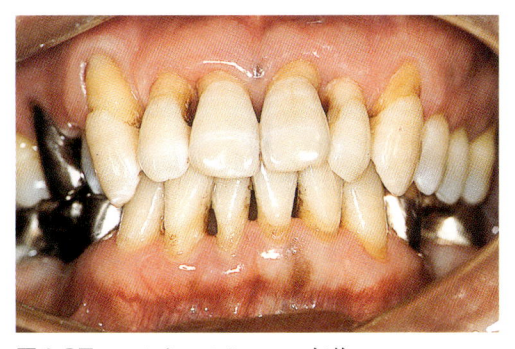

図4-67g　メインテナンス2年後．

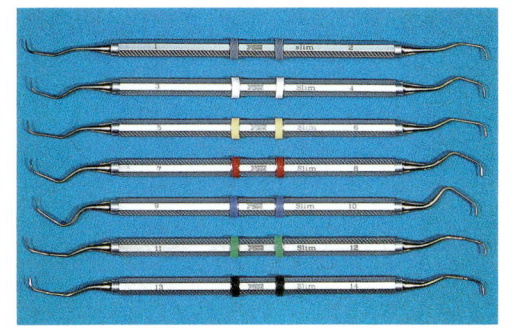

図4-67h　グレーシーキュレットスケーラー．

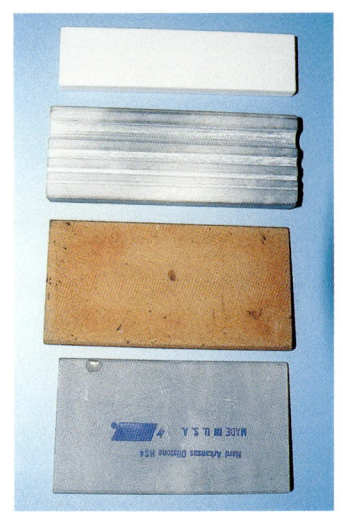

図4-68　各種砥石．上から，アーカンサスストーンフラットタイプ，アーカンサスストーンベイツタイプ，インディアナストーンウエッジタイプ，アーカンサスストーンウエッジタイプ．

図4-69　スケーラーの研磨．

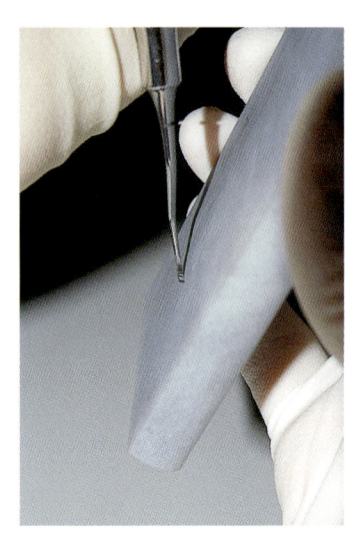

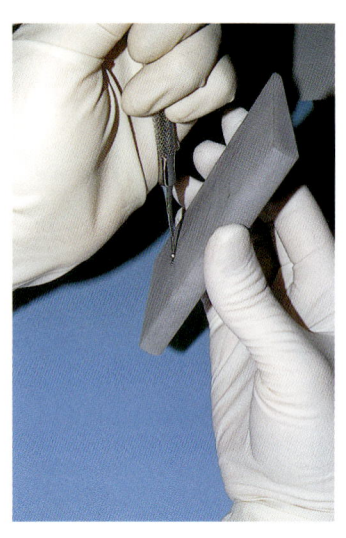

図4-70　スケーラーの研磨．

1．スケーラーの研磨

　スケーリング・ルートプレーニングおよびキュレッタージを的確に効率よく行うためには，スケーラーやキュレットの刃部は鋭利なものを使用する必要がある．そのため使用ごとにアーカンサス砥石等で研磨し，切れる状態を保つことが重要である．研磨に際しては，シャープニングオイルを使用する（図4-68）．

　研磨に際しては，スケーラーおよびキュレットの原型をあまり変化させないように留意する．グレーシーキュレットは片刃で，側面と先端隅角部が刃となっているため，刃部を十分確認し研磨をする必要がある．

　鎌型スケーラーおよびユニバーサルキュレットの刃部内面と第一シャンクのなす角度は90度であり，グレーシーキュレットの刃部内面は第一シャンクに対し約120度に設計され，刃部は下がっている側面と先端に付与されている．そのため，研磨を行う場合，鎌型スケーラーおよびユニバーサルキュレットはハンドルを掌握法にて左手でしっかり握り，第一シャンクを床に対して垂直に持つ．グレーシーキュレットはハンドルを掌握法にて左手でしっかり握り，奇数番号のキュレットは刃部先端を自分のほうに，偶数番号のキュレットは刃部先端を自分とは反対側に向け，第一シャンクを床に対して垂直に持つと，奇数偶数のキュレットともに右側が下がっており，その部分が刃部である．第一シャンクを時計の針でいえば11時の位置に傾けると，グレーシーキュレットの刃部内面は床に平行になる（図4-69）．

　右手に砥石を持つが，砥石の上下を把持すると砥石を上下に動かす際に，砥石が直線

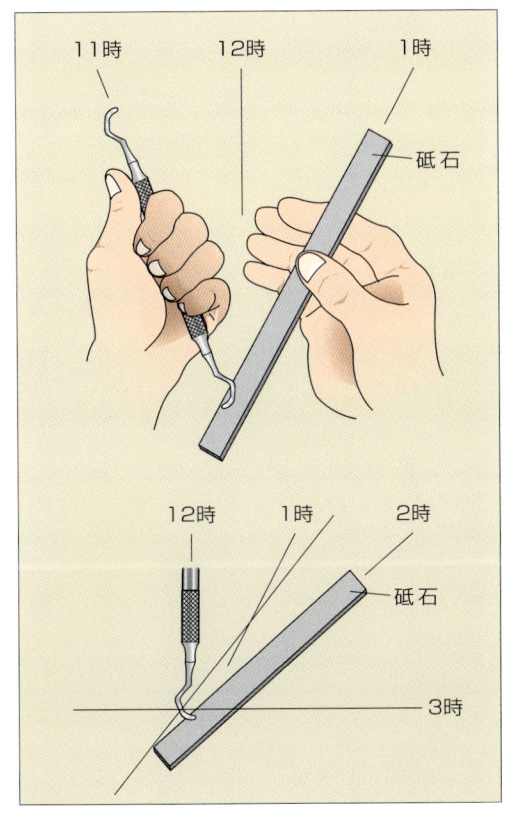

図4-71 グレーシーキュレット刃部側面と先端の研磨.

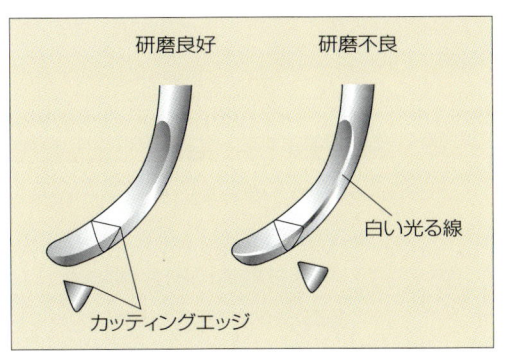

図4-72 刃に光を当てる方法.

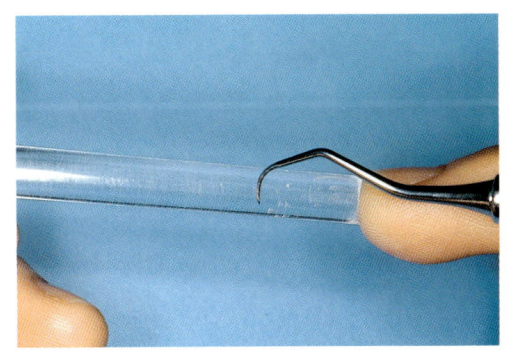

図4-73 チェック用のプラスチック棒にあてがって判定する方法.

ではなく回転運動しやすい．そのため，砥石の側面を把持するほうがよい．砥石にシャープニングオイルを塗布し，時計の1時の位置に傾け，上下運動でキュレット側面の研磨を行う．研磨の終了は砥石を下げる動作で終了する（図4-70）．

キュレット先端の研磨に際しては，刃部先端が時計の3時を指すように右方向に向けて左手でハンドルをしっかり把持し，砥石は時計の2時の角度で当て，先端のカーブに合わせて研磨を行う．グレーシーキュレットの研磨は困難で，熟練を要する（図4-71）．

刃部切れ味，鋭さを見分ける方法として次の3つの方法がある．

①刃に光を当てる方法：鈍くなったカッティングエッジは光を反射するため，刃部に沿った白い光る線が見える（図4-72）．

②チェック用のプラスチック棒にあてがって判定する方法：プラスチック棒を削るのではなく，研磨された刃部がプラスチックに食い込むかどうか，または食い込んだときの音で判断する（図4-73）．

③指の感覚による方法：指の腹に器具を当て，手指感覚によるカッティングエッジの鋭利度を試す．

4 咬合調整

咬合調整の目的は，主に歯を削合調整して，調和のとれた咬合状態を回復させることである（すなわち咬合性外傷の治療法である）．

咬合調整法には次の2つの方法がある．

（1）**早期接触歯の削合調整法**：1ないし2歯の早期接触歯の削合（選択）調整を行う（歯周治療はこれらが主）．
（2）**歯冠形態修正法**：生理的な咬合力が咬合性外傷（二次性）を引き起こす場合に，歯冠を削合し，二次性咬合性外傷を改善する方法である（表4-2）．

表4-2 外傷の種類と処置の関係

	原因	ポケット形成能	残存歯槽骨	回転の中心	処置	
					咬合調整	固定
一次性外傷	過度な咬合力	−	大	高	のみで治癒可	不必要
二次性外傷	普通の咬合力	−	小	低	のみで治癒不可	時に必要
炎症と共存した外傷	通常過度な咬合力	＋	中または小	中または低	のみで治癒不可	時に必要

A．適応

適応は，時期的な制約はなく症例に応じて，診査して必要な調整を行う．

1）歯の動揺が著しく，強い外傷性咬合．
2）ブラキシズム．
3）顎関節およびその周囲組織に疼痛や機能異常．
4）矯正治療中（MTM）
5）暫間固定前後．
6）食片圧入の存在．
7）最終固定や歯周補綴処置前後．

B．咬合調整の原則

咬合高径を変化させないで側方咬合力を減少，機能的な形態を付与し，機能的な咬合状態を再構成する．

1）早期接触を除去し，多数歯に均等に接触させる．
2）咬合高径を変えない（セントリックストップは削合しない）．
3）咬合による側方圧を軽減し，垂直圧（歯軸方向の力）に変える．
4）歯質の削合量はエナメル質内にする．
5）広い平らな咬合面接触部は球面形成（spheroiding）する（図4-74のa）．
6）咬合面から舌，頰側に食物の流れをよくする裂溝形成（grooving）をする（図4-

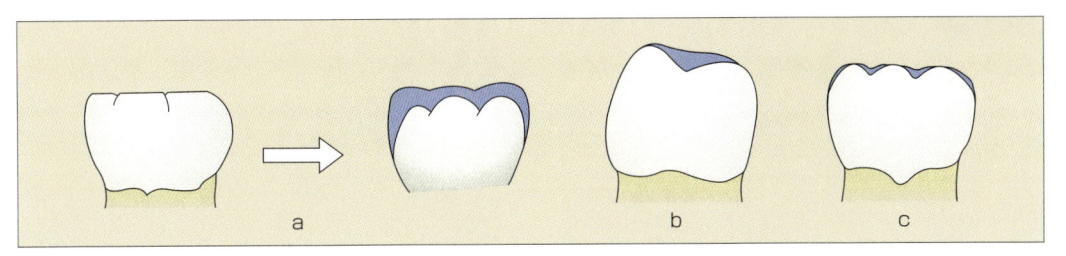

図4-74　a：スフエロイディング，b：グルービング，c：ポインティング．

74のb）．
7）辺縁隆線の形成と突出咬頭の修正をして食片圧入を防止．
8）咬耗による咬合面を縮小，咬頭頂形成，(pointing) をする（図4-74のc）．
9）前歯の辺縁を削合し，オーバーバイト，オーバージェットを改善する．

C．咬合調整の時期
1）歯周基本治療時の大きな咬合異常の修正時
2）歯周基本治療後の歯周組織の炎症症状が改善したとき（再評価）（主な調整時期）
3）最終治療（固定等）時
4）メインテナンス時

D．咬合性外傷を疑う臨床所見
次のごとくである（一次性，二次性咬合性外傷の鑑別が必要）．
1）歯の動揺の増加
2）歯の病的移動や挺出
3）歯と歯周組織の疼痛，違和感
4）著しい咬耗
5）早期接触
6）垂直性食片圧入
7）顎運動の異常，顎関節および咀嚼筋の疼痛
8）歯の打診痛と咬合痛
9）X線写真所見で，歯根膜腔の拡大，歯槽骨硬線の変化，垂直性の歯槽骨吸収，根の吸収がある．

E．咬合調整に使用する器材
1）咬合紙：咬合紙を上下顎歯列間にはさみ，各咬合位や顎運動をさせて，咬合面に接触部を印記させるのに用いる．印記の濃淡で咬合の強さがわかる（図4-75）．
2）咬合診査用ワックスおよび印象剤（ブラックシリコン）：咬合時のワックスの穿孔や薄さで，咬合接触の強さがわかる．

4　咬合調整

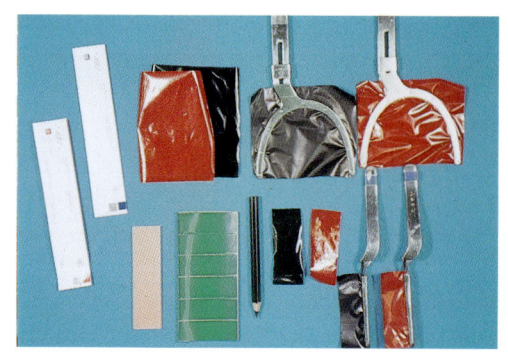

図4-75　各種咬合紙とワックスおよび鉛筆.

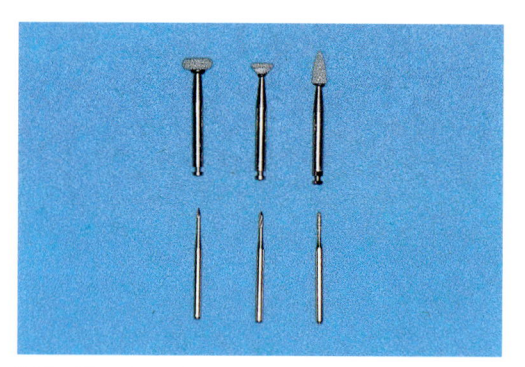

図4-76　カーボランダムポイントとカーバイドバー.

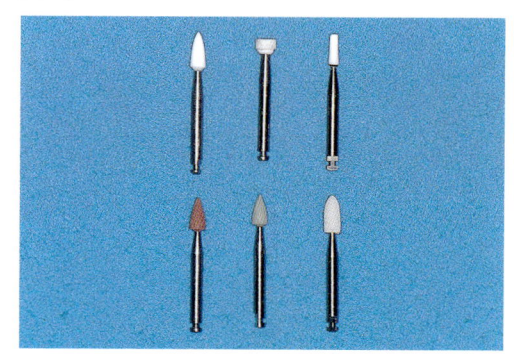

図4-77　仕上げ用ホワイトポイントとシリコンポイント.

　　3）鉛筆
　　4）切削用具（図4-76）
　　5）研磨用具（図4-77）
　　6）咬合器
　　7）マイオモニター，デンタルプレスケールシステムなどの咬合診査器

F．咬合性外傷の診断

　咬合の形態的，機能的診査を総合的に判定し，問診から始め，スタディモデルとX線写真診査を参考にする．

　a．咬合の形態的診査
　　1）大きな不正咬合の診査：前突，オーバーバイト，オープンバイト，クロスバイトなど．
　　2）歯の欠損の診査：対合歯の挺出，欠損部への歯軸傾斜，咬耗の程度など．
　　3）歯の形態異常．
　　4）歯の病的移動の状態：離開，捻転，傾斜など．
　　5）食片圧入の型（水平，垂直）と程度．
　　6）隣在歯との接触状態と辺縁隆線の関係．
　　7）咬合彎曲線の診査，咬合彎曲，スピーの彎曲，ウィルソンの彎曲など．

b．咬合の機能的診査（早期接触）

各咬合位，中心滑走，顎運動時の早期接触などの方法がある．また，X線写真上の所見として

1) 骨頂部の歯根膜腔のV字形透過像．
2) 歯根膜腔の拡大．
3) 歯槽硬線（白線）の一部または，全部の消失．
4) 歯槽骨の垂直性吸収．
5) 歯根吸収，根尖部の骨梁の変化，などを診査する．

G．咬合調整の順序と術式

咬合調整は一定の順序がある．①中心咬合位（咬頭嵌合位）がとくに重要で最優先に行う．②中心位（後方位）と中心滑走：ブラキシズムの原因除去，③側方運動（作業側，平衡側），④前方運動，⑤中心咬合位の再点検と研磨など下顎の基本的運動について行う．全顎の咬合調整ではなく，必要な顎位について数回に分けて調整する．

a．中心咬合位（咬頭嵌合位）の咬合調整

下顎の基本顎位で，機能時には歯は主として中心咬合位で接触するため，この顎位での早期接触は，他の歯に比べて大きな外傷力となる．この調整は，原則として臼歯部では凹部（小窩裂溝，内斜面）を削合，前歯部は口蓋側斜面を削合する．また，この顎位では中心咬合位の調整を重視したJankelson（1960）の方法が削合部位を容易に理解できるために便利である．Jankelsonは中心咬合位の早期接触を3型に分類し，削合部位を示した．

- **1級**：上顎臼歯の頰側咬頭の舌側斜面と下顎臼歯の頰側咬頭の頰側斜面での早期接触．削合は下顎頰側斜面．下顎前歯唇側斜面と上顎前歯の口蓋側面の早期接触．削合は下顎唇面（図4-77）．
- **2級**：上顎臼歯の舌側咬頭舌側斜面と下顎臼歯の舌側咬頭頰側斜面の早期接触．削合は上顎舌側咬頭の斜面（図4-78のa）．
- **3級**：上顎臼歯の舌側咬頭の頰側斜面と下顎臼歯頰側咬頭の舌側斜面の早期接触．削合は上顎の舌側咬頭頰側斜面（図4-78のb）．

いずれも早期接触部の削合は，全歯に接触する正しい咬頭対窩の関係を作るように解剖学的形態を付与する（図4-79）．

〈早期接触の診査〉

中心咬合位をとることは他の咬合位に比べて，比較的容易である．歯面清掃と乾燥後，咬合紙または咬合チェック用ワックスで，カチカチと数回（タッピング）咬み合わせて歯に印記を行う．

接触圧が強いと接触点部位の中心がドーナツ状に白く抜けるか，ワックスが穿孔する．さらに，接触関係診査用のブラックシリコン印象材で咬合接触面積の左右均等性を検査できる．この部分を鉛筆でマークする．

4 咬合調整

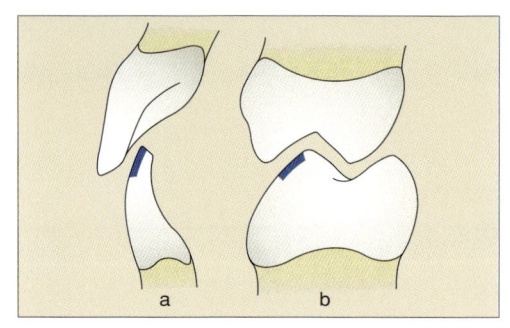

図4-77 中心咬合位での1級早期接触．a：下顎前歯唇面．b：下顎臼歯頬側咬頭外斜面．

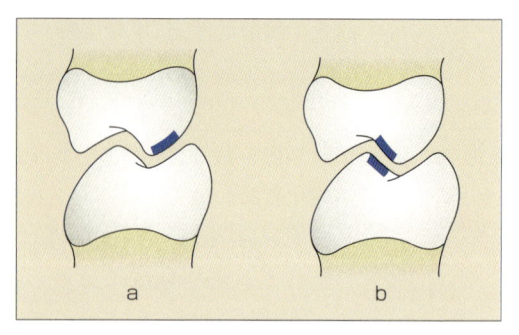

図4-78 a：中心咬合位での2級早期接触（上顎臼歯舌側咬頭外斜面）．b：中心咬合位での3級早期接触（機能咬頭内斜面）．

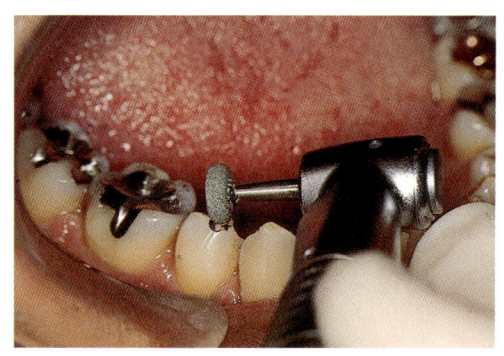

図4-79 早期接触部の削合．

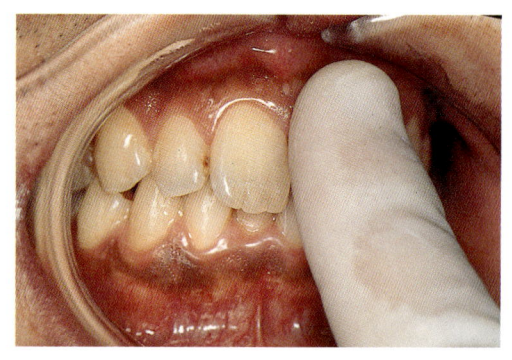

図4-80 早期接触の有無の診査．上顎中切歯の唇頬側面に人差し指の腹を当て，咬合させてそのときの歯の移動状態を調べる．

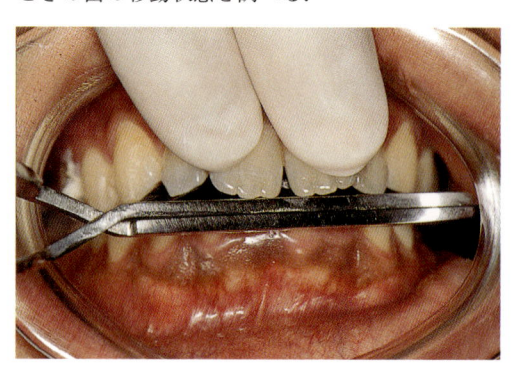

図4-81 早期接触の診査（前歯部）．

上顎前歯は，指を1指対2歯の関係で歯の唇側面にあてて咬合させると（タッピング），隣在歯に比べて突き上げ（歯の動揺）が強くなるので早期接触歯とわかる（図4-80，81）．

b．中心位（後方位）と中心滑走の咬合調整

〈早期接触の診査〉

ブラキシズム習癖，顎関節症の症状時に行う（原因除去）（筋の異常緊張が生じる）．

1）患者をリラックスさせる．
2）次に術者の右手の拇指を下顎切歯歯頸部に，また，第2指を下顎の下に当て，軽

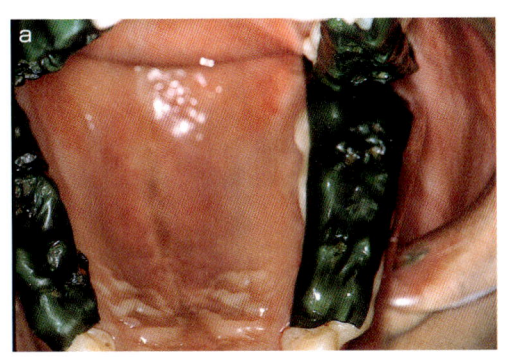

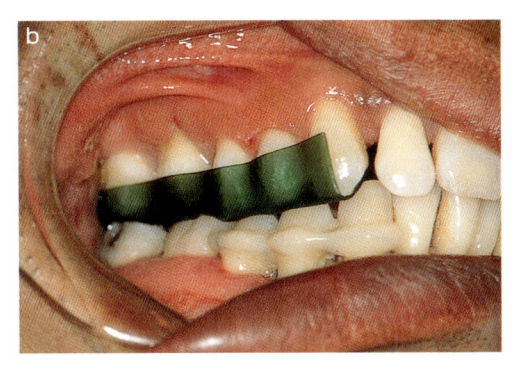

図4-82 a, b　オクルーザルインディケーターワックスによる後方位の早期接触の診査．上顎咬合面に接着する．

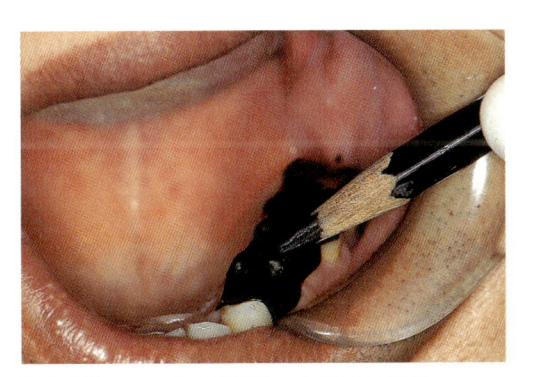

図4-83　ワックスが穿孔した部位に印記．　　　図4-84　早期接触部を圧記．

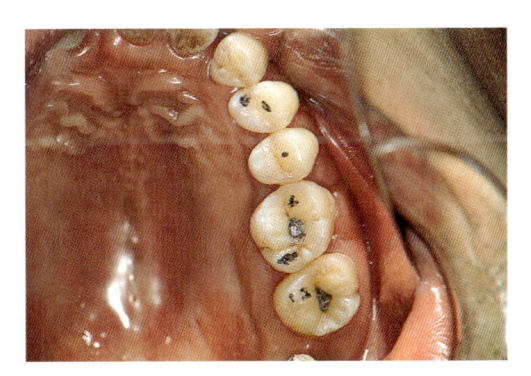

く下顎を後退させ，顎を開閉運動させると中心位が得られる．この位置で咬合を繰り返し練習する．

　3）オクルーザルインディケーターワックスを上顎左右の臼歯部咬合面につけて早期接触部を印記させる（**図4-82〜84**）．下顎の位置は中心咬合位より後方1.0〜1.2mmにある．穿孔部が左右側に均等にあれば異常はない．片側のみは早期接触と確認し，判断する（2〜3回繰り返して確認し，咬頭嵌合位の接触と区別する）．

〈早期接触の削合〉

　中心位での削合はMUDLの法則により，左右両側臼歯が同時に接触するように削合する．MUDLの法則は，上顎の舌側咬頭の近心斜面（upper mesial：MU）と，下顎の頬側咬頭の遠心斜面（lower distal：DL）を削合する部位を示したものである．一般に中心位では上顎第一大臼歯，小臼歯の早期接触が多い．中心位と中心咬合位までの中心滑走路は普通その距離が1.0〜1.2mmである．中心滑走路の運動が左右滑らかに滑走せず片側にずれる場合は，その干渉部を同様にMUDLの法則で削合する．

c．側方運動の咬合調整

〈早期接触の診査〉

　第2指を上顎の小臼歯に当て（触診），中心咬合位から側方運動させる．早期接触歯

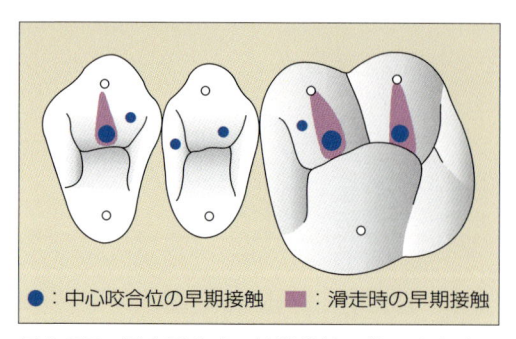

図4-85 側方運動時の早期接触．第二小臼歯には中心咬合位の接触点のみが印記．削合の必要はなし．

● : 中心咬合位の早期接触　■ : 滑走時の早期接触

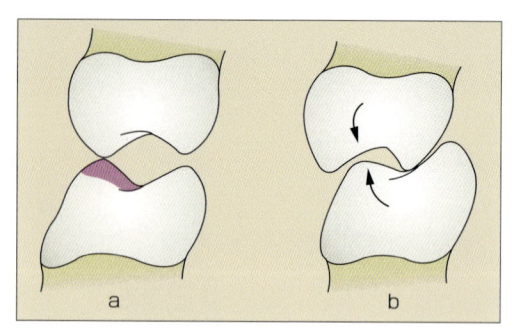

図4-86 機能咬頭を削合したときの歯の移動．a : 作業側頬側咬頭を削合．b : 中心位咬合時に接触点が消失し矢印の方向に移動する．

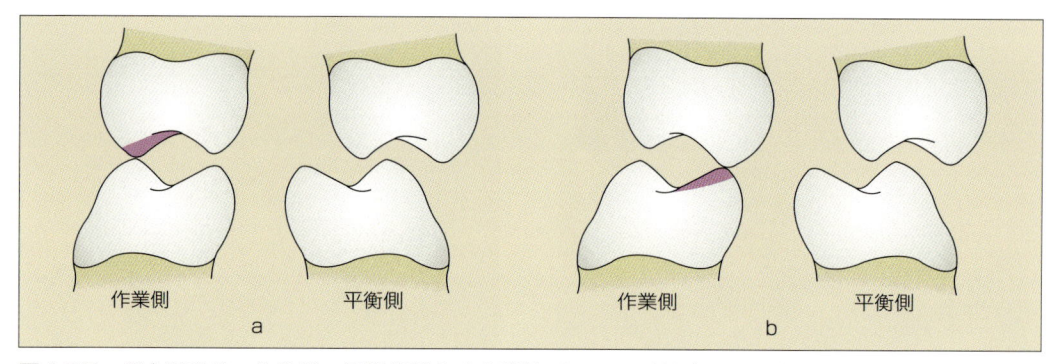

図4-87 側方運動時の作業側の早期接触と咬合調整（BULLの法則）．a : 頬側咬頭の接触…上顎頬側咬頭とその内斜面を削合．b : 舌側咬頭の接触…下顎舌側咬頭とその内斜面を削合．

は頬，舌側へ動揺する．犬歯，大臼歯も同様に診査する．

　動揺歯（接触部位）に対して，赤色の咬合紙を上顎咬合面に当て，ふたたび側方運動させると，接触部は赤色に印記される．ついで，青色咬合紙を中心咬合位で咬合させ印記し，確認しておく（中心咬合位と側方運動の接触を区別する）．赤色印記部の早期接触のみを削合し，中心咬合位の支持点（青色）（セントリックストップ）は削合しない．誤削合は新たな早期接触が生じる（図4-85）．

〈早期接触部の削合〉

　側方運動作業側の削合：BULLの法則が適用．すなわち，上顎の頬側咬頭内斜面（upper buccal：BU）と下顎の舌側咬頭内斜面（low lingual：LL）の赤色印記の接触を削合する（図4-86, 87）．

〈平衡側の削合〉

　天然歯列では接触しないこと．

　平衡側で咬頭干渉のある場合には，上顎では口蓋側咬頭の遠心斜面（DILU），下顎では頬側咬頭の近心斜面（MIBL）を削合する．これはDILUとMIBLの法則という（LUBL＋DUML）．

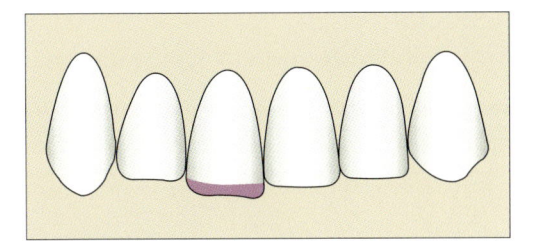

図4-88 咬合平面の不揃い.

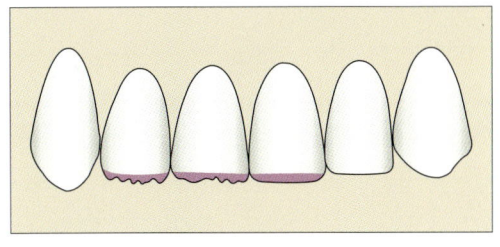

図4-89 凹凸になった切端.

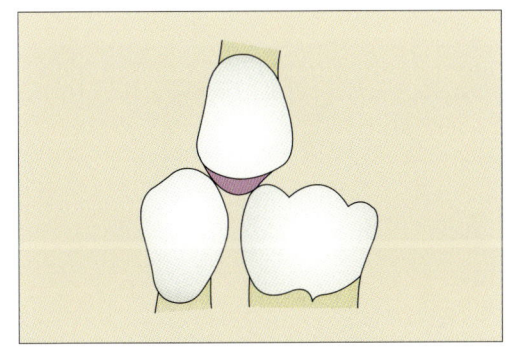

図4-90 プランジャーカスプ.

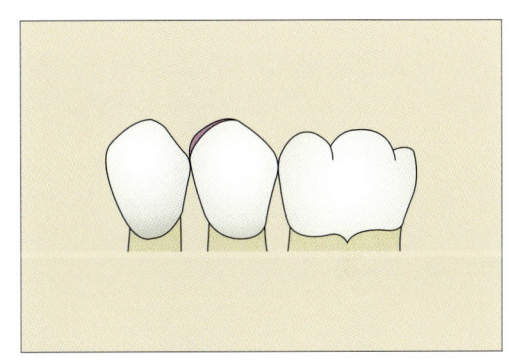

図4-91 辺縁隆線が不揃い.

d．前方運動の咬合調整

早期接触の診査：赤色咬合紙で中心咬合位の接触部を印記する．次に青色咬合紙を咬ませて，指先を上顎前歯唇面に当て，上下の歯を接触させて下顎を前方へ移動させる．

早期接触部の削合：青色部分が早期接触部である．この青色印記の上顎前歯口蓋側の前方運動路を削合する（下顎切歯の切縁は削合しない）．

前方運動時における臼歯の早期接触部の削合は，上顎では頰側咬頭，下顎では舌側咬頭を行い，斜面の削合は，上顎では遠心斜面，下顎では近心斜面を調整する（BULL and DUMLの法則）．セントリックストップは削合しないで削合歯面は再チェックして研磨する．

H．歯冠形態の修正

歯冠形態異常や歯の位置の異常，咬合面の不調和を削合調整し，調和のとれた咬合，顎運動が行えるための処置である．以下のように多くの原因項目があるが，診査結果で障害とならなければ処置の必要はない．

1）咬合平面の不揃い（咬合平面をそろえる）（図4-88）．
2）凹凸状の切端（前歯切縁を平らに修正する）（図4-89）．
3）突出咬頭（プランジャーカスプ）（図4-90）．
4）辺縁隆線の不揃い（食片圧入，早期接触などの外傷の原因となるので修正する）（図4-91）．

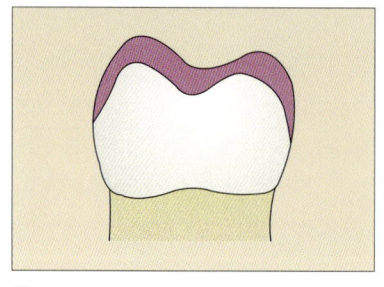

図4-92 長すぎる歯冠頰舌径.

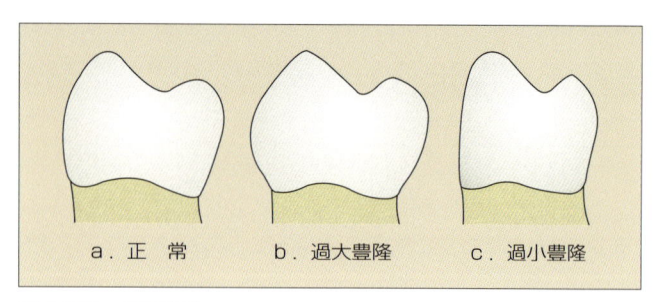

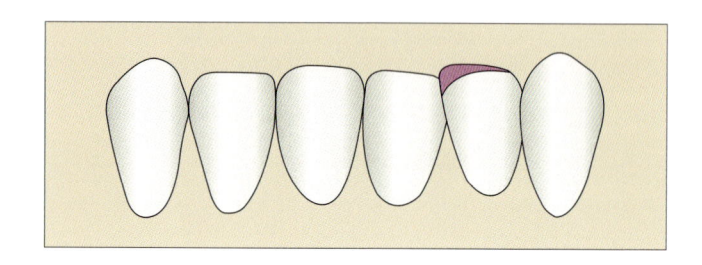

図4-93 歯冠豊隆.
a. 正常　　b. 過大豊隆　　c. 過小豊隆

図4-94 捻転歯.

5）咬合面の摩耗（球面状接触にする）．
6）広すぎる咬合接触面（球面状接触に形態修正する）．
7）長すぎる歯冠頰舌径（短くする）（図4-92）．
8）オーバーカントゥアー（過小豊隆）（歯冠形態修正する）（図4-93）．
9）捻転歯（唇舌方向に捻転等がある）（図4-94）．

I．ブラキシズム

ブラキシズムは，通常の咬合性外傷より非常に強く，歯周組織の破壊が大きい．また，歯周病患者では健常者に比べて，頻度が高い．

a．ブラキシズムの診査，診断

1）問診："歯ギシリをするといわれたことはないか""歯をくいしばるくせがないか"という質問，また，起床時の歯や歯肉の違和感の有無からも，ブラキシズム習癖者である判定ができる場合が多い．
2）歯の異常咬耗や摩耗の診査：年齢にそぐわない歯の摩耗時はブラキシズムを疑う（犬歯）．
3）咀嚼筋の異常：咬筋の肥大，緊張，圧痛を認める（触診）．
4）顎関節の異常：関節の触診時違和感，圧痛，異常音を認める．
5）早期接触の診査．

b．ブラキシズムの処置

原因として，早期接触，咬合干渉に加えて精神的ストレスがある．処置はこれらを除

く療法である．

早期接触，咬合干渉は咬合調整またはバイトガード，精神的ストレスは生活環境の改善，自己暗示療法や薬物療法がある．

1）咬合調整

ブラキシズム習癖者の早期接触の診査は，普通の歯周病患者より精査する．中心咬合位（咬頭嵌合位）の早期接触と前方，後方，側方滑走（平衡側）時の咬合干渉が問題で，数回の咬合調整が必要である．

2）バイトガード（ナイトガード）による治療

硬，軟性レジン（オーソコン）の全咬合面を覆うプレートで，咬合調整が完了するまで，ストレスの解消まで装着する．通常夜間に上顎に装着する．

3）自己暗示療法と薬物療法

潜在意識を応用する方法で，"歯ギシリをしたらすぐ起きる"と毎晩寝る前に自分に言い聞かせると潜在意識で歯ギシリをすると起きるようになる．また，薬物療法は（精神安定剤や鎮静剤の服用）がある（一時的な方法）．

参考文献
1) 須田立雄：骨組織の構造とその生物学的な役割，押鐘篤編，歯学生化学，82-87，医歯薬出版，4版，東京，1971．
2) 羽賀通夫：咬合学入門，2版，51-64．医歯薬出版，東京，1981．
3) 石川　純ほか：咬合の基礎的な問題と咬合調整－2－，第1編・2，下顎運動と下顎位について，歯界展望，38（5）：769-798，1972．
4) 保母須弥也：咬合学事典，書林，東京，1981．
5) Naval Graduate Dental School 編：Periodontics Syllabus, U. S. Navy Dental Corps, Washington. D. C. 1975.
6) 山岡　昭編：今日の歯科医療Ⅰ，歯周病治療の指針，書林，東京，1979．
7) 石川純ほか：咬合を考える，歯界展望，別冊，医歯薬出版，東京，1973．
8) 今川与曹ほか：臨床歯周病学，第1版，医歯薬出版，東京，1968．
9) 加藤　熈：小林義典，山田好秋訳：歯周病の基礎と臨床（Sigurd P. Ramfjord, Mafor M. Ash, Jr.），医歯薬出版，東京，1984．
10) 末田　武ほか：歯周病学，クインテッセンス出版，東京，1987．
11) 青野正男ほか：歯周治療の科学，医歯薬出版，東京，1992．
12) 石川　烈ほか：歯周病学，永末書店，京都，1996．
13) 竹内　宏ほか：歯周疾患の総論と各論　その基礎から臨床へ，株式会社書林，東京，1981．
14) 村井正大：臨床歯周治療学，三樹企画出版，東京，1988．
15) 加藤　熈：最新歯周病学，医歯薬出版，東京，1994．
16) 佐藤徹一郎ほか：標準歯周病学，医学書院，東京，1988．

5 咬合治療－固定法－

A．使用期間による分類
1) temporary splint：暫間固定：歯周治療中に歯を安定させるため数か月間行う．
2) provisional splint：診断の目的で数か月から数年にわたり用いる．
3) permanent splint：永久固定：可能な限り長期にわたり使用する．

B．暫間固定とは
定義：動揺歯を一時的に固定，安定させるために設計された装置のことをいう．

C．歯周治療における暫間固定
　歯周組織が破壊されて支持力が低下し，咬合性外傷（二次性）が生じた場合に，周囲の歯と連結することにより，その歯に加わる咬合力を一時的に連結歯に分散して過度な動揺を軽減し，歯周組織に安静を与え，治癒の促進を図り，咀嚼機能の回復を目的に施行される．また，その歯の予後について診断的に用いることができる．すなわち，暫間固定（provisional splints：診断を目的とする場合数か月から数年にわたり用いる場合もある）により抜歯の適応を判断し，また永久固定を行う際，適正な咬合の目安とすることが可能である．しかしながら，暫間固定は歯周治療における，咬合治療の一つにすぎず，患歯のみを安静にするような固定は，絶対に行うべきではなく，咬合調整は必ず一口腔単位で行うことが必要である．

D．暫間固定の分類
a．外式固定 external splints
1) 固着式固定 fixed splints
①塗蠟絹糸結紮固定
②ワイヤー結紮固定（図4-95）
　バルカンBarkann法：ワイヤーで連続結紮．
③レジンワイヤー結紮固定（図4-96）
　ゾーリンSorrin法：ワイヤーで連続結紮後，レジンで被覆．
④矯正バンド固定
⑤enamel bonding regin splint（図4-97）
　特徴：接着性レジンを用いて切端部から接触点下まで隣接歯と接着，連結する方法である．
　長所：歯質の削除が不要．操作が簡便．
　短所：外力で破折しやすいため，装着後の十分な咬合調整が必要である．

第4章　歯周基本治療

バルカン法（図4-95a〜d）

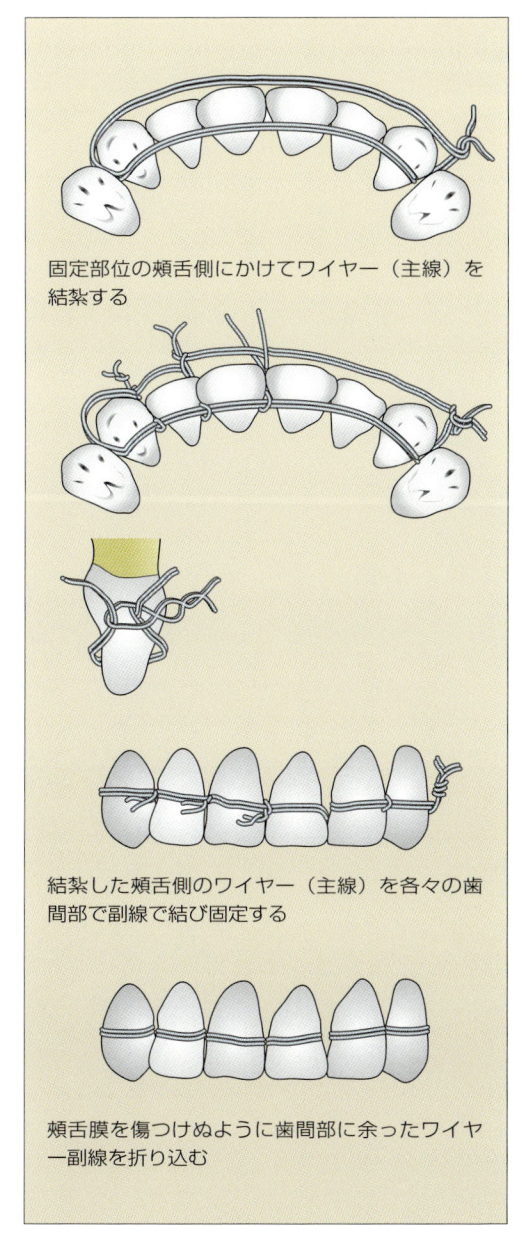

固定部位の頰舌側にかけてワイヤー（主線）を結紮する

結紮した頰舌側のワイヤー（主線）を各々の歯間部で副線で結び固定する

頰舌膜を傷つけぬように歯間部に余ったワイヤー―副線を折り込む

図4-95a　バルカン法の術式．

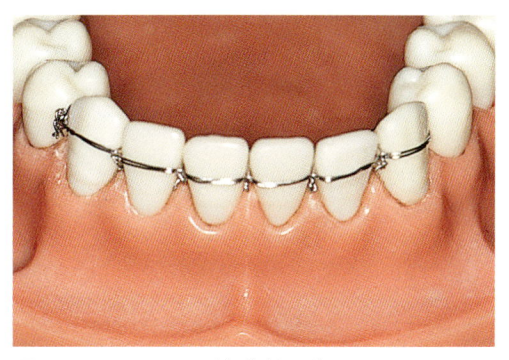

図4-95b　バルカン法（唇側面）．

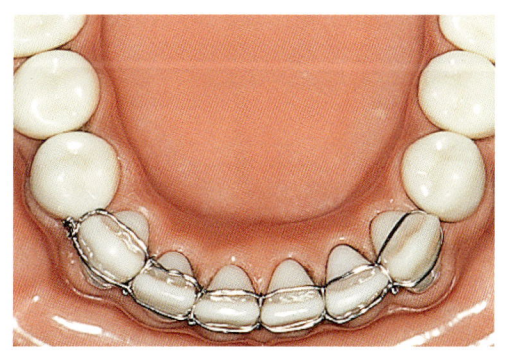

図4-95c　バルカン法（咬合面）．

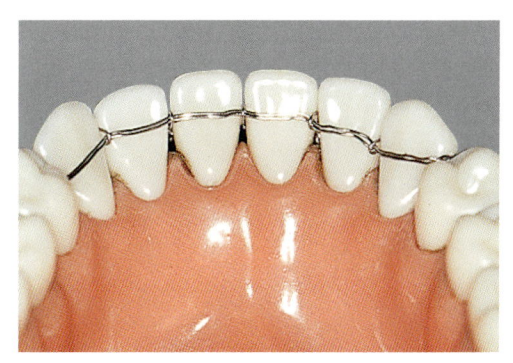

図4-95d　バルカン法（舌側面）．

93

5 咬合治療－固定法－

レジンワイヤー結紮固定法（図4-96a～g；太田紀雄提供）

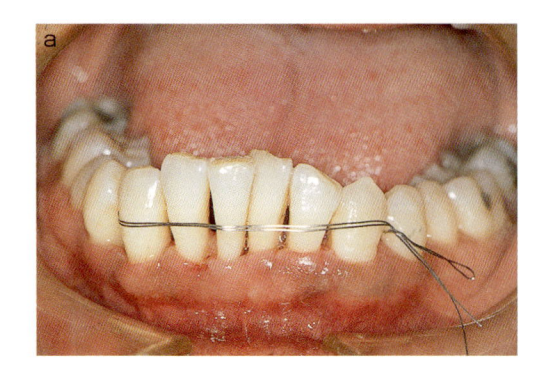

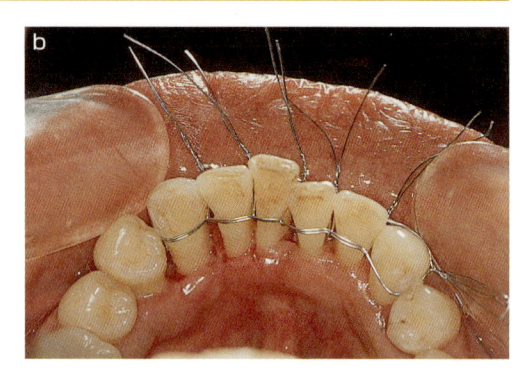

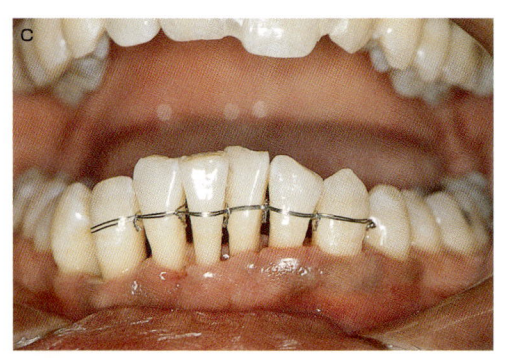

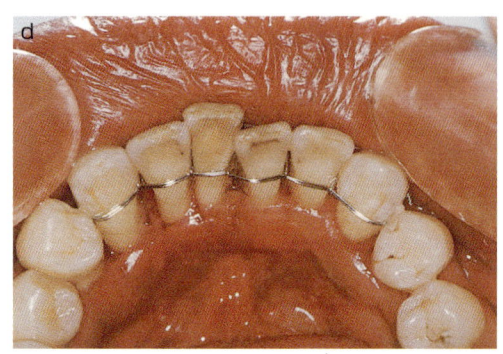

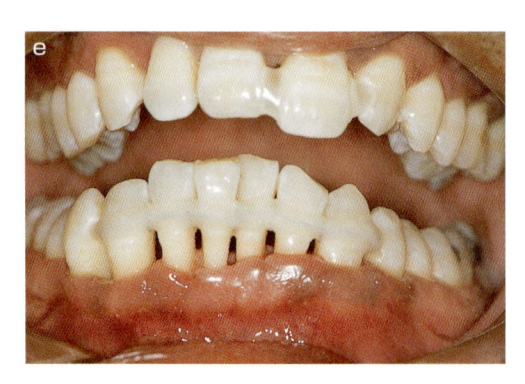

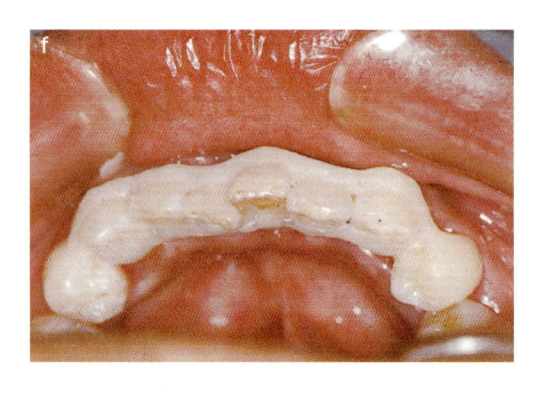

図4-96a～g　a：フラップオペレーション後（動揺2度）の口腔内．主線（0.25mm）を二重に結紮．b：主線をヘヤーピン状ワイヤーを用いて歯間部（隣接面）で結紮．c：結紮完了．ワイヤーの端は歯間乳頭へ折り曲げる．d：舌側面観．e：結紮線を即時レジンで覆う．f：咬合面観．g：咬合面観レジンの研磨仕上げ．

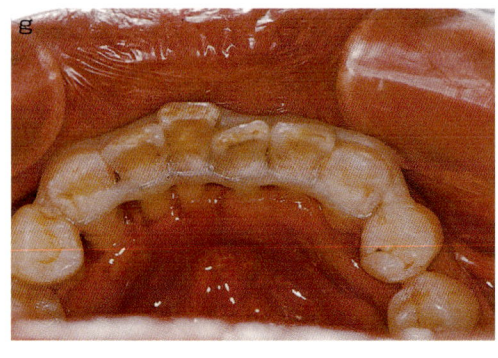

MTM後のエナメルボンディング固定（図4-97a〜d）

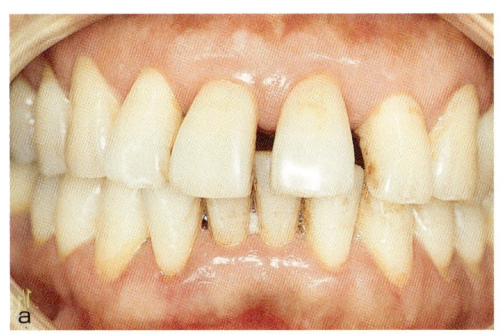

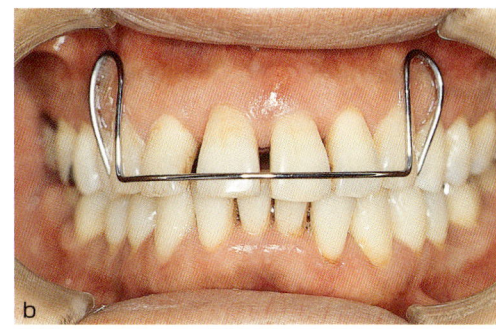

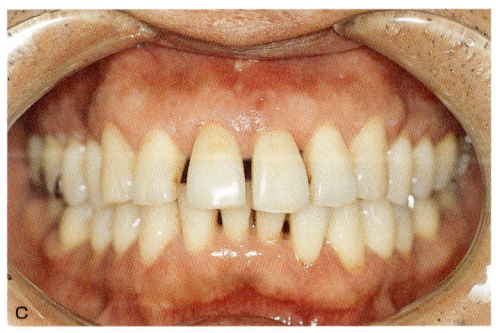

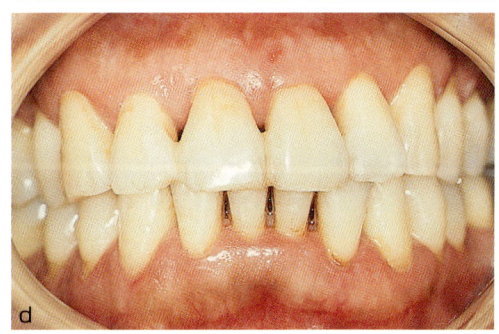

図4-97a〜d　歯のフレアーアウトを呈するような咬合性外傷が存在する場合には，暫間固定部位のみならず，臼歯部咬合を含めた全顎的な咬合の診査と調整が必要となる．咬合の不調和が残存する場合エナメルボンディングによる固定は破折を繰り返すこととなる．

咬合の確立に用いたレジン連続冠固定（図4-98a〜c）

図4-98a，b　咀嚼機能の回復を目的にチェアサイドで連続レジン冠を作成．ファセットの状態や患者の違和感を参考に，水平，垂直的顎位を確立していく．

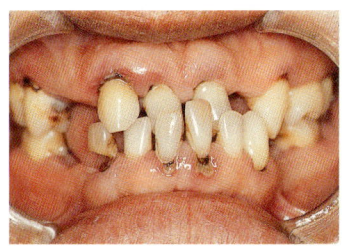

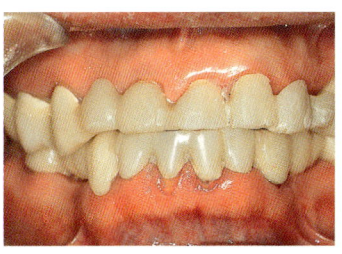

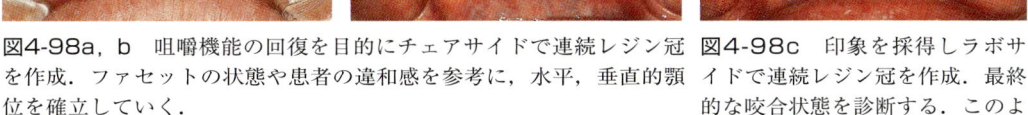

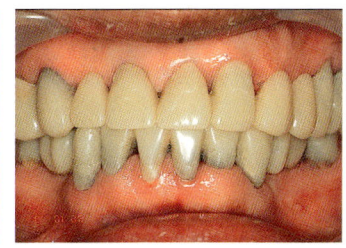

図4-98c　印象を採得しラボサイドで連続レジン冠を作成．最終的な咬合状態を診断する．このように術者が任意に顎位を確立し，長期にわたる固定が必要な場合には連続冠固定が有効である．

⑥連続冠固定（レジン冠，鋳造冠）

　支台歯形成後，連続冠を装着，固定：固定力が強固で適切な形態を与えることができるため，診断固定として，比較的長期の予後観察を必要とする，重症例での応用に適している（図4-98）．

ホーレー床固定装置（図4-99a～c）

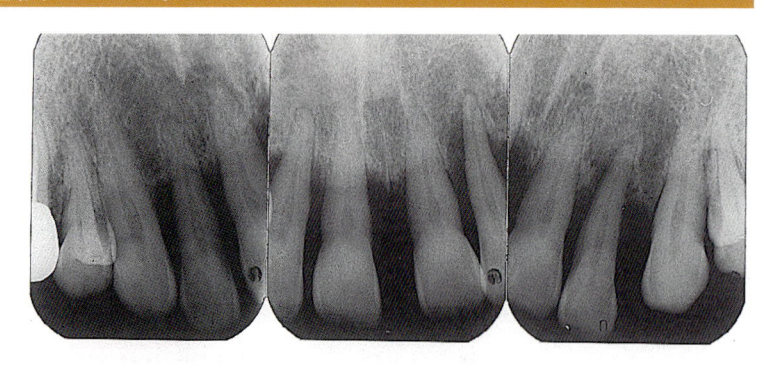

図4-99a　ホーレー床固定装置装着直前．

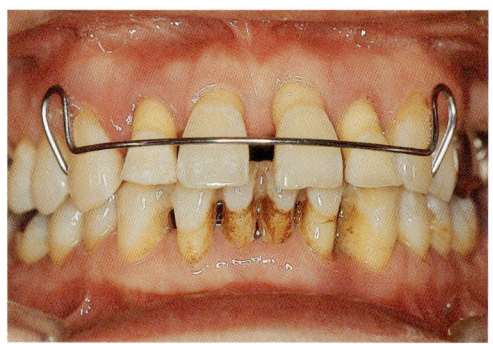

図4-99b　同，装着時．

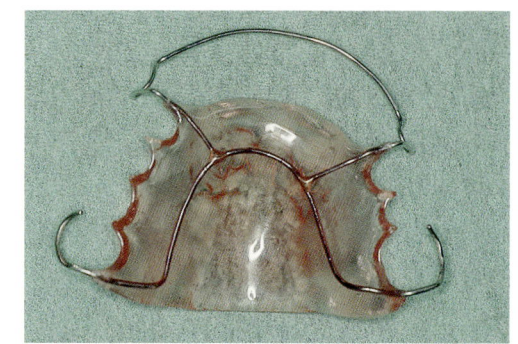

図4-99c　ホーレー床固定装置．

2）可撤式固定 removable splints

①アクリル樹脂性バイトガード（ナイトガード）regin bite guard

咬合面を被覆する可撤式プレート．ブラキシズム防止（ナイトガードとして）や歯周組織に加わる圧の分散を図る．

②ホーレー床固定装置 Hawley type splints（図4-99）

ホーレー床固定装置は，唇側弧線により患歯の安静を図るが，弧線や，口蓋側床縁の位置には十分な注意を必要とする．すなわちこの両者の位置関係により，歯の位置移動が起こり歯の安静が保てない場合がある．とくに唇側弧線が歯冠最豊隆部より歯頸側に位置する場合には歯の挺出を招きやすい．

③連続鋳造鉤固定

鋳造鉤を連結した形態の固定装置．固定範囲や歯列の状態，金属の強度により，設計，作製する．

b．内式固定 internal splints

固定力，清掃性，審美性，適合性に優れているが，多数歯を削合対象とするため，齲蝕の発生や歯髄に対する為害性が問題となる．

第4章　歯周基本治療

1) A-splints

①ワイヤーレジン充填固定wire regin splints（図4-100）

咬合面に連続したインレー窩洞を形成し，そこに二重もしくは三重により合わせたワイヤー，クラスプ線などを適合させ，レジンを充填する方法．咬耗を防ぐため咬合点にアマルガムストップを応用する場合もある．前歯部においては向かい合う辺縁隆線部に各々鳩尾形の窩洞を形成する．レジンの強度や接着性が向上していることから臼歯部においても，切削は咬合力による破折が防げる必要最低限にとどめる．

②ワイヤーアマルガム充填固定wire amalgam splints

近年レジンの物性が向上していることやアマルガムの材料としての問題点から，行われなくなっている．

ワイヤーレジン充填固定（図4-100a〜f）

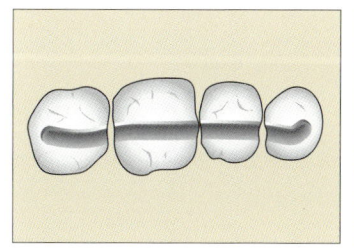

図4-100a　窩洞の形成．

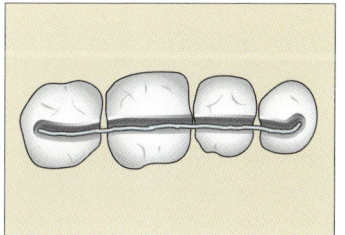

図4-100b　窩洞部へのワイヤー試適．

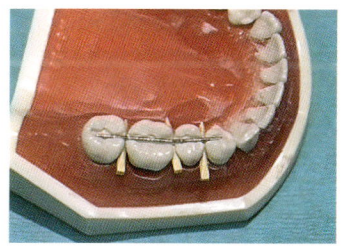

図4-100c　歯間部清掃性を考慮し，歯間部隣接面へのレジンの迷入を木製のくさび等を用いて可及的に防止する．

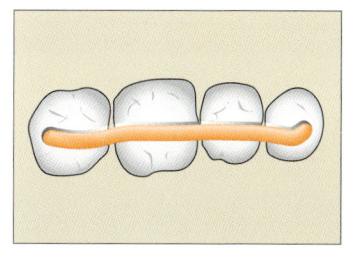

図4-100d　レジンまたはアマルガムを充填し，咬合調整および研磨を行う．

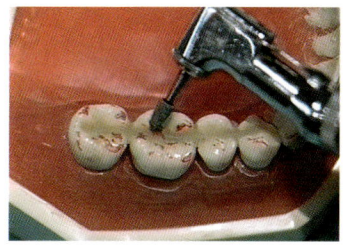

図4-100e　とくに側方運動時の非機能咬頭における干渉は大きな咬合性外傷の原因となるため，咬頭嵌合位のみならず，患者の下顎運動時のあらゆる接触状況に注意を払う必要がある．

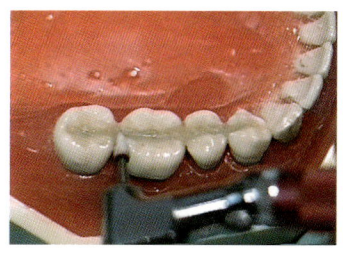

図4-100f　丁寧な研磨はプラークの付着を可及的に減少させる．

おわりに

暫間固定は一定期間行うものであるが，その方法の選択は，固定部位のみならず，全顎的な歯周組織の状態を把握したうえで，最終的な咬合状態や残存骨量，必要な固定力の大きさや期間等を考慮し選択する必要がある．

6 歯周治療用装置

　歯周治療を進めるにあたり，欠損歯が存在したり，歯周基本治療の中で保存不可能な歯の抜歯や不良補綴物の除去等を行った場合に，咬合機能と審美性の回復のために，暫間的な補綴装置が必要となる場合がある．このような暫間的な補綴物は，歯周治療中の咀嚼障害や，残存歯への咬合力の負担を軽減する目的で作製され，歯周治療用装置と呼ばれる．歯周治療用装置とは，進行した歯周疾患に罹患し，長期の治療期間が予測される場合に装着されるもので，冠形態のものと床義歯形態のものがある．

　保険治療に際しては，歯肉切除術または歯肉剝離搔爬手術を行った場合，または施行予定の場合に算定ができる．

　歯周治療用装置は，歯周病に罹患した残存歯が支台歯または鉤歯となるため，その歯に対する負担ができるだけ小さくなくなるような設計にすることが必要で，治療計画に従った治療（歯周外科処置）が終了後，最終補綴物を装着する必要がある．

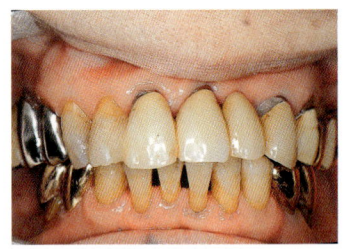

症例1：（図4-101a〜i）

図4-101a　下顎大臼歯の欠損により，前歯部の負担が過剰となり，上顎前歯部に咬合性外傷，動揺が認められた．

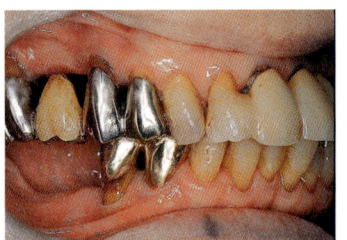

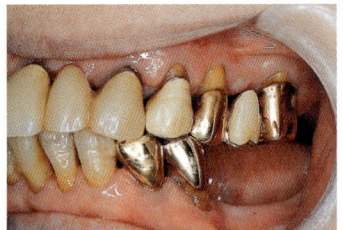

図4-101b　右側．

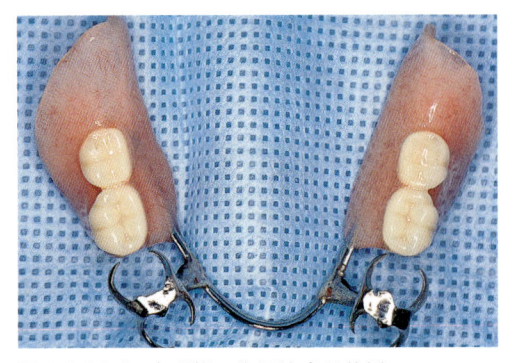

図4-101c　左側．

図4-101d　床形態の歯周治療用装置．

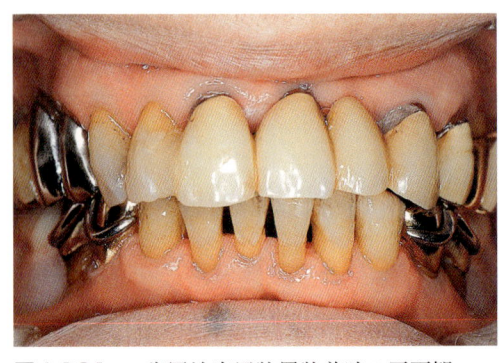

図4-101e　歯周治療用装置装着時の正面観．

第4章　歯周基本治療

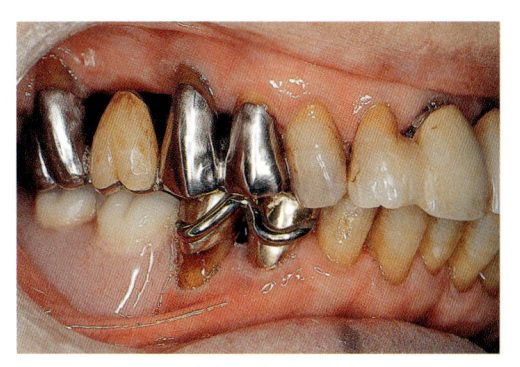

図4-101f　歯周治療用装置装着時の右側.

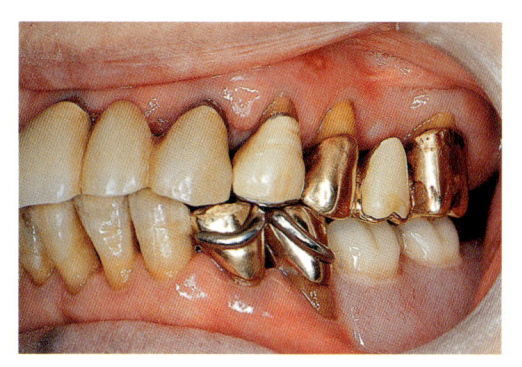

図4-101g　歯周治療用装置装着時の左側.

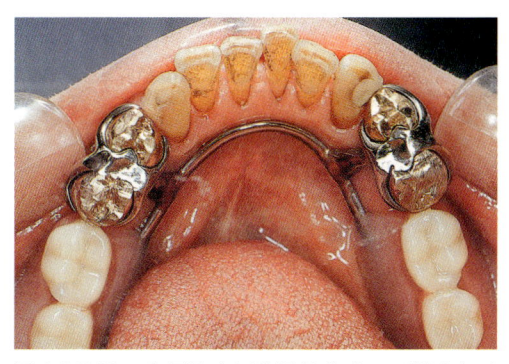

図4-101h　歯周治療用装置装着時の下顎咬合面観.

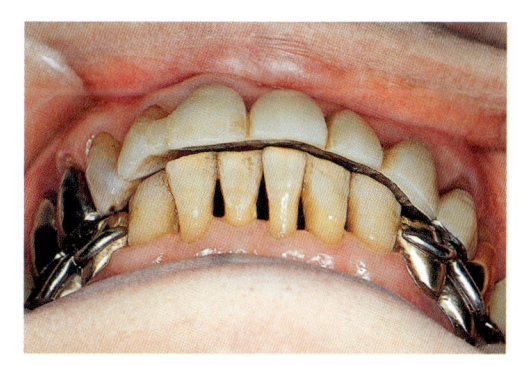

図4-101i　歯周治療用装置を装着することにより，上顎前歯部への負担が軽減された．夜間にも義歯を装着してもらうように指示.

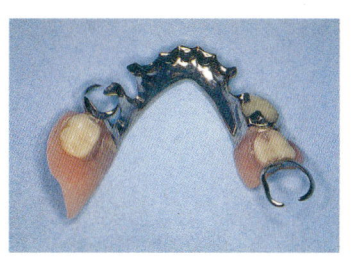

症例2：（図4-102a～c）

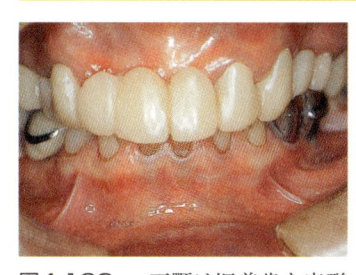

図4-102a　下顎は旧義歯を床形態の歯周治療用装置として使用し，上顎に冠形態の歯周治療用装置を使用した症例．上顎前歯部が3歯欠損し，ブリッジ形態のもの.

図4-102b　下顎旧義歯（歯周治療用装置）.

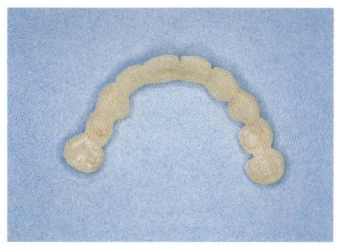

図4-102c　上顎歯周治療用装置咬合面観.

99

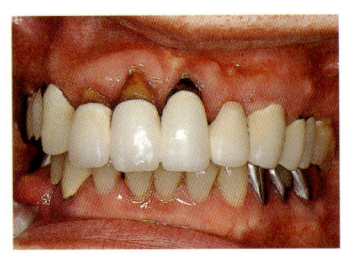

症例3：（図4-103a～l）

図4-103a 初診時正面観. $\frac{7\ 6\quad 3\ 2\ 1|1\quad 3\ 4\quad 6\ 7}{5\quad 3\ 2\ 1|1\ 2\ 3\ 4\quad 6}$ が残存していた．全顎に渡る強い炎症，4〜7mmの歯周ポケット，$\underline{1|1}$は動揺度Ⅲ度．審美障害が認められた．

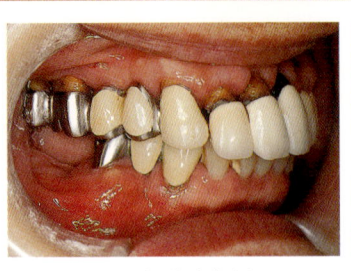

図4-103b 初診時右側.

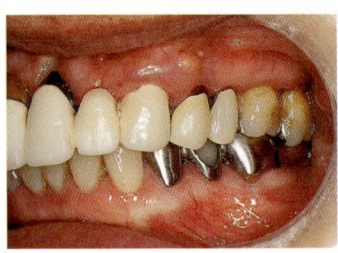

図4-103c 初診時左側.

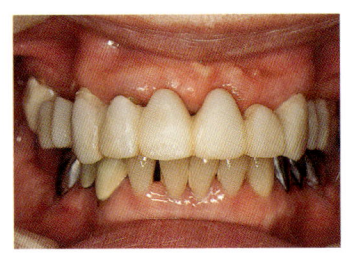

図4-103d 歯周基本治療終了後，歯周治療用装置を作製（正面観）.

図4-103e 歯周治療用装置右側.

図4-103f 歯周治療用装置左側.

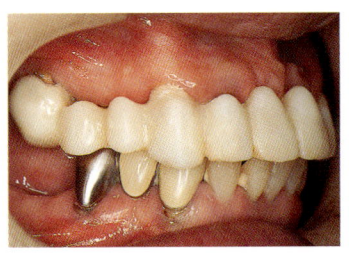

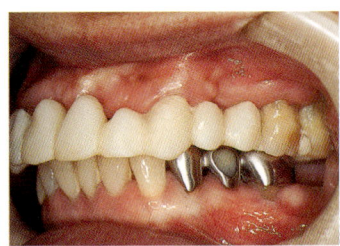

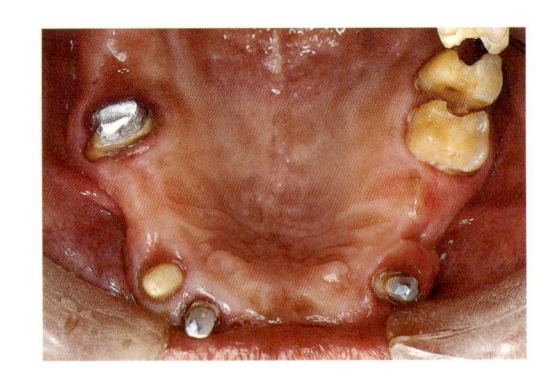

図4-103g 上顎は歯周治療終了時に $\underline{6\ 3\ 2|3\ 6\ 7}$ が残存.

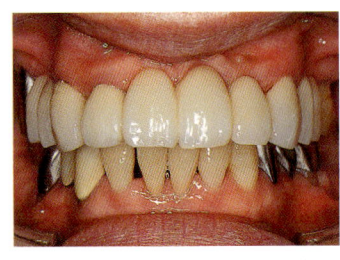

図4-103h ブリッジで対応した． $\underline{⑥\ 5\ 4\ ③②|1\ 2\ ③\ 4\ 5\ ⑥⑦}$ 正面観.

図4-103i 右側.

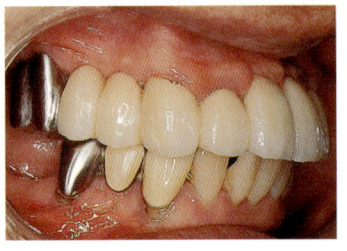

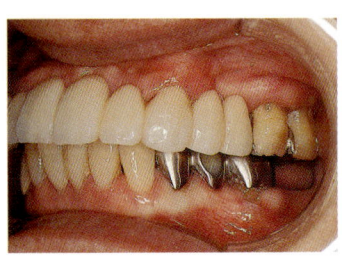

図4-103j 左側.

第4章 歯周基本治療

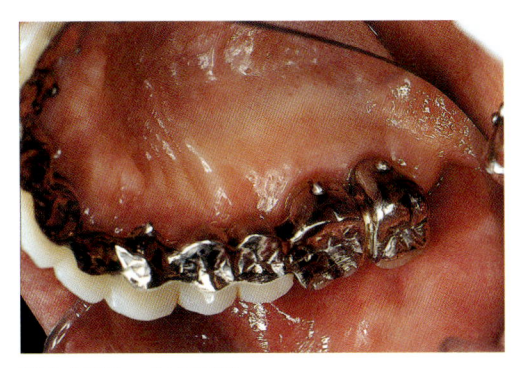

図4-103k　左上口蓋．

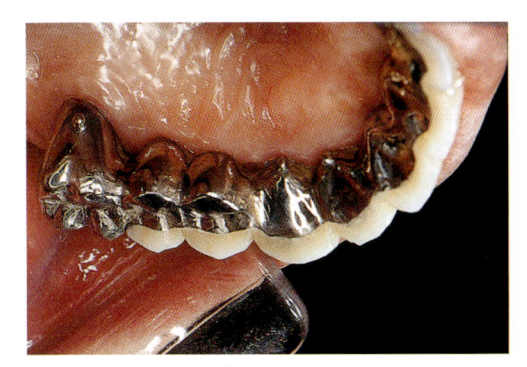

図4-103l　右上口蓋．

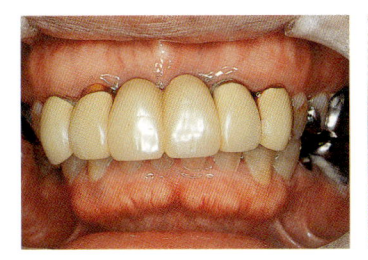

症例4：（図4-104a〜t）

図4-104a　初診時正面観．

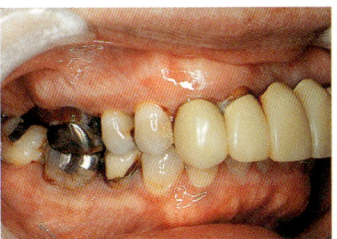

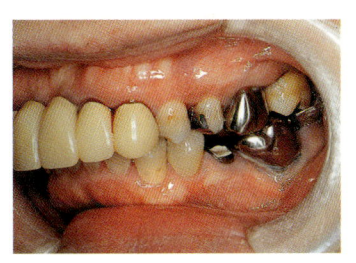

図4-104b　右側．

図4-104c　左側．下顎第一大臼歯，上顎第一・第二大臼歯に深い歯周ポケットが認められ，下顎第一大臼歯は近心根のヘミセクション，上顎第一・第二大臼歯にはGTR法を計画した．

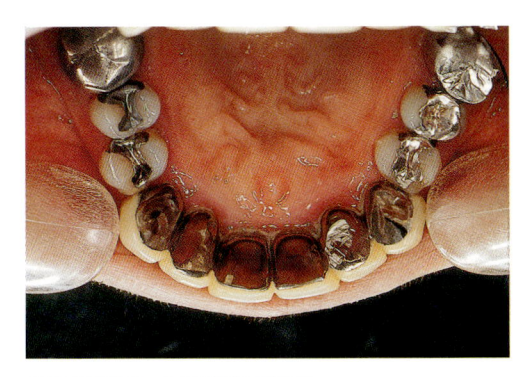

図4-104d　上顎前歯口蓋側．

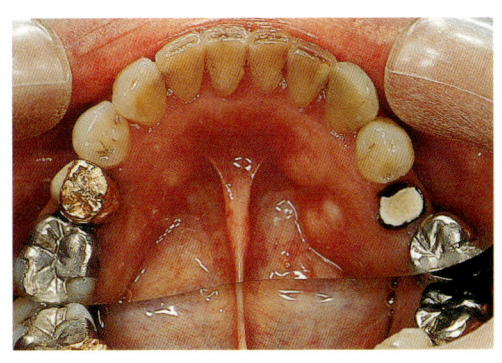

図4-104e　下顎前歯舌側．

101

6 歯周治療用装置

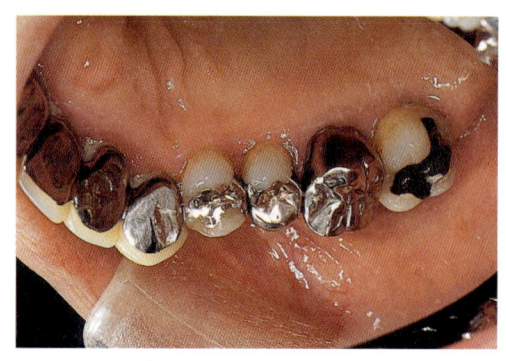

図4-104f　左上第一大臼歯のクラウンは形態に問題があるため，手術前に除去し，歯周治療用装置（冠形態）を装着する計画を立案．

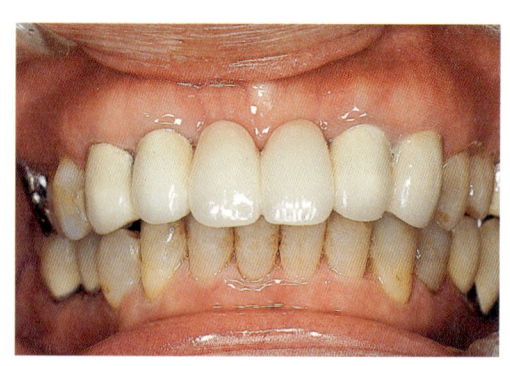

図4-104g　歯周基本治療終了後，上顎前歯，下顎左右臼歯には補綴を行った．正面観．

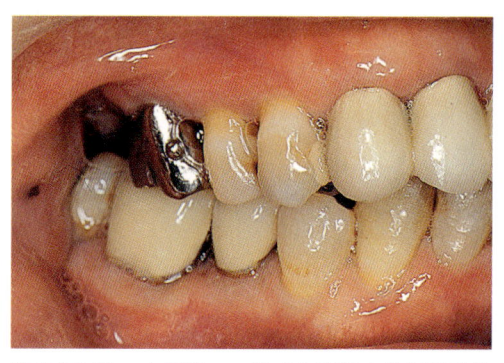

図4-104h　上顎第一・第二大臼歯の歯周外科処置（GTR法）当日．右側．

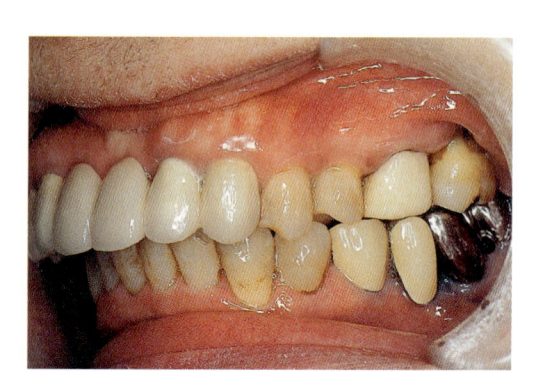

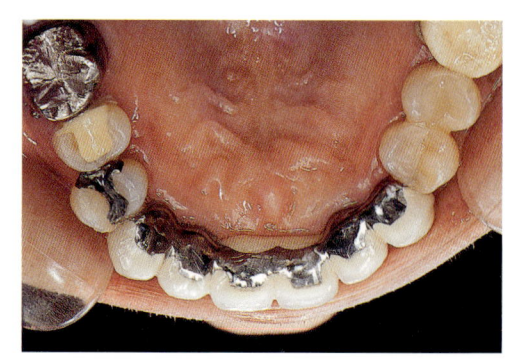

図4-104i　左側．

図4-104j　上顎前歯口蓋側．

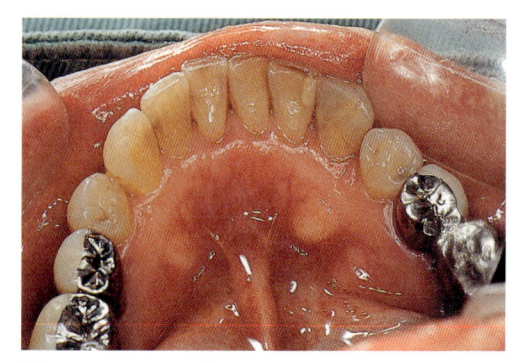

図4-104k　下顎前歯舌側．

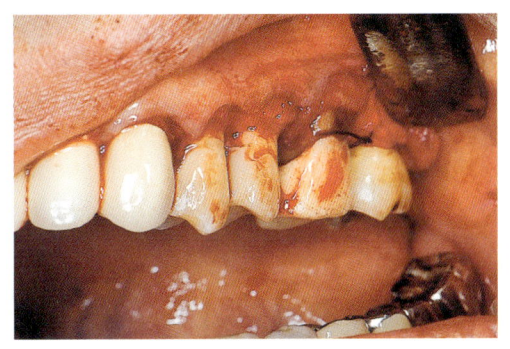

図4-104l　頰側面観，第二大臼歯遠心にラップアラウンドタイプの吸収性膜を適用した．

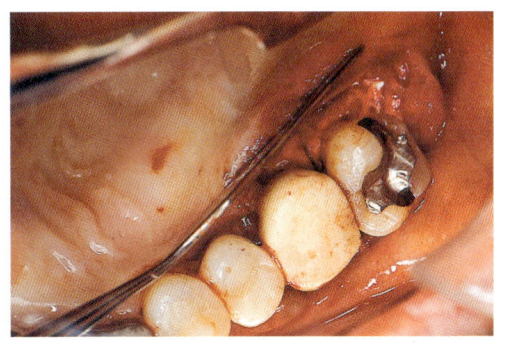

図4-104m　口蓋側，第二大臼歯遠心にはラップアラウンドタイプの吸収性膜を適用した．膜のトリミングの際に，口蓋近心まで膜を延長した．

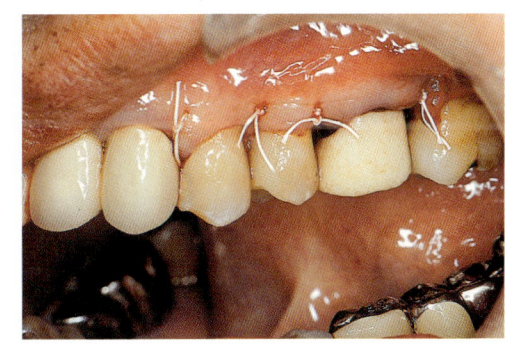

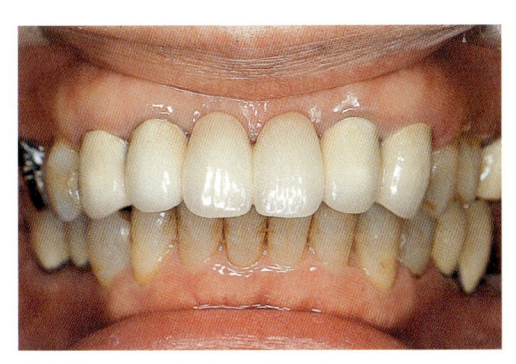

図4-104n　縫合．

図4-104o　10か月後，正面観．

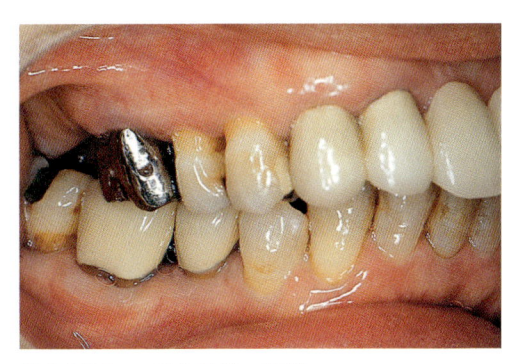

図4-104p　10か月後，右側．

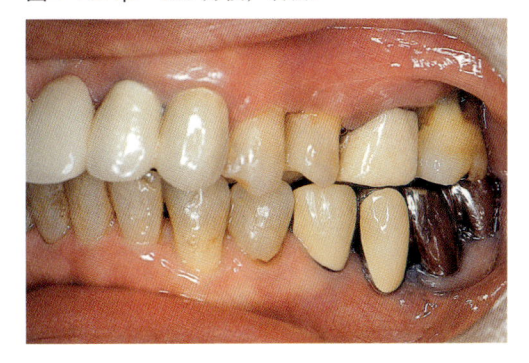

図4-104q　10か月後，左側．

6 歯周治療用装置

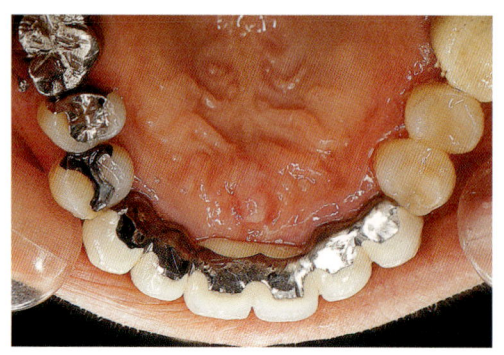

図4-104r 10か月後,上顎前歯口蓋側.

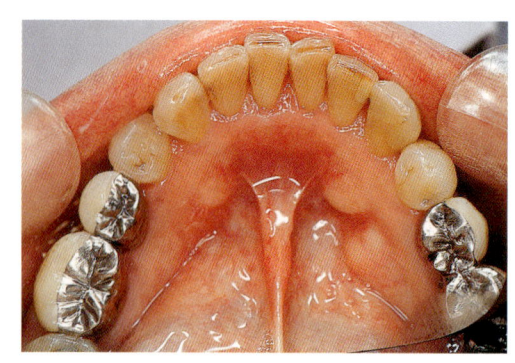

図4-104s 10か月後,下顎前歯舌側.

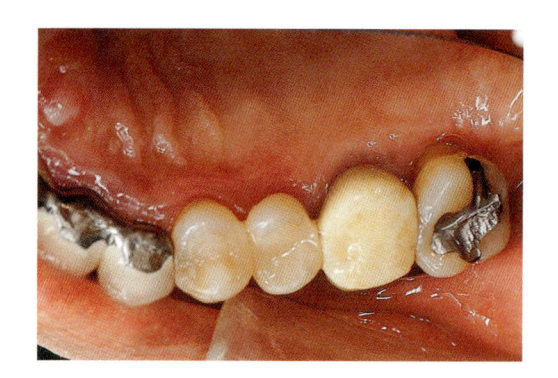

図4-104t 10か月後,第一・第二大臼歯の予後は良好,第一大臼歯のクラウン作成に着手する.

第4章 歯周基本治療

プラークコントロールの実践：開業医の立場から

茂木信道（神奈川県藤沢市）

〈はじめに〉

　歯周疾患は感染症であるとともに，個人の生活習慣がその発症や進行に大きく関与することから，生活習慣病でもあるといえます．実際の臨床における歯周治療では，「感染症の治療」というよりも「生活習慣病の治療」といった色合いが濃いのが現実です．言い換えれば，歯科医師と患者の双方が「生活習慣病に対峙するスタンス」を持ち合わせていないと，病状が思うように改善せず，早期に再発を見ることがほとんどであるといってよいでしょう．

　歯周治療には"処置"そして"管理"という2つの側面があります．ただし生活習慣病という要素を持つ歯周病に対しては，適切な"管理"がなされているという前提があってはじめて"処置"が奏効するわけで，実際の臨床においても，おのずと"処置"より"管理"中心のプログラムになってしかるべきです．歯周治療において"管理"の基幹をなすものがプラークコントロールであることは論を待ちません．以前であればプラークコントロールといえば「もっぱら患者が家庭で行うもの」というイメージがありましたが，歯周病が感染症としての要素を持つ以上，歯科医院での専門的なケア（プロフェッショナルケア）と患者が日常行うブラッシングなど（ホームケア）を合わせて行うことが必要です．

　近年バイオフィルムの為害作用が明らかになるにつれ，PMTCや3DSなどのプロフェッショナルケアの重要性が再確認されていますが，これにより，ホームケアの重要度が低くなったわけでは決してありません．ましてやホームケアは歯科医師の目が届かないところで行われるという性格のものであることから，「ホームケアの質が歯周治療の成否を分ける鍵となる」といっても差し支えないでしょう．ホームケアを充実したものとし，かつ継続的なものとするためには，動機づけ（モチベーション）が上手くいくかどうかが非常に重要です．

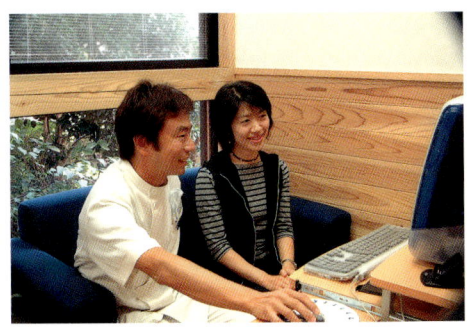

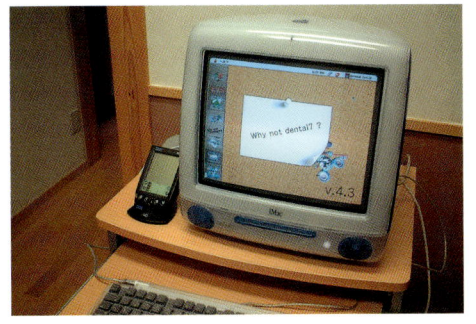

図A　当医院ではカウンセリングコーナーを設け，患者への説明はすべてコンピュータのモニターを通して行います．じっくり腰を据えてモチベーションを行うことができます．

図B　患者説明用の設備はパソコン1台とチェアサイドで診査結果を入力するためのパッド1個．説明用ソフトのDental7（プラネット社製）をインストールして使用しています．

105

ケース レポート

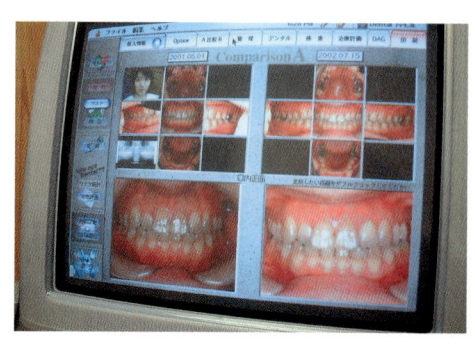

図C 口腔内の状態．術前と術後の比較も容易に行えます．今まで分かりにくかった歯肉の形態の微妙な変化も理解してもらえて，モチベーションを高く維持するのに効果的です．

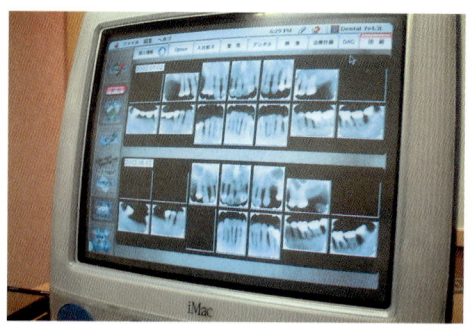

図D X線写真の比較も行えます．各々の拡大も可能で患者ごとのデータの整理にも便利です．

　歯周病が他の生活習慣病と比較してとくに厄介なところは，患者のほとんどが「歯医者の椅子で口を開いていれば治してくれるんでしょ？」「で，何回通えば治るんですか？」と思って来院する点です．それを「患者自らが治していく」「基本的に完治はしない」という方向に意識の変革を求めなくてはならないわけで，実はこれこそが本当に難しいところなのです．そのためには，患者教育の方法，患者とのコミュニケーションの仕方に十分な配慮をしなければ良い結果は望めないでしょう．

　まず，患者に自身の口腔内の現状を的確に把握してもらうことが重要な第一歩となります．当医院では初診時にすべての患者の口腔内をデジタルカメラで撮影し，併せてDental7（プラネット社製）というソフトを用い，診査結果もコンピュータに直接入力し，取り込んだ口腔内写真とともに，コンピュータグラフィックにして患者に提示します（図A〜E）．単純なことなのですが，これが非常に効果的です．多くの人は自分の口の中などたまに鏡で見るくらいで実際にはほとんど見たことがありませんから，ある意味で衝撃的映像なのでしょう．そして，何が原因でどのような過程を経て現在の歯周病になったのか，この病気を治すためには何をすればよいのか，ということを説明します．

　ブラッシングのテクニックを指導することも大切ですが，動機づけをした後に継続性を持たせることはより大切で，しかもそう簡単にはいきません．そのため，毎回のプラークスコアは前回と比較できるような形で分かりやすく提示します（図F，G）．そして治療が進み，病状が改善したとき（再評価時など）にも同様に口腔内の現状を口腔内写真とコンピュータグラフィックを使って提示，説明します．このようなことは技術的には決して難しくないのですが，一定時間内に迅速に効率良く，効果的に，となると手作業では限界があります．現在は当医院でも採用しているように，とても有用なコンピュータソフトが出ていますので，上手に利用すると大変効果的です．

第4章　歯周基本治療

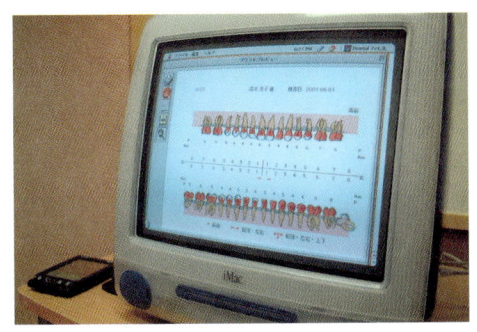

図E　ポケット診査．ポケットの値なども患者ごとに整理して管理しています．自動的にグラフィックを併用したディスプレイすることが可能で，単なる数値の羅列とは異なり，患者自身が自分の歯周病の進行程度を実感できます．

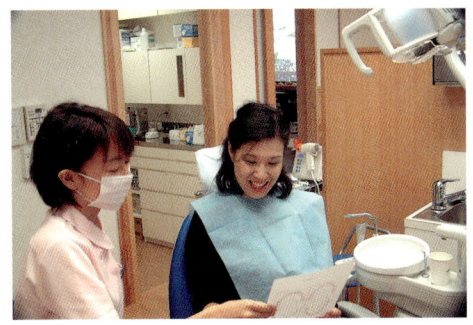

図F　清掃状態の説明．そのままプリントアウトしてチェアサイドで提示しながらブラッシング指導を行います．自宅に持ち帰ってもらうと家で復習できるだけでなく，家族ぐるみで関心が高まり効果も大きいようです．

　その他のコンピュータを用いたコミュニケーションの手段にはインターネットを利用したホームページの活用があり，当医院でも採用しています．今まで歯科医院のホームページといえば，単なる広告手段のひとつに過ぎませんでしたが，治療を開始した後にこそ患者にふたたび見てもらい，さらには見続けてもらう工夫が大切です．患者がホームページのリピーターになることにより，高いレベルのモチベーションを維持していく一助になるからです．

　現在までの歯科医療は最新（といわれる）技術の習得や設備の導入が優先課題で，患者教育や患者とのコミュニケーションということには重点が置かれてこなかったという現実があります．良質な医療を提供するためには相応の技術や設備が必要であることに異論はありませんが，今後は「患者が積極的に治療に参加できる」ようにするための環境作りをしていくことが，とくに歯周治療では重要になっていくでしょう．

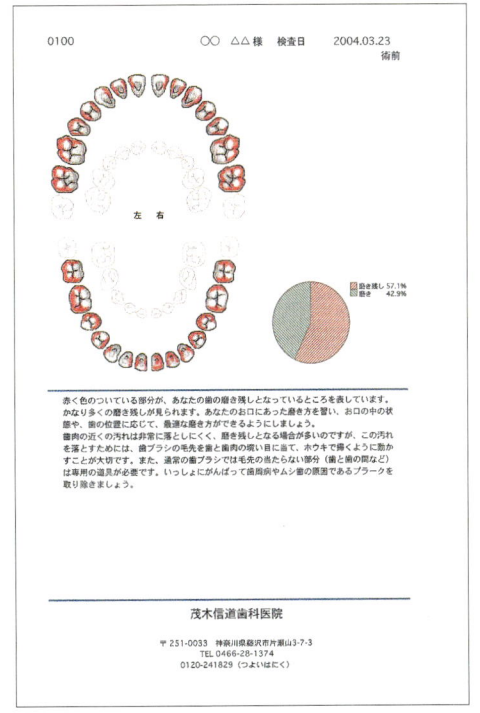

図G　プラーク診断書．プラークスコアも過去のスコアと比較することができます．歯列弓の絵で表示されるので患者にも分かりやすいし，いつも磨き残してしまう部位は色が自動的に変わるので，その部分を重点的に指導します．

ケース レポート

ブラッシング指導のコツ

吉本 哲（東京都千代田区）

　私の歯科医院では，1本1本の歯を縦磨きするようにブラッシング指導をしている．歯面からプラークを確実に掻き落とすには，歯ブラシの毛先が歯面に対して直角に当たることが必須条件であり，歯面に毛先を直角にあてがって細かく縦磨きをすれば，プラークはきれいに取れる．以下にその方法を示す．

⌐7の場合：歯ブラシの先端の部分を使用する．
毛先を歯頸部に当てて
舌側遠心隅角（図A）
舌側中央部（図B）
　このように歯ブラシを当てて，細かく縦磨きをすればきれいになる．
　⌐7の遠心を磨く場合は口を閉じると，歯ブラシが動きやすく奥まで届く．

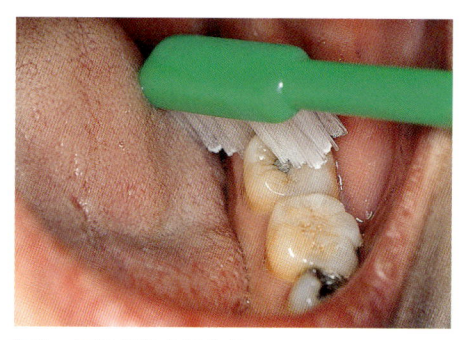

図A　⌐7舌側遠心隅角部．

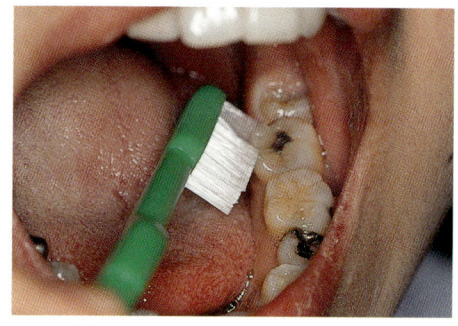

図B　⌐7舌側中央部．

⌐7の場合：
遠心面（図C）
口蓋側面（図D）

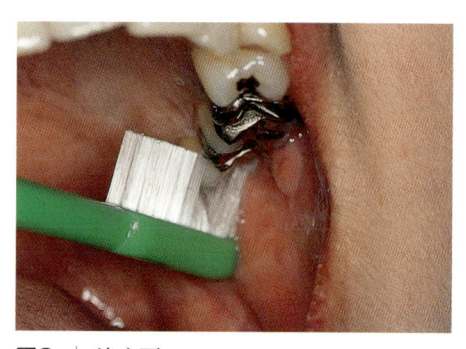

図C　⌐7遠心面．

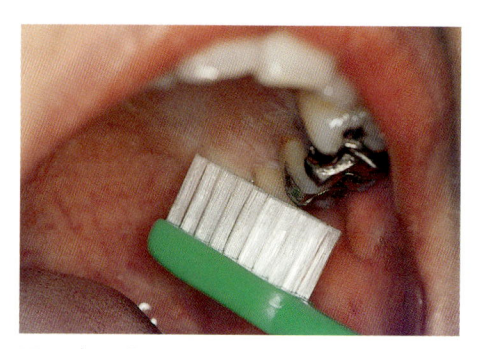

図D　⌐7口蓋側面．

4 5の場合：頬側（図E，F）

図E　毛先の脇を歯頸部に当て，毛先を歯軸に対して45度の角度で歯間部に圧入させる．

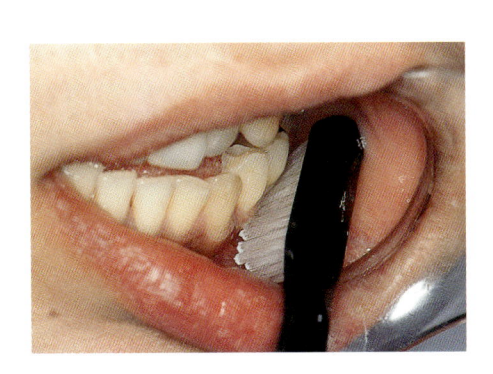

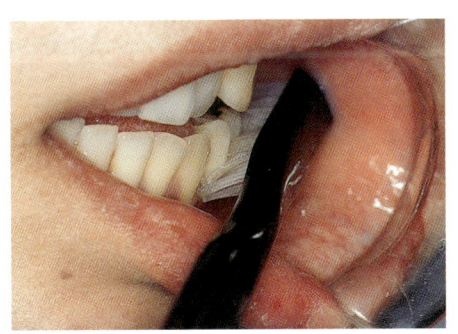

図F　歯ブラシを細かく圧迫振動させる．

　頬側のブラッシングは口を閉じぎみにし，歯ブラシの当て方は4 5の場合，毛先の脇を歯頸部に当て，毛先を歯軸に対して45度の角度で歯間部に毛束を圧入させ，歯ブラシを細かく圧迫振動させる（図E，F）．
　基本は，歯の解剖学的形態を理解し，いかにすれば歯面に対して毛先を直角に当てられるかを考えればよい．

　私は自分の歯を磨くときは，システマ42Hを使用している．システマは毛先が細く，歯間隣接面に毛先が入るので，より細かい部分がきれいに磨ける．理屈は分かりやすいが，本当に歯ブラシだけできれいにできることを患者さんに納得させるには，術者が歯ブラシを使って実際に患者さんの歯を磨いてあげる必要がある．
　歯磨剤は使用せずに，1本の歯を磨いたらその歯ブラシを観察するよう指導する（歯ブラシに血がついていないか，臭いはどうかなど）．そうすることで，患者さんは自分の歯をセルフチェックできる．

ケース レポート

レーザー・超音波スケーラーによる治療

山下　修（横浜市緑区）

〈はじめに〉

　スケーリング・ルートプレーニングは超音波スケーラーで行い，その後，鋭匙型スケーラーにてルートプレーニングを行うのが一般的である．本院では口蓋側などの厚い歯肉に5mm以上の深いポケットの存在する場合には，CO_2レーザー（タカラ，LX-20 SP）で歯周ポケット内の搔爬後，超音波スケーラーにてスケーリングを行っている．

〈レーザー使用時の利点〉

　①出血が少ない．
　②疼痛の発現が少ない．
　③治癒が速い．
　④縁下歯石に反応し，除去が容易になる．

〈症例〉

　53歳の女性，歯肉からの出血を主訴に来院した．上顎右側中切歯と側切歯の口蓋側の歯周ポケットは4～7mmの範囲であった（図A，B）．

　浸潤麻酔後，口蓋側歯周ポケット内へ，スーパーパルスE-27モード，7～8WにてCO_2レーザーを照射．その後，超音波スケーラーにて縁下歯石の除去，洗浄綿球にて清掃する（図C～E）．

　浮腫を伴う本症例のような場合はレーザーを併用することで，出血を少なく，明示野にて縁下歯石の除去が的確に行うことができる．また，歯肉を退縮させ，ポケットを消退させるため歯周外科処置の必要性を少なくするものと考えている（図F，G）．もちろん審美性を考慮して使用している．パックの必要性もなく，術後の疼痛と出血もほとんどなかった．

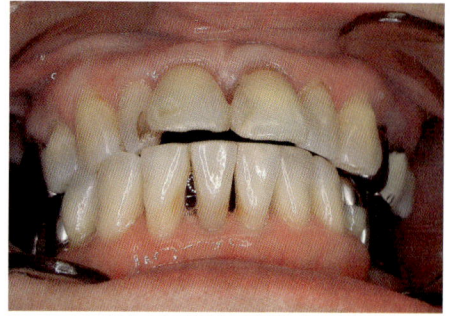

図A　術前の唇側面観．

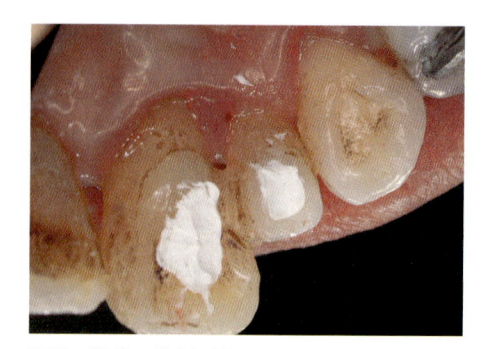

図B　術前口蓋側面観．

第 4 章　歯周基本治療

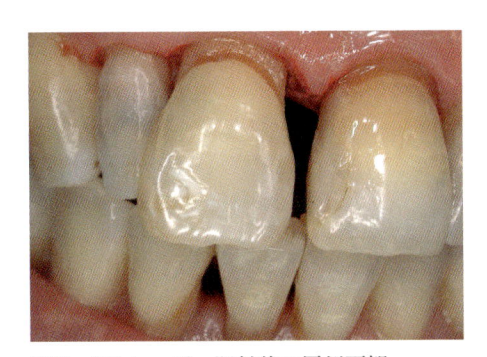

図C　CO_2レーザー照射後の唇側面観.

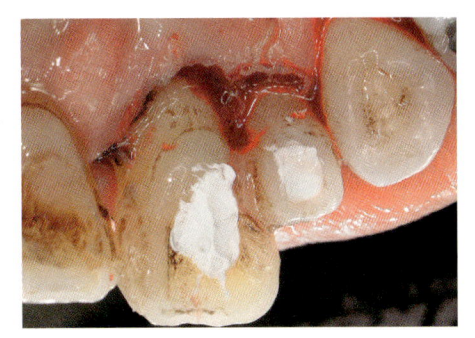

図D　CO_2レーザー照射後の口蓋側面観. 縁下歯石が確認できる.

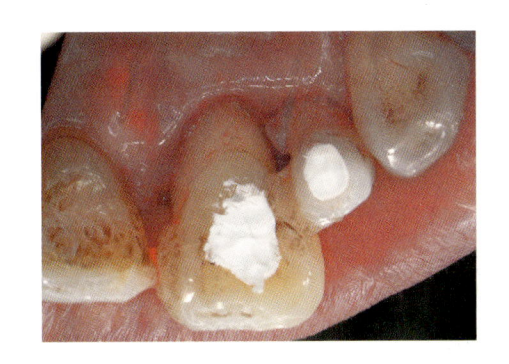

図E　超音波スケーラーにて歯石の除去後.

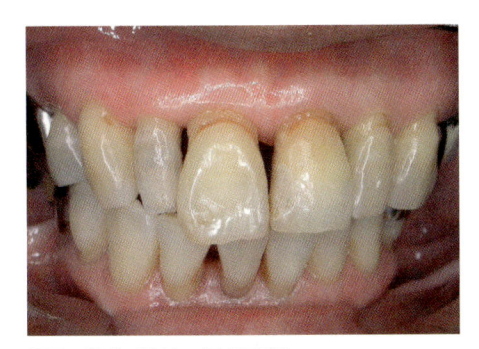

図F　術後2週目の唇側面観.

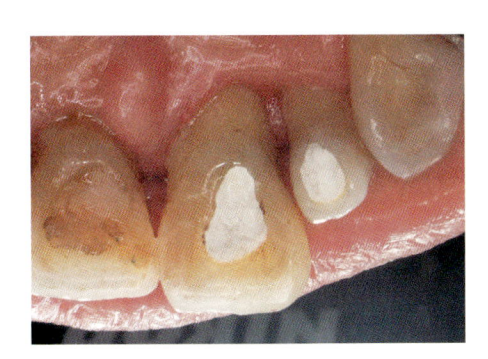

図G　術後2週目の口蓋側面観.

ケース レポート

プロビジョナルを応用した歯周補綴

横田祐司（東京都足立区）

　いまの時代は，動揺歯は抜歯してインプラントを選択することもあるだろうが，天然歯の持つ機能は可能な限り残すべきだと考えている．そこで重要となるのが暫間固定とプロビジョナルレストレーションである．個人的見解であるが，上手に歯周補綴を仕上げるにはさまざまなレジン系材料を使いこなすことが重要でかつ便利だと思う．齲蝕も歯周病も重度になれば咬合は崩壊し，咀嚼機能が損なわれる．壊れた咬合を元に戻し，咀嚼機能を回復させることが歯科治療の本質ではないだろうか．

　本症例は，咬合の崩壊が認められ，歯周治療を応用して歯肉，歯槽骨を整形後，総合的な治療を行ったケースである．

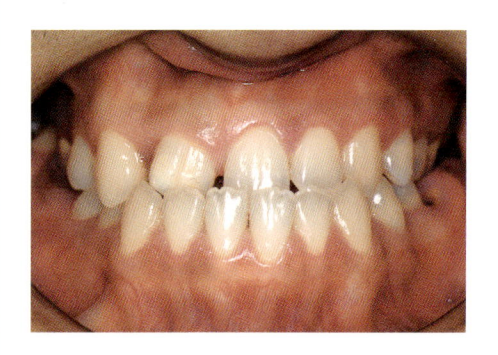

図A　初診時正面観．

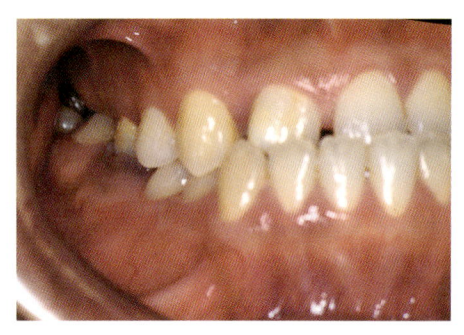

図B　初診時右側．

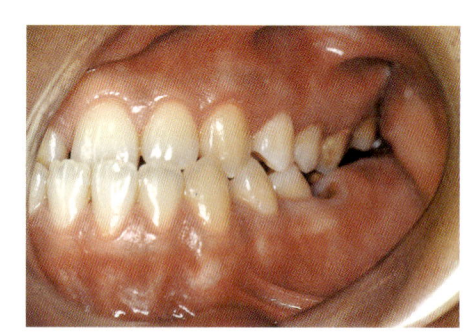

図C　初診時左側．

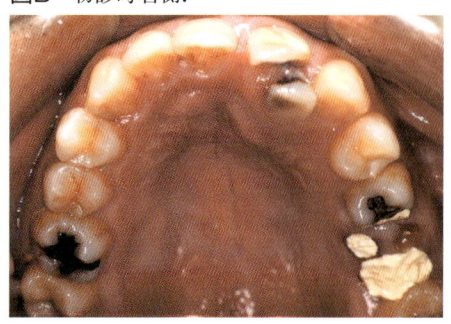

図D　初診時口蓋側．

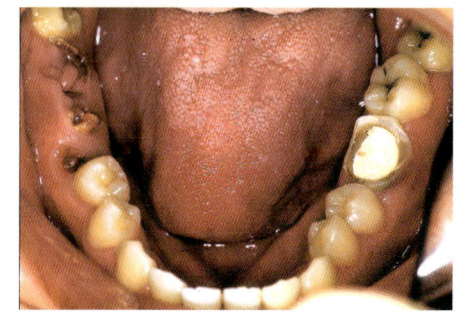

図E　初診時舌側．

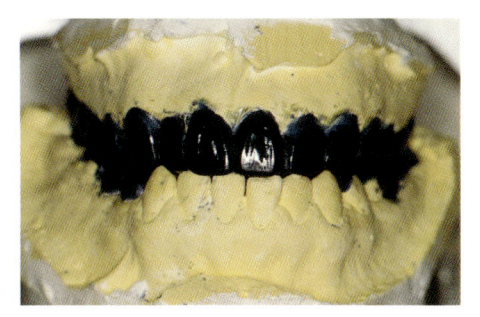

図F 模型を中心位で咬合器に付着し，診断用ワックスアップを行い，どのように治るか，治せるかをイメージする．

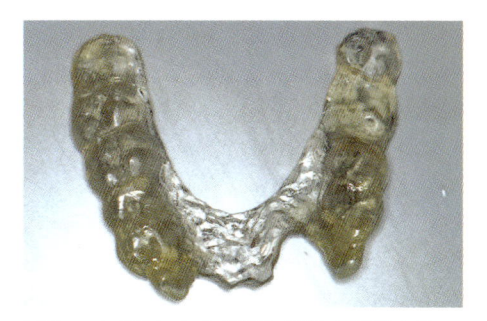

図G スプリントを使用し顎位を模索する．

図H スプリントを口腔内に装着したところ．歯周基本治療にて歯肉の炎症をコントロールし，必要な角化歯肉の幅を明確にする．その後，保存予定の残根部位には，歯肉剝離搔爬手術を実施し，歯肉を切開剝離し歯肉弁を根尖側に移動するとともに歯槽骨を整形し，生物学的幅径が得られるよう努めた．

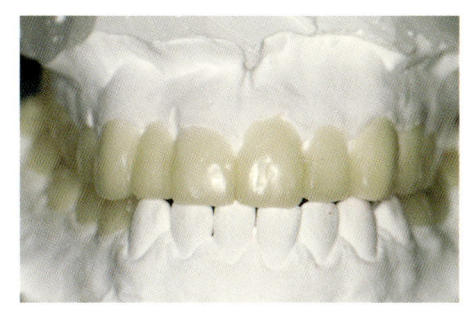

図I 1回目のプロビジョナルレストレーションを作成．

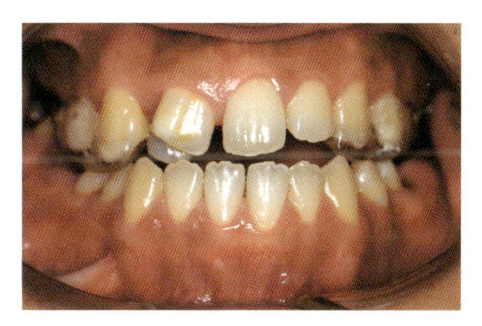

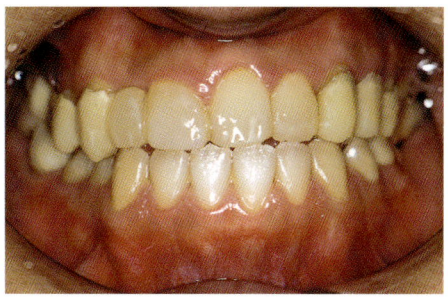

図J プロビジョナルにて咬合を模索．前歯部にはコンポジットレジンを使用し，審美性の回復を図る．

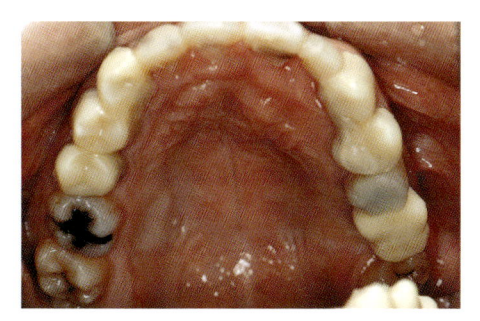

図K プロビジョナル口蓋側．

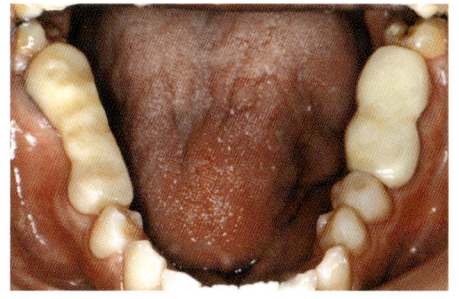

図L プロビジョナル舌側．ある程度咬合が決まったら，2度目のワックスアップを行う．

ケース レポート

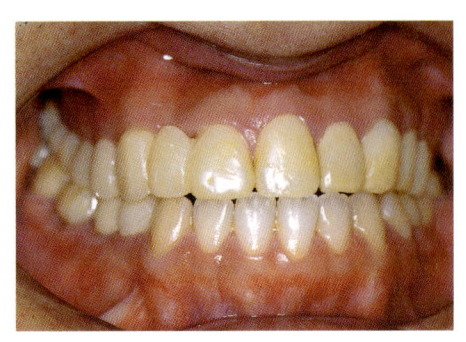

図M　2回目のプロビジョナルレストレーションにて咬合を回復

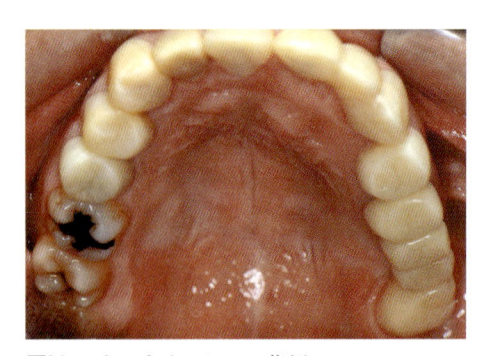

図N　プロビジョナル口蓋側.

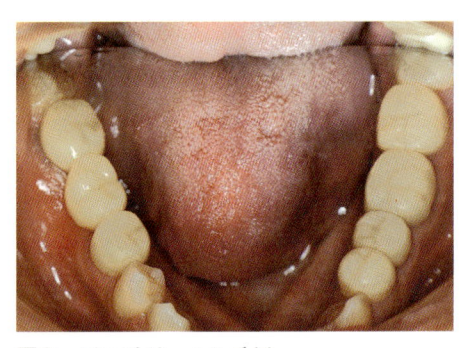

図O　プロビジョナル舌側.

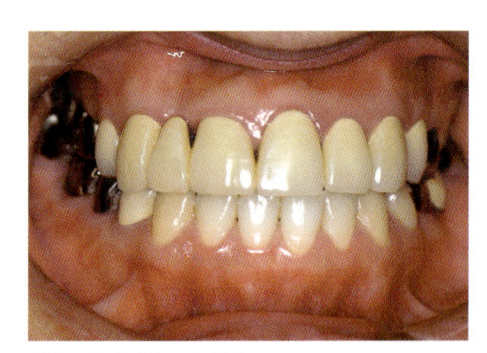

図P　最終補綴正面観.

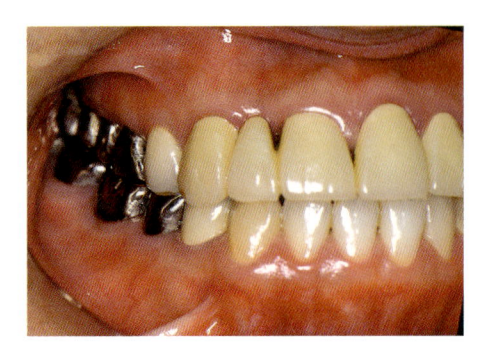

図Q　最終補綴右側.

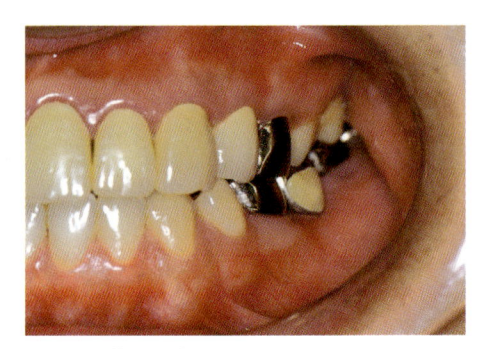

図R　最終補綴左側.

第5章

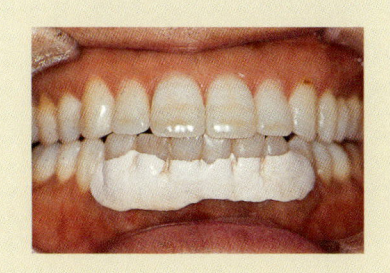

歯周外科治療

1　使用器具・機材，パック材料，注意事項

A．使用器具，機材

　診査器具はデンタルミラー，ピンセット，探針，ポケットプローブ，平型充塡器などである（図5-1～5）．外科処置は基本治療の後に精密検査を施行し，その必要性を再評価して実施するが，直前に処置部の状況を確認することは重要であり，十分な術直前診査を行うことが望ましい．

　また，術中の診査器具として，歯肉切除時にポケット底部の位置を歯肉外側に描記するため，クレーンカプランのポケットマーカーが使用される．

a．口腔内消毒剤

　通常H_2O_2綿球，イソジン綿球を用いて，術野から順番に周囲の清拭を行っていくが，術前にイソジン，ネオステリン・グリーン，リステリンなどで含嗽させ口腔内の有機物を除去した後，局所の消毒を行うことで，薬剤の効果は向上すると考えられる．

診査器具（図5-1～5）

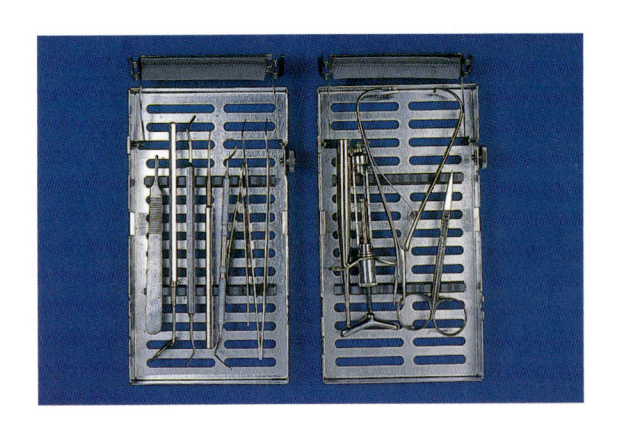

図5-1　歯周外科診査基本カセット．

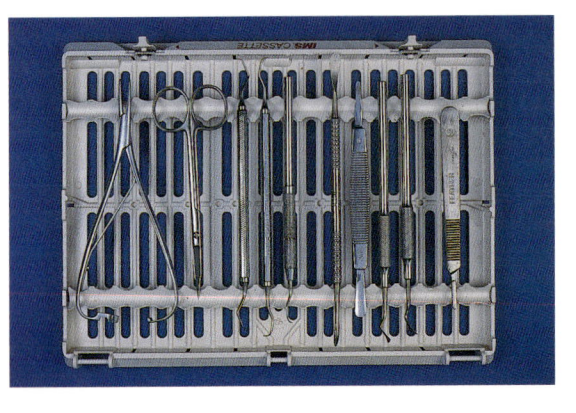

図5-2　歯肉歯槽粘膜形成術器具カセット．

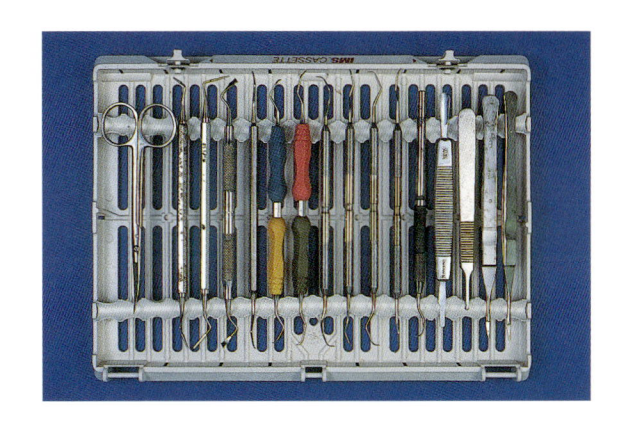

図5-3 歯肉剝離搔爬術器具カセット．

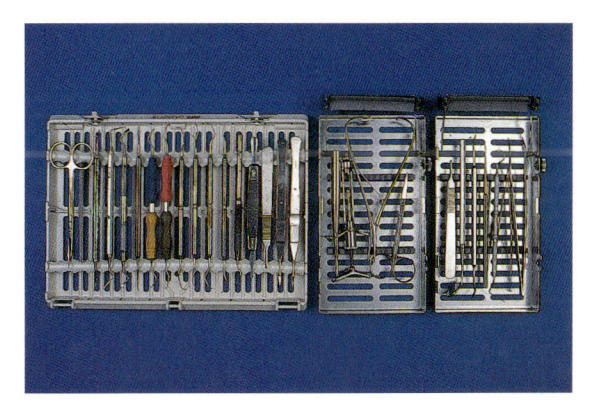

図5-4 歯肉剝離搔爬術器具＋歯周外科診査器具．

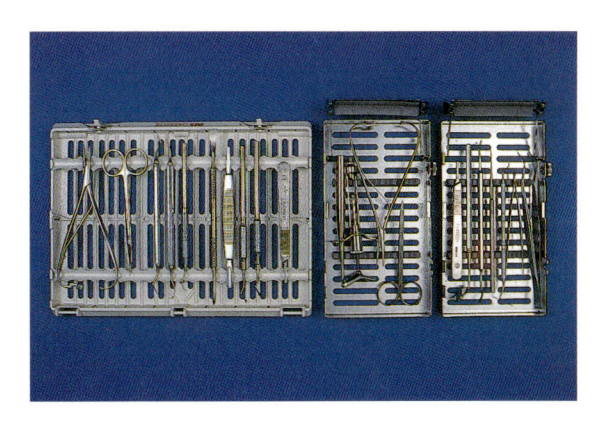

図5-5 歯肉歯槽粘膜形成術器具＋歯周外科診査器具．組み合わせて使用し，外科処置終了後にはカセットのまま滅菌している．

b．麻酔器具：局所麻酔（浸潤・伝達），笑気など

　浸潤麻酔，伝達麻酔は通常カートリッジタイプを用いるが，患者の全身状態，とくに循環器系の疾患，アレルギー，作用時間，出血のコントロール（視野の確保）などを考慮して麻酔薬の選択を行う．近年，パラベンなどの添加物によるアレルギーが問題となっており，パラベンフリーの局麻剤が多く用いられる．

　局所麻酔には25Gから50Gの局麻針が用いられる．

歯周外科用メス(図5-6〜8)

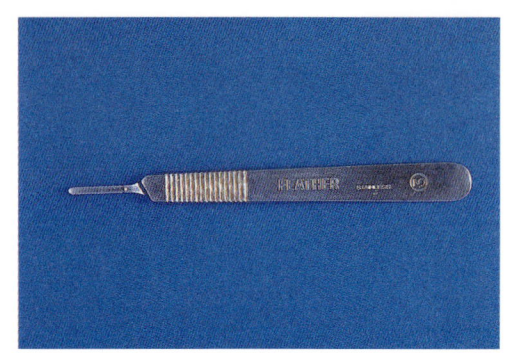

図5-6 替刃メスホルダー.

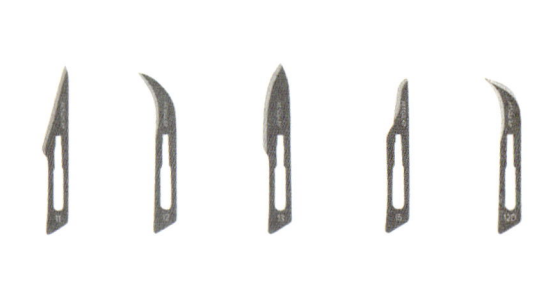

図5-7 替え刃.

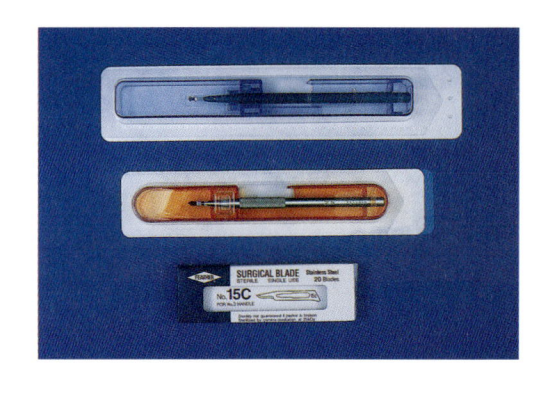

図5-8 その他のディスポーザブルメス.刃部の形態が小さく,アングルがついている.

c.歯周外科用メス

1)替刃メス(図5-6〜8)

　使い捨てのため,清潔で切れ味に大きな誤差はなく,薄い歯肉弁の切開に適している.反面,消耗品のため刃の形態に特殊性が少なく口蓋側の外斜切開や最後臼歯遠心部などに対して,注意を必要とする.最近はさまざまな形態の使い捨てメスも発売されているが,価格が難点となる.

　替え刃はさまざまな形態のものが発売されている.図5-7の右端は両刃になっており,押し切り,引き切り両方に使用できる.

d.ペリオドンタルナイフ

　カークランドメスは3方に刃がついた仰木型の形態で把持部と刃部にアングルがあることから,替刃メスでは難しい歯肉切除における外斜切開や,最後臼歯遠心の切開および歯肉形態修整が容易である.しかしながら,刃の手入れが必須となる.また,刃の形態から,部位により歯間部歯肉の完全な離断が難しい(図5-9〜14).

ペリオドンタルナイフ（図5-9〜14）

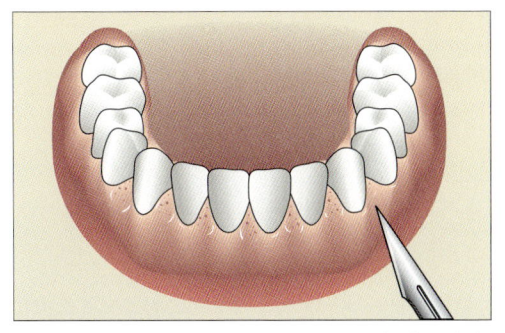

図5-9 ストレートタイプのメスでは根尖側方向からの切除が難しい．

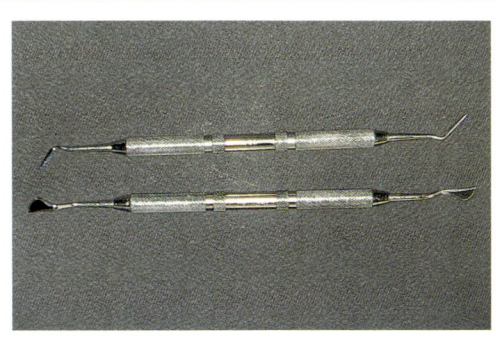

図5-10 ペリオドンタルナイフ．

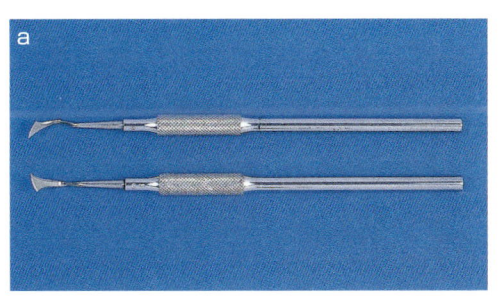

図5-11a，b カークランドタイプ．

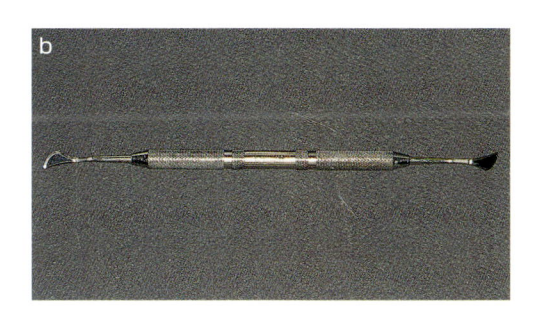

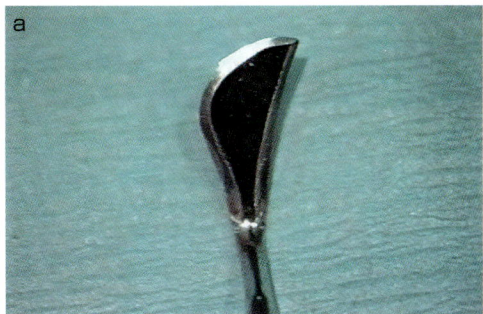

図5-12a，b カークランドタイプのジンジベクトミーナイフによる歯肉切除．根尖側方向からの切除に対応できる．

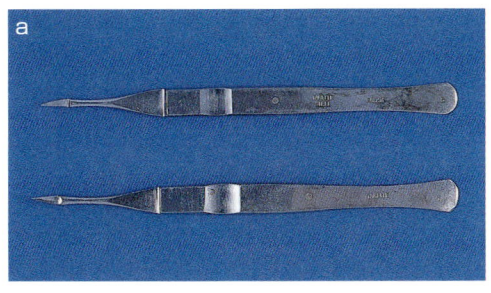

図5-13a，b 柳刃タイプ．

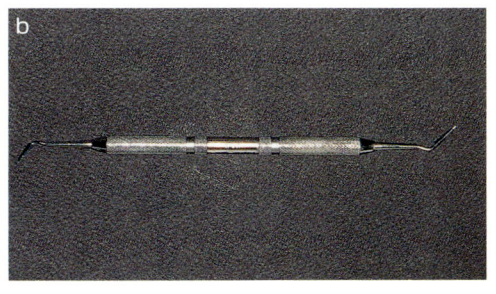

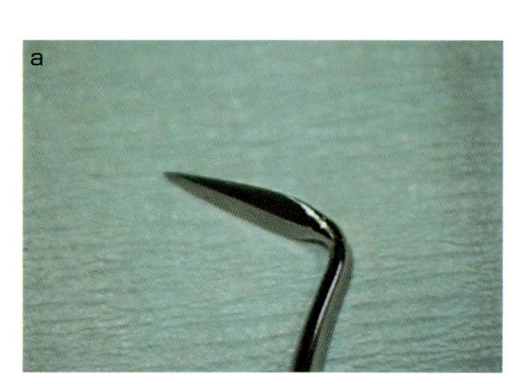

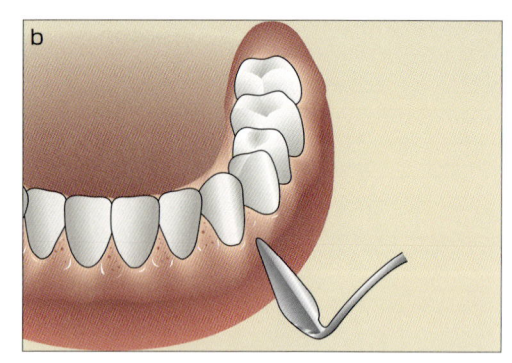

図5-14a, b　根尖側方向からの切除に対応するとともにカークランドメスでは難しい歯間部歯肉の切除や形態修整，骨欠損からの肉芽組織の離断には柳刃メスが用いられる．刃部の形態や把持部とのアングルはさまざまである（ゴールドマンフォックス＃3，11，オルバン1/2など）．

e．ムコトーム

遊離歯肉片の採得に用いる．均一な厚さに切除できるが，移植片に対し形態を付与しながら切除することはできない．

f．電気メス

歯肉切除，歯肉形態修整に用いることがある．

g．歯科用レーザー治療器

軟組織の切除や蒸散にはCO_2レーザーが適している．照射器先端の直径はNd:YAGや半導体レーザーのほうが細く，また加工も容易であるが，熱の蓄積による組織障害が問題となり，処置への応用は難しい．

h．剥離子

1）骨膜剥離子（図5-15）

骨から骨膜を剥離するのに使用される器具で，先端に刃があり，骨に対して食い込み，骨質を削ることもある．過度の加圧は，刃の滑りによる偶発事故を招くおそれがある．

2）骨膜起子（図5-16）

骨膜を起こすように操作し，骨から剥離するのに使用される器具，先端は鈍．

3）粘膜剥離子

外科手術に際し，粘膜を剥離するのに使用される器具，先端は細く鈍．

一般に骨膜剥離子・粘膜剥離子が汎用されるが剥離の起始点には適切な切開が施される必要がある（図5-17，18）．

第 5 章　歯周外科治療

剝離子（図5-15〜18）

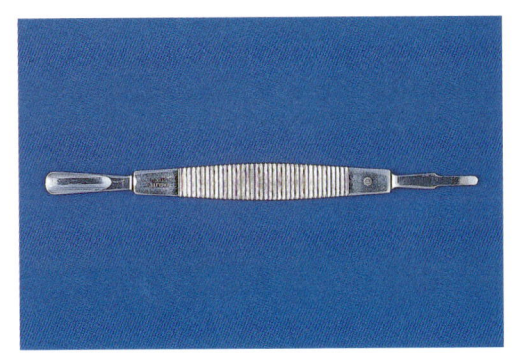

図5-15　骨膜剝離子．

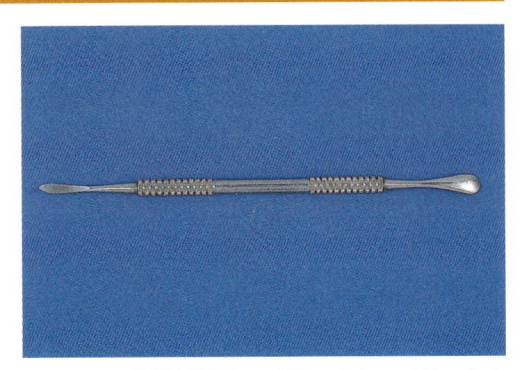

図5-16　粘膜剝離子の両端にはチップ径の大小がある．

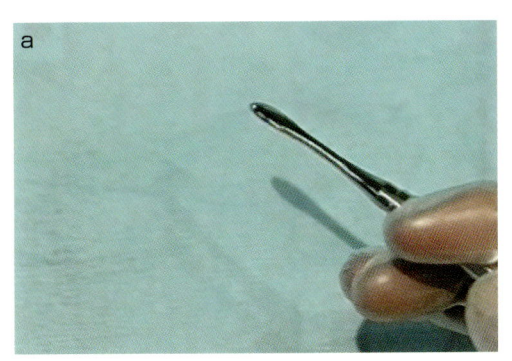

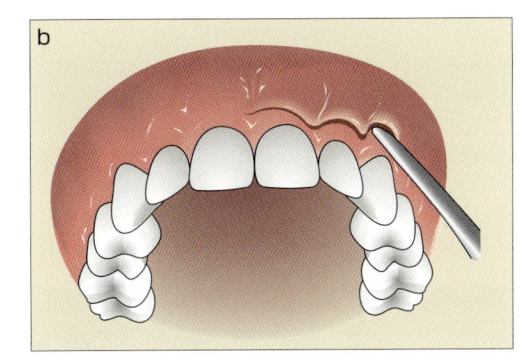

図5-17a，b　チップ径の小さいほうは歯間乳頭における剝離起始部に適している．

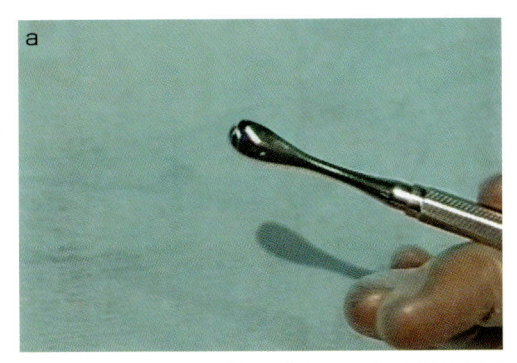

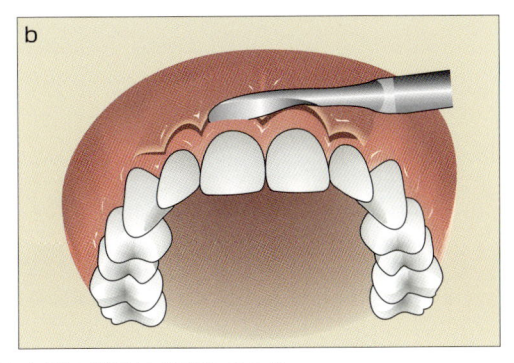

図5-18a，b　チップ径の大きいほうは歯槽突起の平らな面の剝離に効率的である．

121

1　使用器具・機材，パック材料，注意事項

各種スケーラー（図5-19〜23）

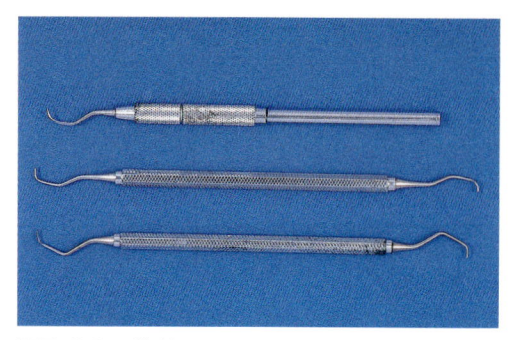

図5-19　鎌型スケーラーとユニバーサル型スケーラー．

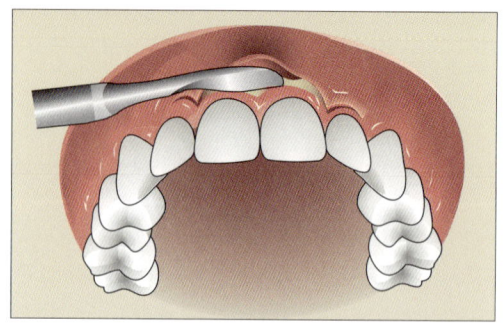

図5-20　歯肉弁を剝離した後，患歯に残存した大きな不良肉芽の除去に用いる．

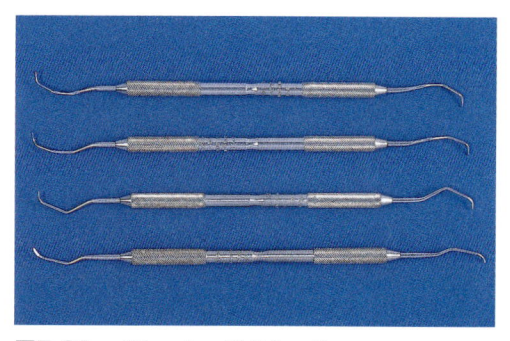

図5-21　グレーシー型スケーラー．

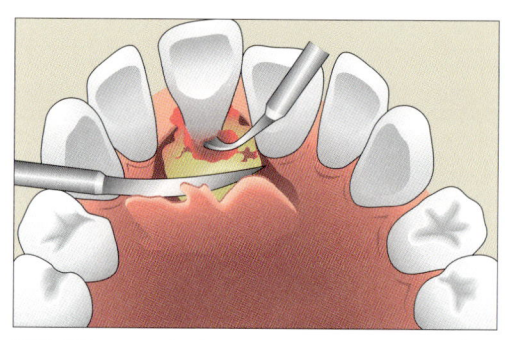

図5-22　ルートプレーニングや細部の不良肉芽除去に用いる．

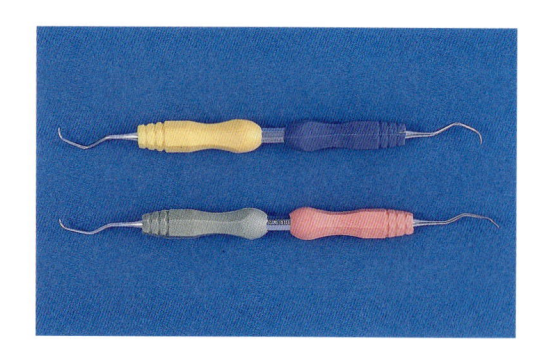

図5-23　滑り止めのシリコンラバーホルダーごと滅菌できる．

i．各種スケーラー

1）鎌型スケーラー（図5-19，20）

離断した歯肉片や肉芽組織の除去に用いる．

2）キュレット型スケーラー（図5-21〜23）

根面に付着した肉芽組織の除去およびルートプレーニングに用いる．把持部の細いスケーラーに対してゴム製のホルダーは，滑り止めや長時間のディブライドメントにおける術者疲労の可及的な軽減に有効である．

第 5 章　歯周外科治療

ロングシャンクスプーンエキスカ（図5-24）

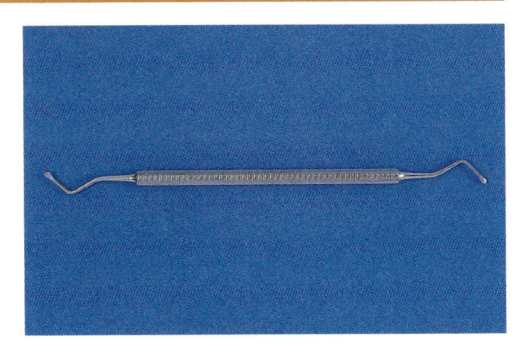

図5-24　ロングシャンクスプーンエキスカ．骨欠損底部の幅に合わせて先端の大きさを選択して使用している．

骨やすり・チゼル（図5-25，26）

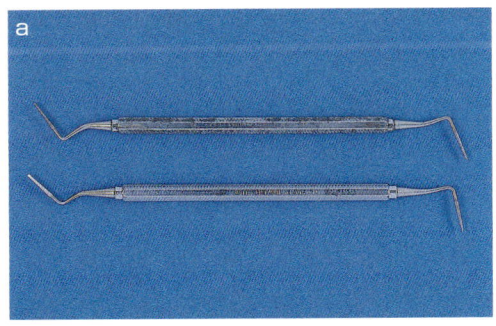

図5-25a, b　シュガーマンボーンファイル．

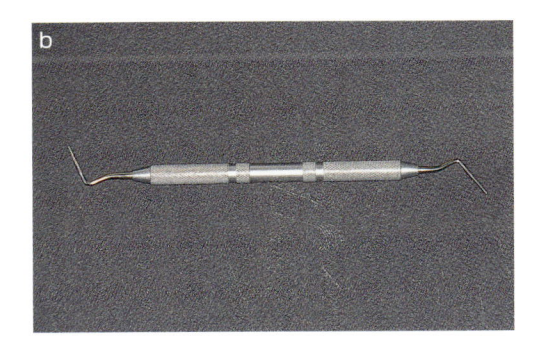

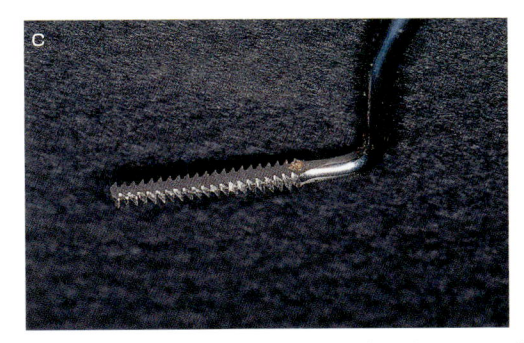

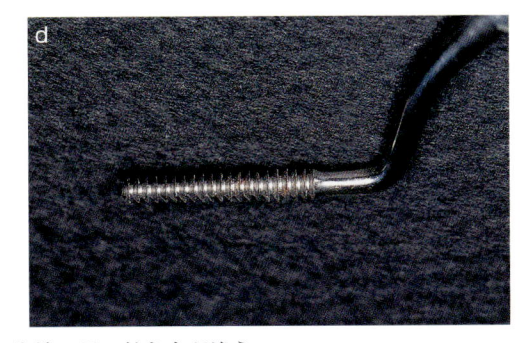

図5-25c, d　シュガーマンタイプのボーンファイル先端：刃の付き方が違う．

j．鋭匙・ロングシャンクスプーンエキスカ

　骨欠損表面の肉芽組織の除去に用いる（図5-24）．

k．骨やすり・チゼル（図5-25〜27）

　歯間部のクレーター状骨欠損や棚状の骨形態を修正する．
　シュガーマンのボーンファイル，オーシャンビンチゼルなどを用いる．

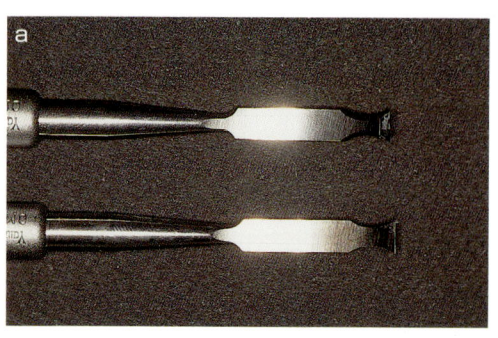

図5-26a　オーシャンビン#1,2：すくい取る形態，削り込む形態．片頭タイプで両頭タイプに比べ把持部が太く，力が入る．

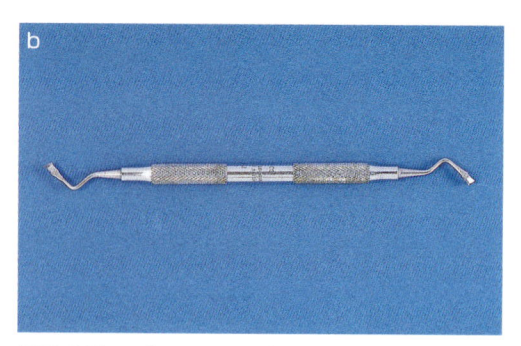

図5-26b　オーシャンビン#4．両頭タイプでアングルがついている．

歯肉鋏（図5-27）

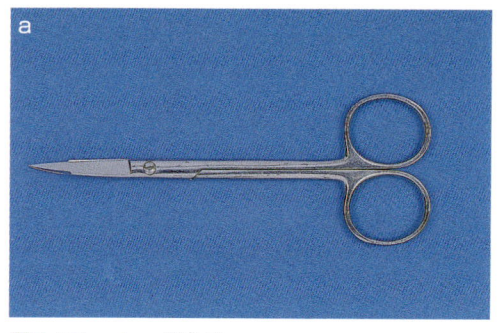

図5-27a, b　歯肉鋏．

l．回転切削器具

　#1～5ラウンドバー（ストレート，コントラ用ロングシャンク），ルートプレーニングバー，ロトソニックスケーラーなど骨整形，オドントプラスティー，骨欠損底部の皮質骨穿孔に用いる．

m．**歯肉鋏**（図5-27）

　歯肉の形態修整，とくに歯肉剝離搔爬術における歯肉弁の修正に用いる．

B．縫合用器具

a．**鉗子**

　縫合の際に組織をつまむ．

b．**歯肉鋏**

　縫合の際に創面の適合を考慮し，余剰な組織を除去する．

c．**持針器**（図5-28～31）

　縫合針を把持する．

第5章 歯周外科治療

持針器(図5-28〜31)

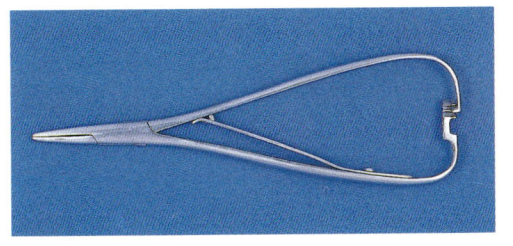

図5-28 持針器．用途によりさまざまなタイプがある．

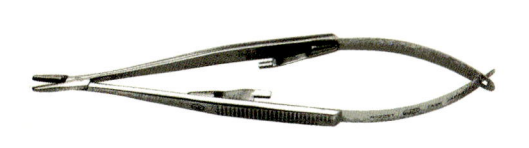

図5-29 カストロビィージョ．

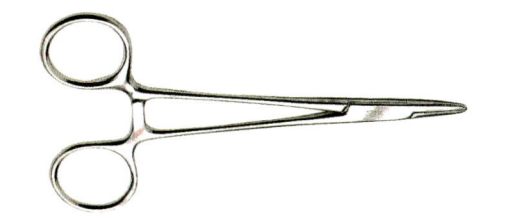

図5-30 バウムガードナー．

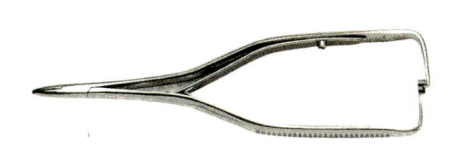

図5-31 ボイントン．

d．縫合針(図5-32〜36)

　スエージ加工されたものは最初から縫合糸が装着されており，歯肉弁を貫通しやすく，組織に対する外傷も軽減できる．通常歯周領域では逆角針が使用される．断面は逆三角形で縫合時に張力のかかる方向に三角形の底辺がくることで組織が断裂しにくい．一方，通常の角針は三角形の頂点に張力がかかるため，組織の断裂が起こりやすい．

e．縫合糸

　素材により吸収性と非吸収性に大別される．非吸収性縫合糸には，絹糸，ポリテトラフルオロエチレン(PTFE)，ナイロンが挙げられる．吸収性縫合糸は抜糸の必要がなく，縫合部が創面の内側にくる場合に有効で天然素材と合成素材のものがある．天然素材の縫合糸はコラーゲンを精製加工しており，唾液による分解を受けるため，クローム塩水溶液で吸収時間を延長したクローム・ガットもある．酵素的な吸収のため，大きな創面で縫合期間が治癒に大きな影響を与える可能性があるような場合には使用しない．また，アレルギーや過敏症に対する注意が必要である．

　合成素材の縫合糸にはポリグリコール酸(PGA)系のものが挙げられる．これらは疎水性のため吸収時間が20〜30日と長い．サイズは1－0〜10－0まであり，一般に歯科では4－0の縫合糸が汎用されるが，歯肉歯槽粘膜形成術(MGS)における，細部の縫合にはより繊細な5－0を用いる場合が多い．

f．抜糸鋏(図5-37a，b)

　尖端が縫合糸を拾える形態が付与されている．

1　使用器具・機材，パック材料，注意事項

縫合針（図5-32〜36）

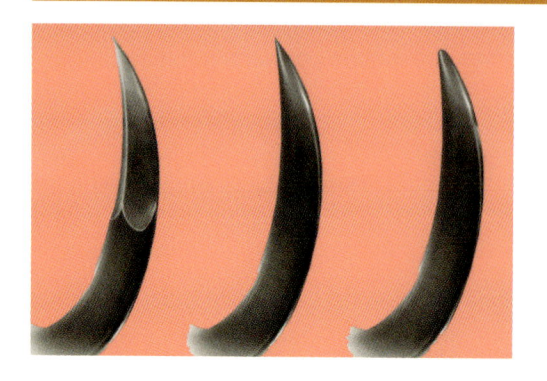

図5-32　テーパー型縫合針：先端の形状．左は先端がカットされたタイプ．先端が非常に鋭利なため，組織を貫通しやすい．中央は歯科において汎用される逆角針．右は先端が鈍になっており，歯科ではほとんど用いることはない．

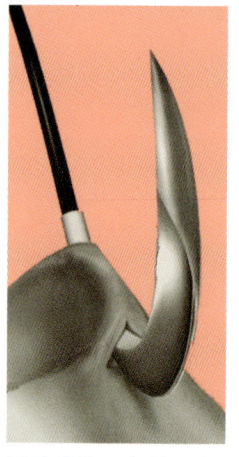

図5-33　角針による歯肉の貫通．針先が△型に研磨されており頂点の刃による切開で歯肉を離断することがある．

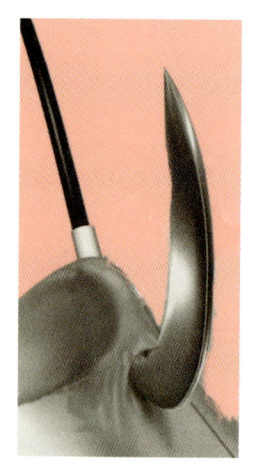

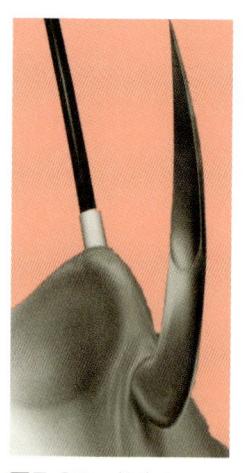

図5-34　逆角針による歯肉の貫通．針先が▽型に形成されていることで縫合糸の張力に抵抗できる．

図5-35　針先が▽にカットされており，非常に鋭利なため，歯肉歯槽粘膜に形成術によく用いられる．縫合針中央部の断面は○楕円形である．

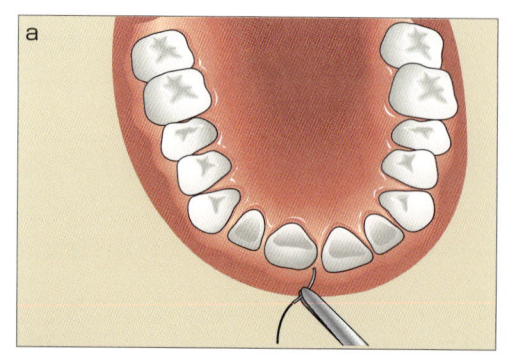

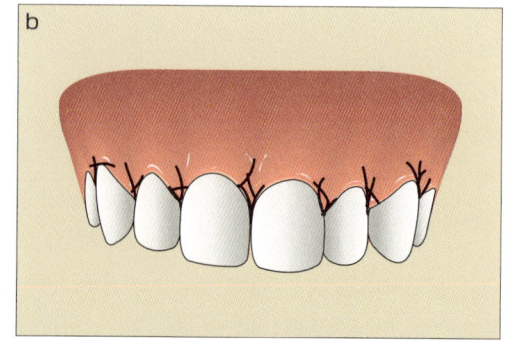

図5-36a，b　歯肉弁の中央部から縫合することで歯肉弁のずれを可及的に防止できる．

抜糸鋏（図5-37）

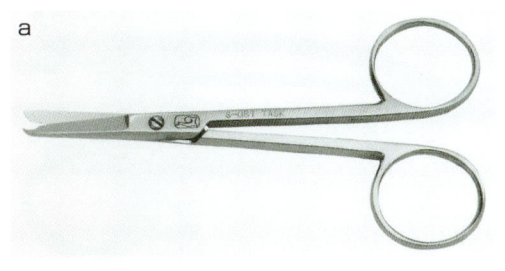

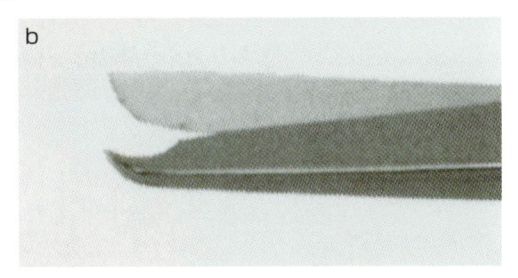

図5-37a，b　先端が縫合糸を拾える形態が付与されている．

ポケットマーカー（図5-38, 39）

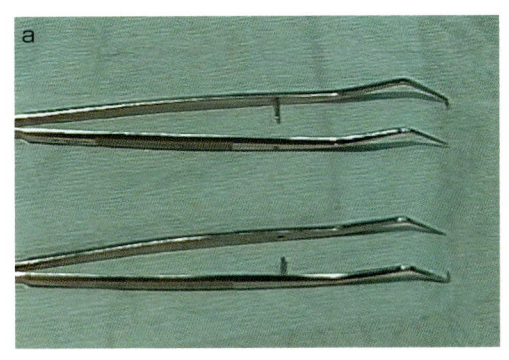

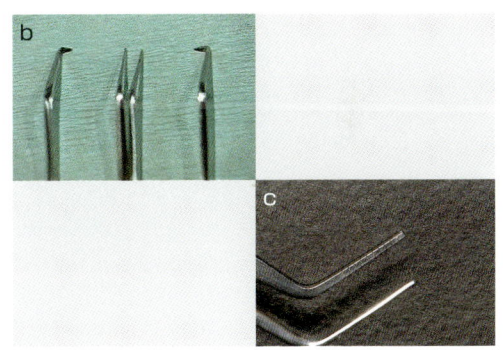

図5-38a〜c　ポケットマーカーには，底部を描記する向きにより，左右に刃がついている．また刃のない先端にはポケットの深さを示す目盛りがついている．

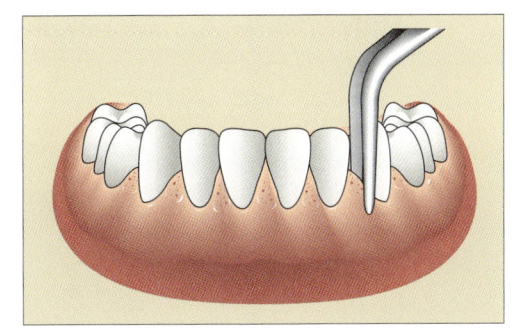

図5-39　ポケット底部は歯肉表面に出血点として表示される．

C．その他の器具

a．ポケットマーカー（図5-38, 39）

歯肉切除の際の歯周ポケット底部に位置を確認するために用いる．

b．鉗子

歯肉弁の把持や，止血に用いる．

c．ピンセット

歯肉弁の把持に有鉤ピンセットが有効である．

D．歯周包帯（パック）

　歯周包帯は創傷面に対して食物などの外来刺激を遮断することにより術後の出血や感染を防止するとともに，新生される肉芽組織の異常増殖を防止する．しかしながら，パックには創傷治癒を促進する効果は期待できず，歯肉弁や創傷面の安定を図ることにより，異常な治癒機転を防止することを目的として行うものである．

　歯周包帯施術時の注意点としては，生食に浸した滅菌ガーゼなどを用いて圧迫止血を行い，創面の血餅を可及的に排除したうえで，創面を完全に被覆することである．さらに咬合関係や可動粘膜に対して十分配慮しなければならない．また過度の圧接により，歯肉弁下部に迷入し，歯肉や骨に壊死をきたす場合があり，縫合糸の結び目がパック内に迷入するのを避けるために，錫箔で保護し，圧接することもある．

a．種類

　歯周包帯はユージノール系と非ユージノール系に分けられる．前者にはサージカルパック®，ネオダインパック®，ペリオドンタルパック®がある．またユージノールによる刺激や過敏症に対する注意が必要である．

　後者にはコーパック®，ペリパック®，セロパック®がある．

b．使用法（図5-40）

　クレーンカプラン法は基剤とキャタリストを練和し棒状にして，術野を被覆する．その際，コップに水を準備し，スパチュラ上のペーストを浸漬することで表面のベタつきが減少し操作性が向上する．

　その他，シリンジ先端を2～3mmに広げたディスポーザブルのシリンジに練和したペーストを充填し，術野に塡塞，賦形する場合もある．このとき，ペーストの調度が柔らかいため創傷内部へ迷入させぬよう十分な注意が必要である．

歯周パックの使用法（図5-40a～f）

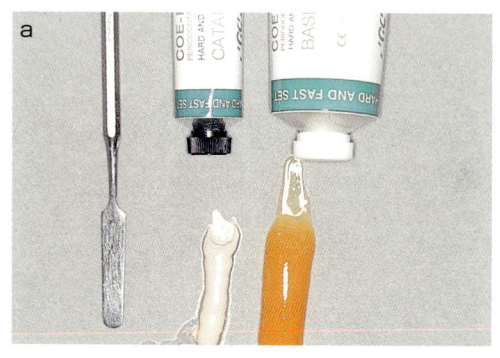

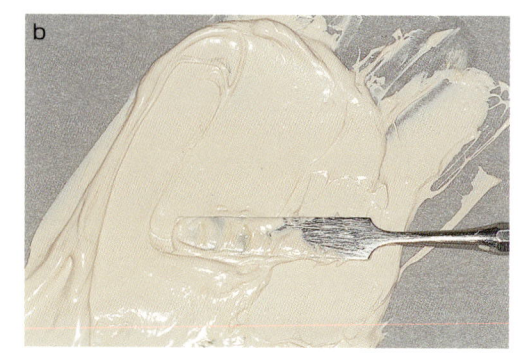

図5-40a，b　ペーストタイプの歯周包帯（コーパック）．2剤を同じ長さ練板上に取り，セメントスパチュラなどで練和する．

第5章 歯周外科治療

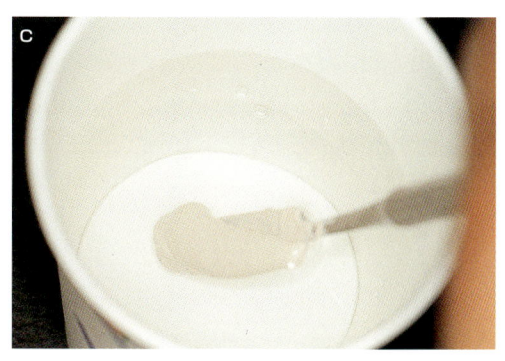

図5-40c 紙コップなどを準備し，練和後スパチュラに取った，泥状のパックを水中に浸漬する．

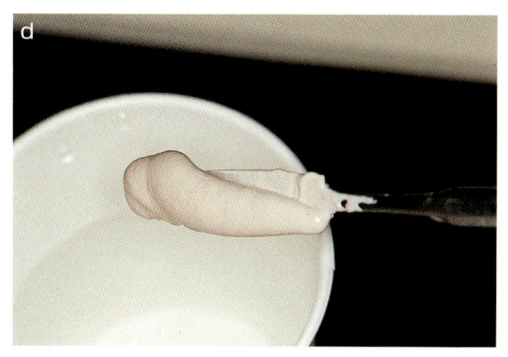

図5-40d 浸漬後は表面一層のみが硬化し，べた付かず，その後の操作が行いやすくなる．

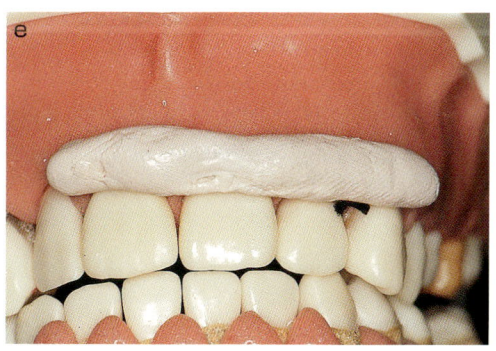

図5-40e パック剤を創面に合う長さの棒状に加工する．

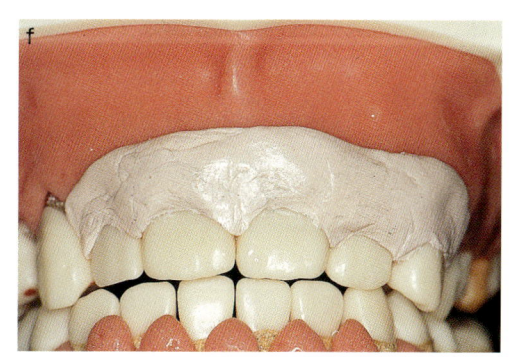

図5-40f 濡れたガーゼや平型充填器を用いてのばし，密着させる．

図5-40g 咬合関係，小帯の可動部に注意し，余剰なパックは除去するとともに，接触する歯との段差はなくし，表面はなめらかに仕上げる．前歯部の場合は審美性も十分に考慮しなければならない．

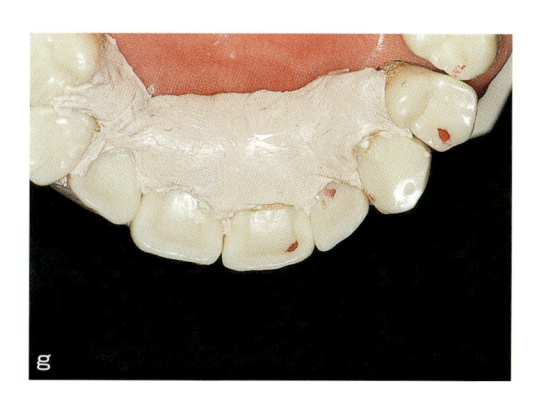

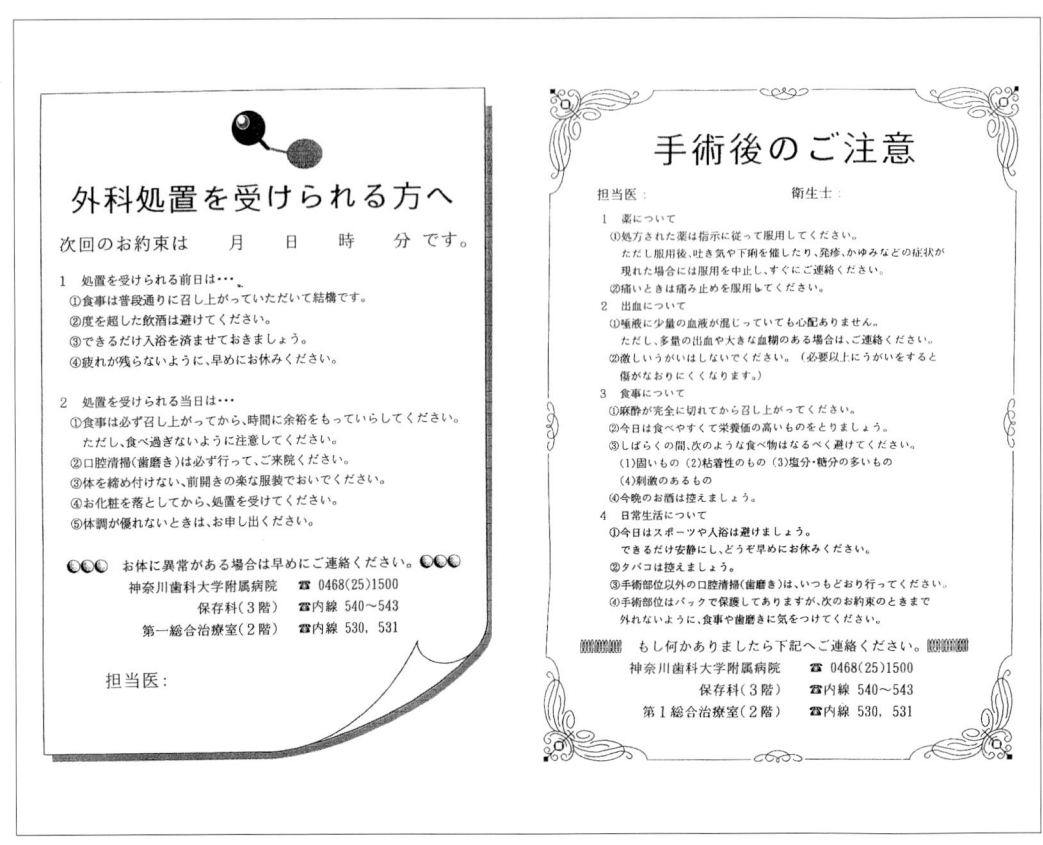

図5-41 術前術後の注意事項.

E. 外科処置後の注意事項

歯周外科処置後の創面は内側性のものと,外側性のものに大別される.

内側性創面となるような,ポケットキュレッタージや,ウィッドマン改良型の歯肉剝離搔爬術は術後の治癒が早く,疼痛も歯肉切除術や開放創を形成するような歯肉弁根尖側移動術に比べ軽いが,出血のコントロールや,創面の安静は必須であり,歯周包帯を施すとともに,患者の帰宅後における行動に対して,十分な指導や説明が必要となる.また外科処置行う際にも患者の手術当日の体調に留意し,術中の事故を未然に防止するよう心がける必要がある.そのため,歯周外科処置を施行する予定の患者には図に示すごとく,術前,術後の注意事項を手術前後に口頭で説明するとともに,パンフレットとして手渡しすることで確実とする(図5-41).

2 歯周ポケット搔爬術(キュレッタージ)

A．目的
　歯周ポケット搔爬術(キュレッタージ)は，ポケット上皮と炎症性の上皮下結合組織を，歯肉弁を開けずに，キュレットを用い搔爬除去する処置であり，歯周外科処置の中の1つの術式である．歯肉弁を歯根面に再付着させ，歯周ポケット浅くすることを目的とする．治癒形態は長い上皮性付着によって治癒する．歯肉弁を開けずに行う処置であるため，炎症性ポケット上皮および結合組織が完全に除去できたかどうかを判定することは困難である．

B．適応症と禁忌症
a．適応症
①比較的浅い骨縁上ポケット．歯周外科処置は予定していないが，歯周ポケットが4〜5mm程度の軽度歯周炎の症例で，基本治療の中で行う場合．
②重度の歯周炎で強い炎症が存在し，基本治療後に歯周外科手術を予定している症例などで，消炎を目的に基本治療の一環として行う場合．
③全身疾患等で，歯周外科処置などの侵襲をなるべく少なくしたい場合．
④重度歯周炎の歯周ポケットの進行を防ぐ場合．

b．禁忌症
①線維性の歯肉増殖のある症例．
②深い骨縁下ポケット(6mm以上)を有する症例．
③根分岐部病変が進行した症例や器具が到達できないほど分岐部病変が狭い症例．
④深い歯周ポケットを広範囲に有する大臼歯．
　＊②〜④は，歯周外科処置を行う前の準備であったり，進行を防ぐ場合であれば適応となる．

C．術式
①術野の消毒と局所麻酔を行う．
②片刃のグレーシキュレットを用いる場合は，キュレット刃部を歯肉溝上皮方向に向けポケット最深部に挿入し，ポケット内のキュレットに指で軽圧を加えながら，歯の中央部分から隅角方向に向けてポケット上皮および結合組織を搔爬除去する．
③歯根面をキュレット型スケーラーにてルートプレーニングを行い，根面の滑沢化を行う．
④ポケット内を生理的食塩水などで洗浄する．
⑤歯周パックまたは縫合を行う．

キュレッタージの術式(図5-42)

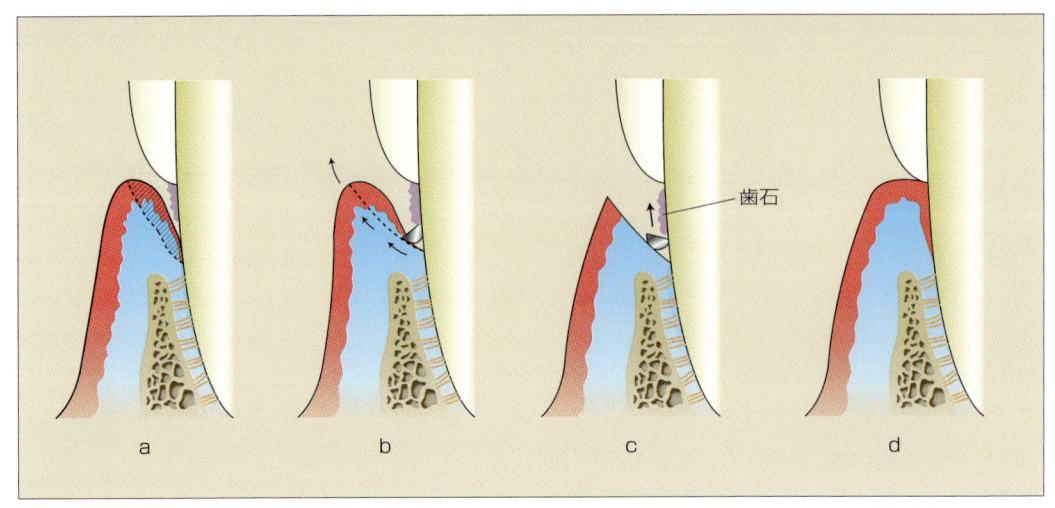

図5-42 a:ポケット底部より歯肉頂に向けた,キュレタージにより除去される部(破線). b:キュレット刃部を歯肉溝上皮方向に向けポケット最深部に挿入し,ポケット上皮および結合組織を搔爬除去する. c:スケーリング・ルートプレーニング後,よく洗浄を行う. d:治癒形態は長い上皮性付着である.

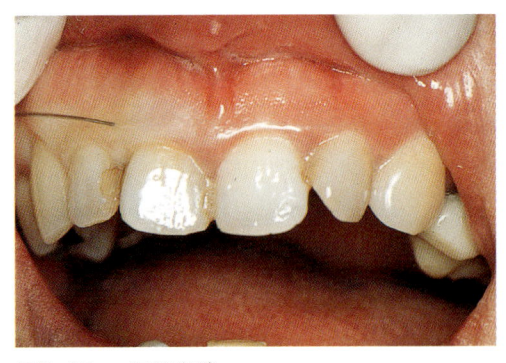

症例：(図5-43a〜o)

図5-43a　浸潤麻酔.

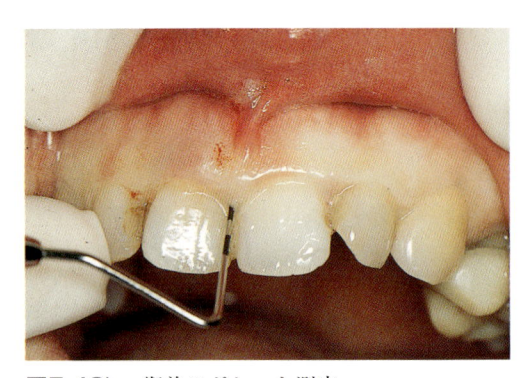

図5-43b　術前のポケット測定.

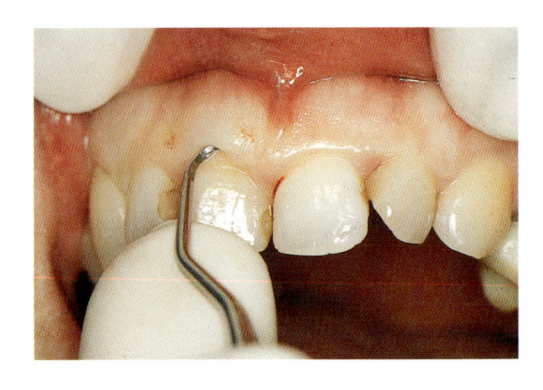

図5-43c　右上中切歯中央部から近心へのキュレッタージ.

第5章 歯周外科治療

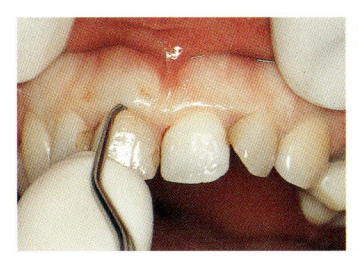

図5-43d レストを中心とし、近心に向けてキュレットを回転させる.

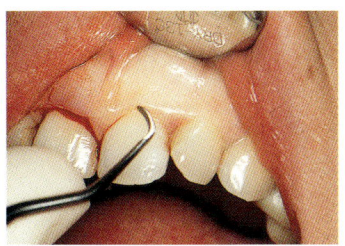

図5-43e 左上中切歯中央部から近心へのキュレッタージ.

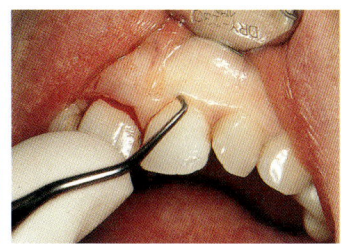

図5-43f ポケット内へ刃部を挿入する.

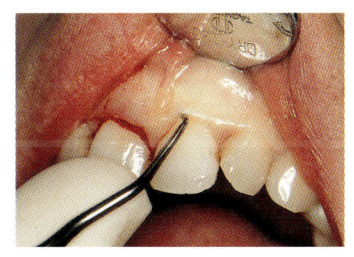

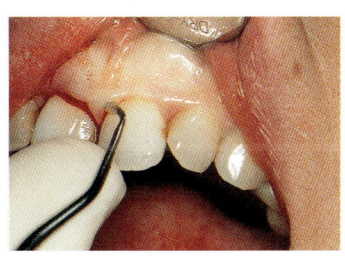

図5-43g 近心方向へのキュレッタージ.

図5-43h 除去された組織片.

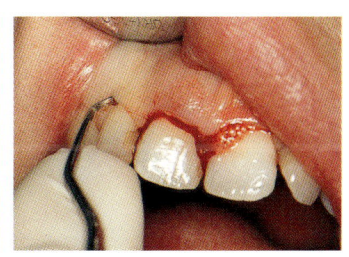

図5-43i 右上側切歯中央部へキュレットを挿入する.

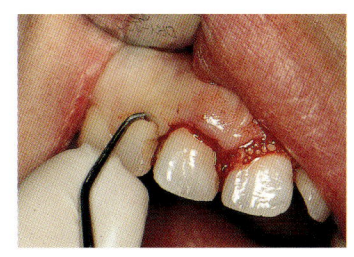

図5-43j 近心に向けてキュレットを回転させる.

図5-43k さらに回転させる.

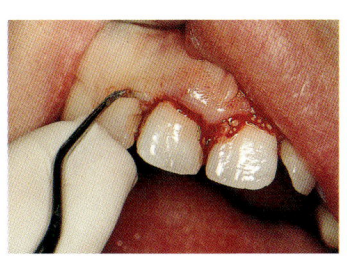

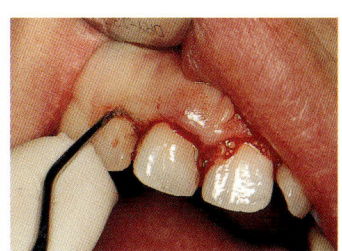

図5-43l 組織片の掻爬.

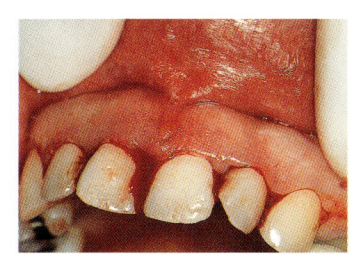

図5-43m 終了時.

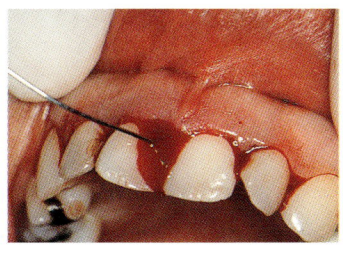

図5-43n 生理食塩水での洗浄.

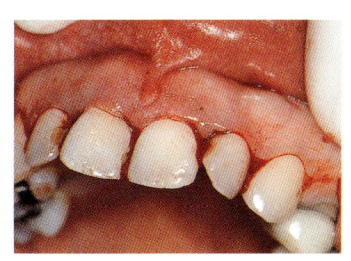

図5-43o 圧迫止血.

133

3 新付着術

A．目的

新付着術ENAP（Excisional New Attachment Procedure）は，歯周ポケットを形成するポケット上皮とその内部の肉芽組織を除去することによって，新付着を得ることを目的とする．

B．適応症と禁忌症

a．適応症

① 3～5mm程度の骨縁上のポケット．
② メスを使用するため，ポケット内壁の肉芽組織の除去が確実に行えることから，多少深いポケットでも適応となる．
③ 審美性を重視した前歯部に適応される．

b．禁忌症

骨欠損を伴う歯周ポケット．

C．術式（図5-44）

① ポケット底部をポケット探針またはクレーンカプランポケットマーカーで測定後，歯肉表面にポケット底部の位置を印記する．
② 歯肉頂よりポケット底部に向けた内斜切開を行い，歯肉溝上皮および肉芽組織をグ

ENAPの術式

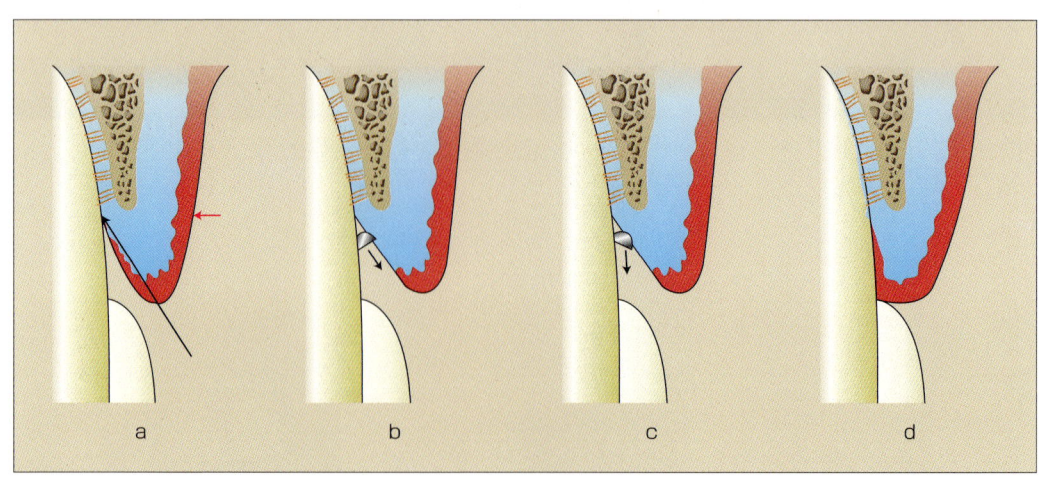

図5-44　a：ポケット底部をポケットマーカーまたは探針にて印記（→部：出血点を印記）し，ポケット底部に内斜切開を施す．b：切開した上皮および肉芽組織をスケーラーで除去する．c：ルートプレーニングを行う．d：歯肉弁を戻して8の字縫合を行う．

第5章 歯周外科治療

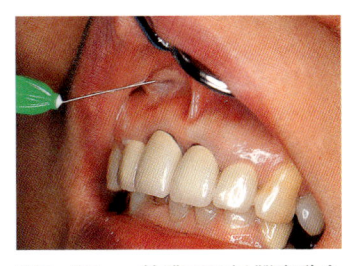

症例：（図5-45a～n）

図5-45a 粘膜下に浸潤麻酔を行う．

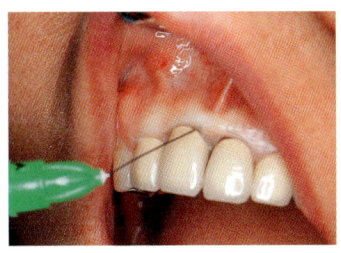

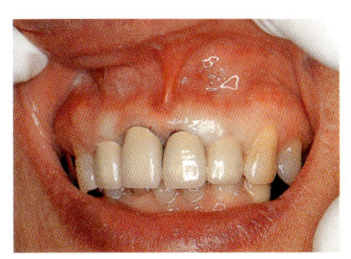

図5-45b 歯間乳頭部への浸潤麻酔．

図5-45c 麻酔直後．

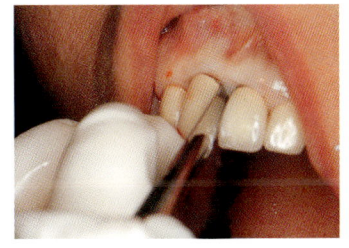

図5-45d No.15替刃メスでの内斜切開．

図5-45e 歯間乳頭部の内斜切開．

図5-45f 唇側肉芽除去．

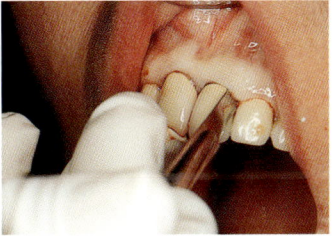

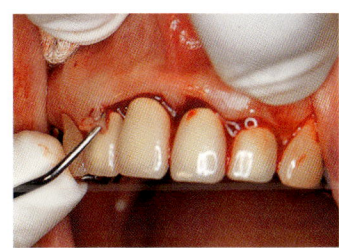

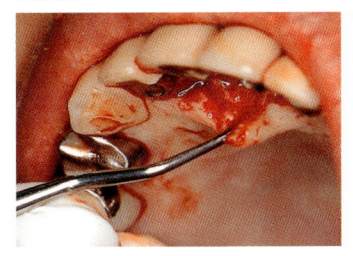

図5-45g 口蓋側肉芽除去．

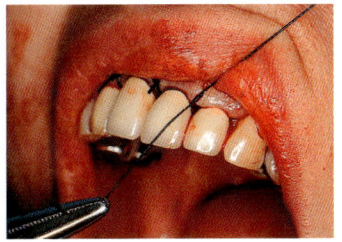

図5-45h 8の字縫合．

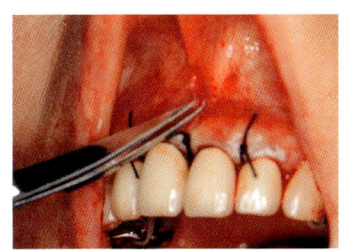

図5-45i 上唇小帯切除．

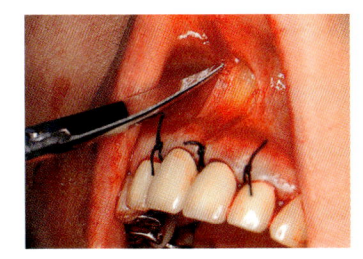

図5-45j 小帯切除．

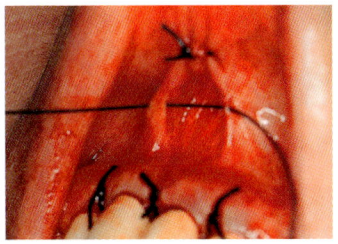

図5-45k 縫合．

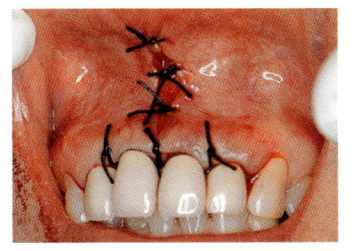

図5-45l 縫合完了．

レーシーのキュレット型スケーラーまたは前歯部用鎌型スケーラーで除去する．
③グレーシーのキュレット型スケーラーを使用し，根面のスケーリング・ルートプレーニングを行う．
④歯肉弁を元に戻し，術前と同じ位置で8の字縫合を行い（図5-46），その後歯周パックで被覆する．

3　新付着術

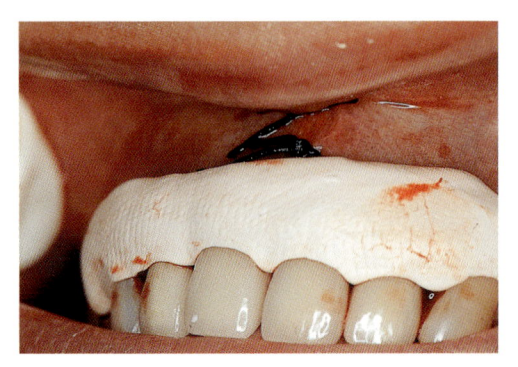

図5-45m　歯周パックを行う．

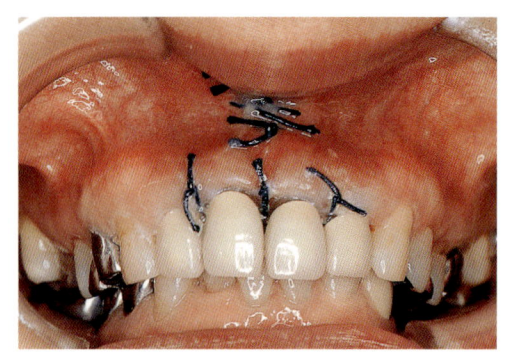

図5-45n　1週間後の抜糸時の状態．

8の字縫合の方法

a

b

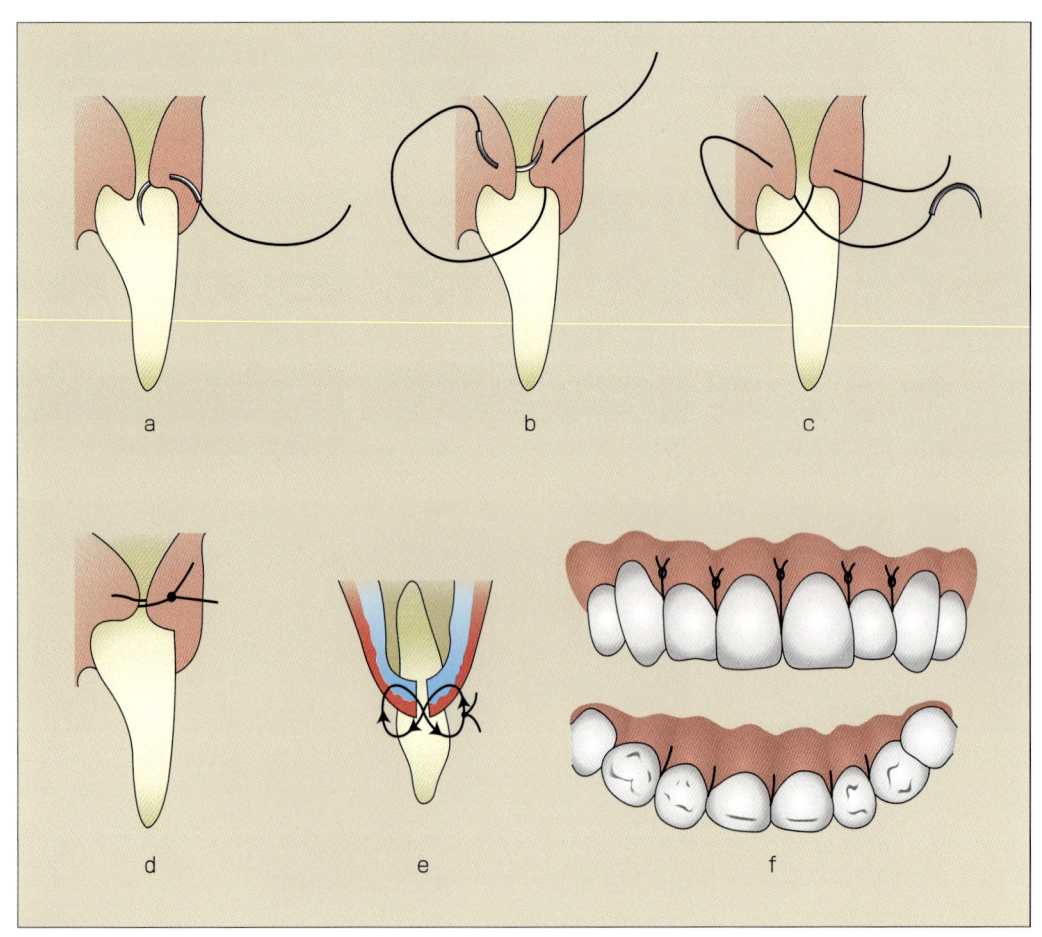

c

d

e

f

図5-46　a：唇側から針を挿入する．b：次に，舌側から針を挿入する．c：針を唇側に移動させると，縫合糸は8の字状に交差する．d：唇側寄りで外科結びを行う．e：側方断面図．f：唇側面観と舌側面観．

D．利点と欠点
a．利点
①肉芽組織が除去できる．
②骨に影響を及ぼさない．
③歯肉への侵襲が少ない．
④新付着の可能性がある．
⑤歯肉退縮量が少ない．

b．欠点
新付着を目的としているが，実際には長い接合上皮での治癒経過をたどると考えられる．歯槽骨に対する処置ができないこと．

E．縫合（P.124〜127参照）
a．縫合針の正しい扱い方
持針器は，湾曲部の先端から2/3の位置で縫合針を把持する．先端を把持したり糸と針の接合部を把持すると針が湾曲したり，糸が切れてしまう（図5-47）．

b．縫合針の種類，大きさ
3/8，1/2等は針の湾曲を示し，円に対する割合で表す（図5-48）．

c．針の大きさ
針の大きさは円の直径で表す（図5-49）．

d．縫合糸の種類
1）シルク（絹糸）

最も一般的な縫合糸．
長所：結紮が容易で操作性が優れている．
　　　比較的安価である．
短所：プラークが付着しやすい．
　　　組織反応性が高い．

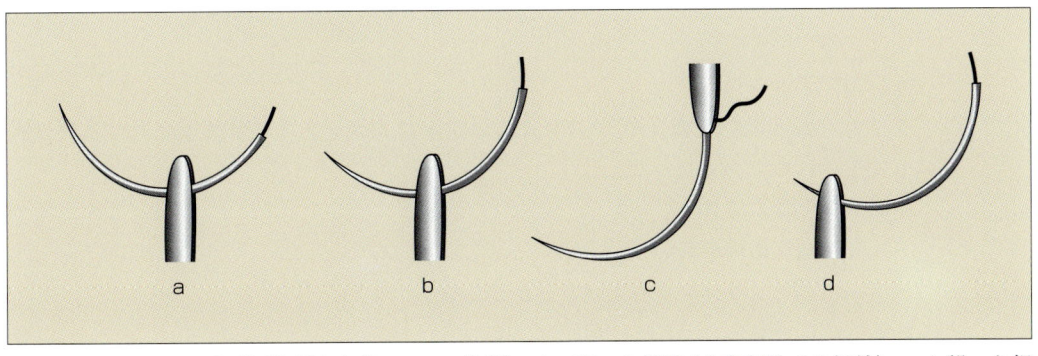

図5-47　a：正しい把持（先端から約2/3の位置）．b：誤った把持（中央部分での把持）．c：誤った把持（糸と針の接合部を把持すると糸が切れる）．d：誤った把持（先端に近すぎる）．

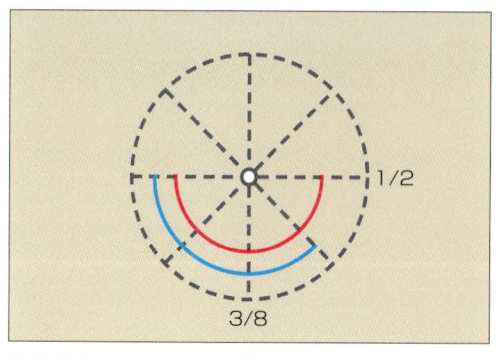

図5-48　3/8，1/2等は針の湾曲を示し，円に対する割合で表す．

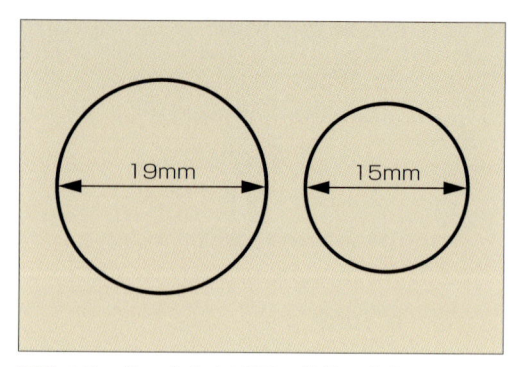

図5-49　針の大きさは円の直径で表す．

2）ナイロン，ポリエステル

合成の非吸収性縫合糸．

長所：組織反応性が低い．プラークの付着が少ない．

短所：シルクに比べ結紮しにくい．

3）ポリ乳酸等のポリマー

バイクリル，デキソンなどの合成吸収性糸である．

吸収性糸は吸収性GTR膜の固定，結合組織移植時の移植片の縫合や抜糸が困難な部位などに用いられる．

長所：吸収性である．比較的操作性に優れている．
　　　加水分解で吸収され，糸の吸収に伴う炎症を惹起しない．

短所：高価である．吸収が遅い．

4）ガット

羊の小腸などを素材とした吸収性縫合糸．

長所：吸収性である．
　　　吸収性糸として安価．

短所：組織反応性が高い．
　　　操作性が悪い．

5）ゴアテックス

テフロン製非吸収性縫合糸．GTR法におけるゴアテックスの普及とともに歯周外科にも使用されるようになった．

長所：操作性に優れる．
　　　組織反応性が低い．
　　　モノフィラメントで，プラークが付着しにくい．

短所：高価である．

e．持針器の種類と持ち方

ヘガール型持針器，マチュー型持針器などが一般的に用いられる．歯肉移植等とくに

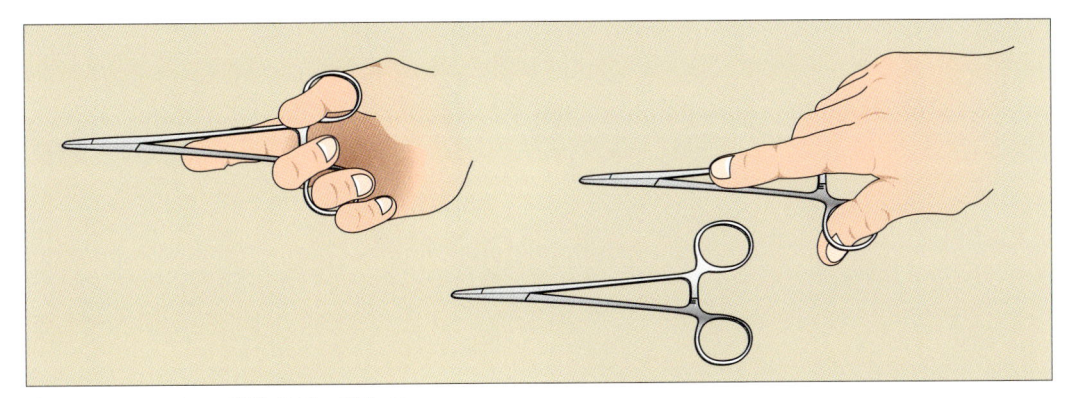

図5-50a　ヘガール型持針器の持ち方．

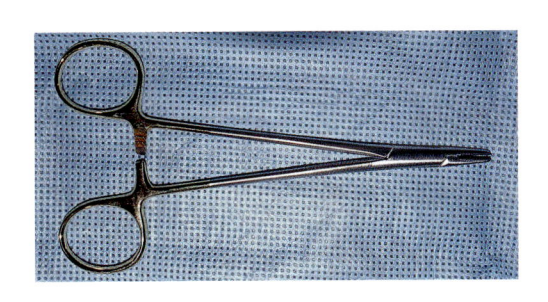

図5-50b　ヘガール型持針器（写真はクライルウッド）．

細かい縫合が必要な場合には，カストロビージョー型持針器が用いられることもある．

1）ヘガール型持針器（クライルウッド，ダーフ，バウムガードナーなど）（図5-50a，b，図5-30参照）

第1指と第4指（第5指）で把持し，第2指を伸ばすことにより，先端がぶれないようにする．

2）カストロビージョー型持針器（図5-51a，図5-29参照）

3）マチュー型持針器（ボイントン）（図5-51b，図5-31参照）

f．縫合手技

①縫合針の刺入は，歯肉弁の辺縁から2～3mm離れた部位から行う．歯肉弁辺縁近くに刺入すると歯肉弁を断裂させやすく，結紮により歯肉弁の先端部が虚血状態となり，壊死を起こしやすい．

②可能な限り縫合針の刺入は角化歯肉内に求める．

③縫合針の組織への貫通は，針の湾曲に合わせて手首を回転させて行う．

④針先が骨面や歯面に強く当たらないように注意する．歯間部を通して，唇頬側から舌側，または舌側から唇頬側に縫合針を通す場合は，針と糸の接合部側から先に通すと針先の損傷が少ない．

⑤結紮時，歯肉弁に過度の力を加えない．きつく縫合しすぎると糸が歯肉弁を圧迫し，血流が阻害され壊死を起こす可能性がある．

⑥結紮部は一般的に刺入点に作る．刺入点で結紮すると縫合糸がゆるみにくい．

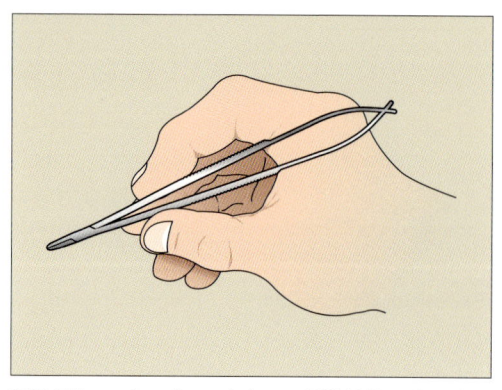

図5-51a　カストロビジョー型持針器の持ち方.

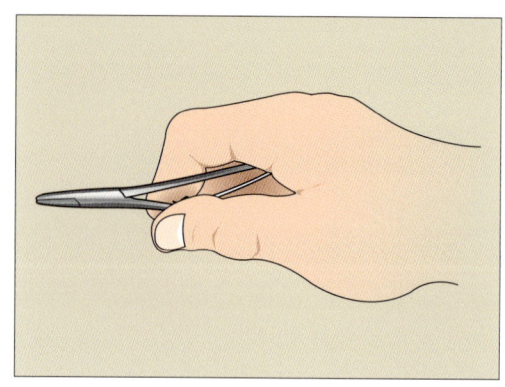

図5-51b　マチュー（ボイトン）型持針器の持ち方.

　⑦結紮後，縫合糸は約3mm残して切る．
g．縫合法
　1）単純縫合

　頻繁に用いられる縫合方法であるが，歯肉弁が重なり合うことがあるため注意を要する（図5-52）．

　2）8字縫合

　ENAP，フラップ手術等で使用頻度が高い縫合方法（図5-53）．

　3）垂直マットレス縫合

　歯肉弁と骨との緊密な適合を得たいときに用いる方法である．歯肉弁の接合部の内側に縫合糸が介在しないため，縫合糸が歯肉弁の上部より押さえる（図5-54）．

　4）水平マットレス縫合

　歯肉弁内面の接触面積をできるだけ大きくしたい場合用いる．前歯部における歯間乳頭の高さをできるだけ保ちたい場合，インプラント埋入時やGTR法施行時に創が開くことを予防したい場合に用いる（図5-55）．
h．持針器を用いた結紮法（外科結び）（図5-56）

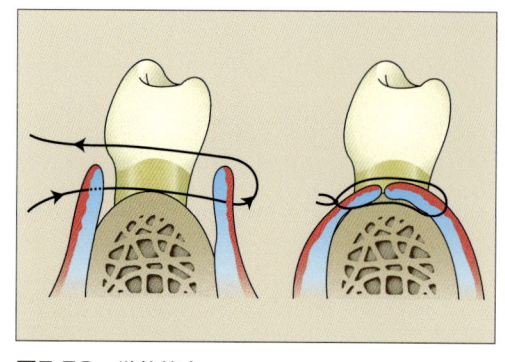

図5-52　単純縫合．

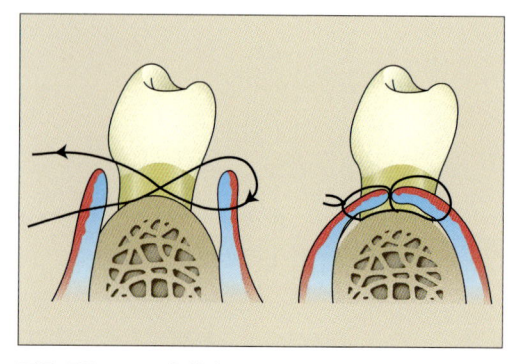

図5-53　8の字縫合．

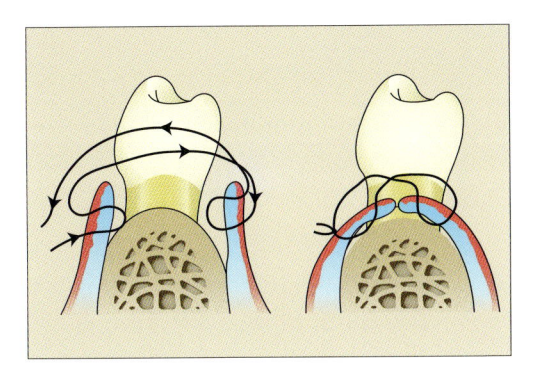

図5-54　垂直マットレス縫合．

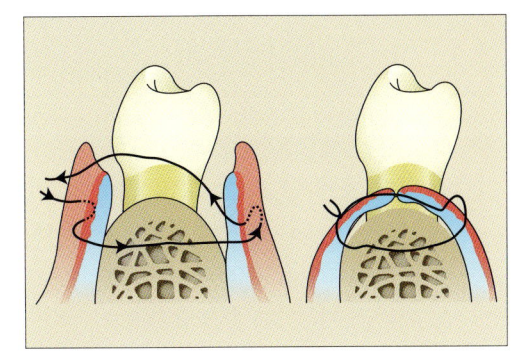

図5-55　水平マットレス縫合．

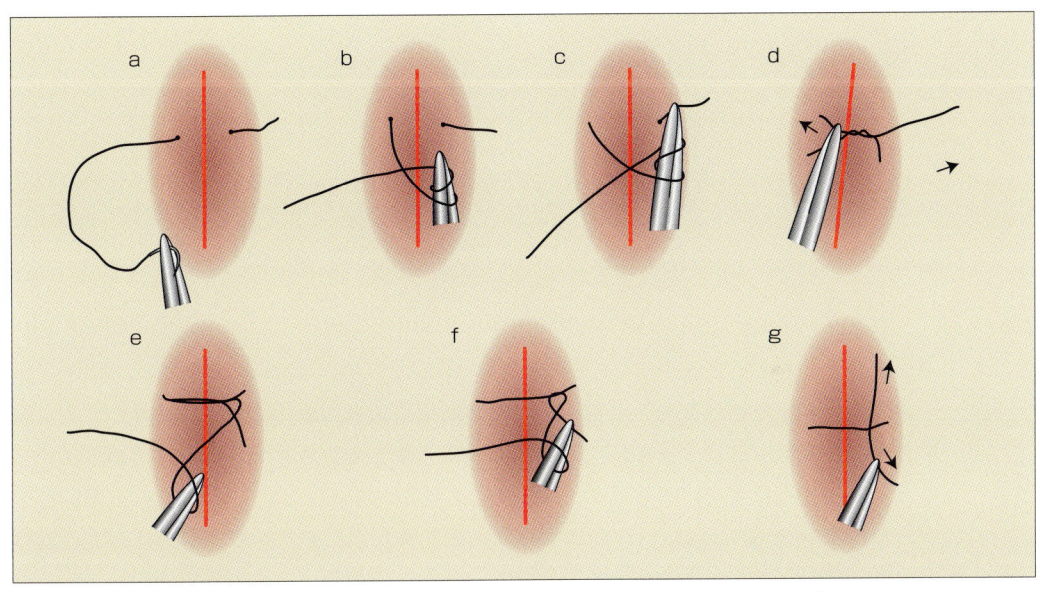

図5-56　a：針を通し，糸の先端を3〜4cm残す．b：右手の持針器の先端部で時計回りに2回まわして糸を巻きつける．長い方の糸に輪が2つ巻きつく状態になる．c：持針器で短い糸をつまむ．d：左手と持針器の位置が反対になるように移動しながら，糸を引っぱり最初の結び目を作る．e：持針器の先で長い方の糸を反時計回りに1回転巻きつける．f：持針器の先で短いほうの糸の端をつまむ．g：最初の結び目を作ったように反対方向に引っ張って，2回目の結び目を作る．

4　歯肉剝離搔爬術

　低侵襲性医療（Minimum Invasive Therapy）が注目されている現在，歯周治療においても非外科処置法により完全なるポケットの除去が試みられているが，すべての症例に対し，目的を達成することは不可能である．歯肉剝離搔爬術は歯周炎の進行により5mm以上や複雑な形態の歯周ポケットが存在し，歯周ポケット搔爬術などで完全なるポケットの除去が不可能な場合に選択される歯周外科処置である．歯肉剝離搔爬術後の治癒様式はセメント質面への長い歯肉接合上皮の付着によるもので，上皮性付着により歯周ポケットの除去を図る（図5-57）．

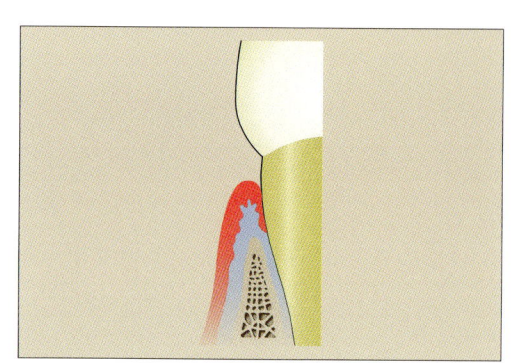

図5-57　長い接合上皮による治癒．

A．歴史

　歯周疾患の治療法の開発とともに，歯肉剝離搔爬術も切開の入れ方，剝離の方法，剝離弁の縫合位置などにより数多くの手術方法が考案，発表されてきた．初期の方法の一つとして1918年に本術式をWidmanが詳細に記載し，発表したフラップ原法[1]（図5-58）がある．その後Neumann[2]が1926年に改良法を報告したが，初期の術式は術野の近遠心に縦切開を入れ，大きく歯肉弁を剝離し，歯肉や歯槽骨に不必要な侵襲を与えるものであった．手術時の歯周組織への余分な侵襲を避けるため縦切開を入れずに剝離することで歯肉辺縁の根尖方向への移動が少なく審美的であり，歯槽骨の再生が期待できるフラップ改良法を1931年にKirkland[3]が発表した（図5-59）．一方RamfjordとNissle[4]は1974年に縦切開を入れず，歯肉弁の剝離を最小限にとどめるWidman改良法を報告した（図5-60）．この方法は歯頸部の炎症性歯肉を一次切開（内斜切開），二次切開（歯肉溝切開）（図5-61），辺縁歯肉の厚みのある臼歯部では三次切開（水平切開）（図5-62）により除去する．骨頂部の吸収はある程度認められるが，歯槽骨の再生を期待できる．

　現在，歯周初期基本治療中の徹底的したプラークコントロールにより歯肉の炎症をできるだけ消退させてから歯周外科処置に移行するため，Kirklandのフラップ改良法が多く用いられている．とくに，膜を用いる歯周組織再生療法では，膜の露出を防ぐため健康な角化歯肉をできる限り保存する，Kirklandのフラップ改良法が適応される．

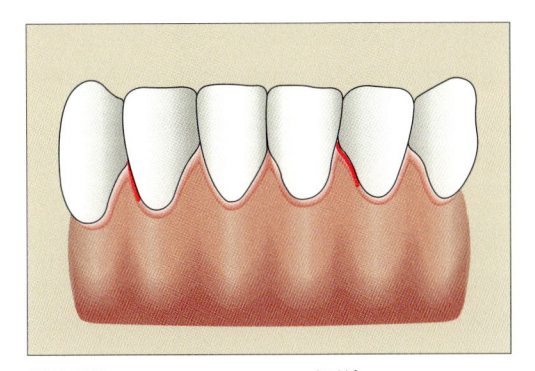

図5-58 Widmanのフラップ原法.

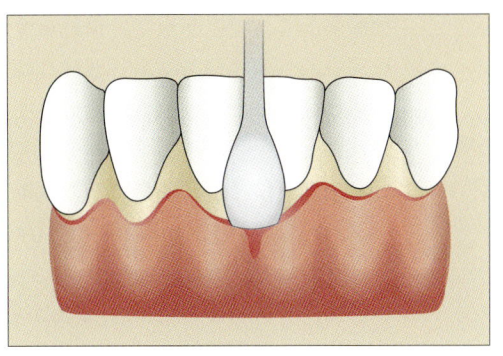

図5-59 フラップ改良法.

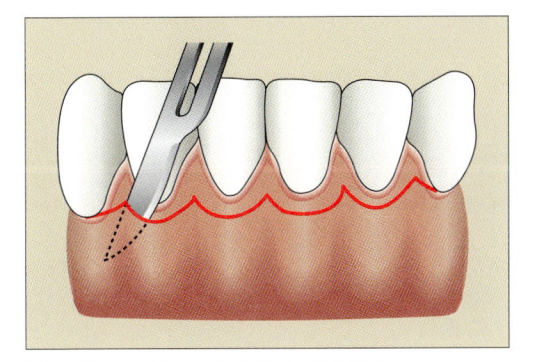

図5-60 Widman改良法（一次切開）.

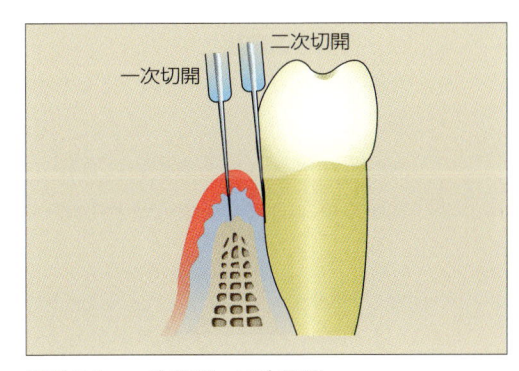

図5-61 一次切開，二次切開.

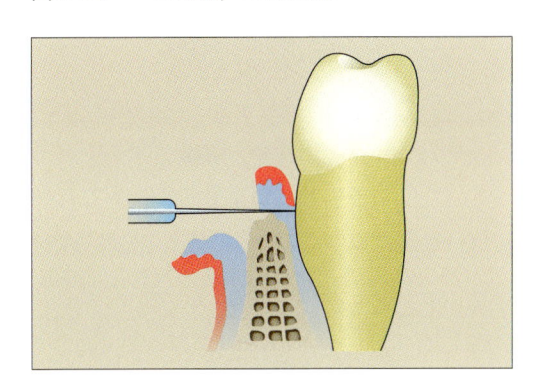

図5-62 三次切開.

B．目的

　歯肉剝離搔爬術は歯肉剝離後に歯槽骨面と根面の状態を直視できることが，歯周ポケット搔爬術や新付着術と異なる大きな点である．直視直達で病的組織や歯肉縁下歯石の除去を行う場合は，鋭匙型スケーラーの探索操作で確認しながら行う場合と比較し，確実性の向上と所要時間の短縮を図るうえで有利である．

a．歯周ポケットの除去

　剝離した歯肉弁を的確に歯根面に復元すると，口腔側上皮が健全なセメント質面に沿って根尖側方向へ増殖を開始する．歯肉結合組織中の線維芽細胞が歯根面に付着し，

増殖することでコラーゲン線維を産生し，産生された線維の歯根面への埋入が，上皮の根尖方向への増殖速度より速ければ，結合組織性の付着が成立するのであろうが，歯肉剝離搔爬術は上皮の根尖方向への増殖速度が速いため，長い接合上皮による付着により治癒される．

b．歯周組織の生理的形態への改善

　歯肉の形態を生理的状態へ近づけることで，咀嚼時の食物の流れによる自浄作用を向上させるのと同時に，歯ブラシ，フロス，歯間ブラシなどによるプラークコントロールを容易にできるようにする．歯肉の形態は裏打している歯槽骨の形態に影響されるため，異常な歯槽骨の形態（棚状やクレーター状など）は歯肉を剝離しなければ修正できないため，本法が適用となる．

c．歯槽骨の再生

　垂直的骨縁下ポケットに対する処置では，しばしば，術後のX線写真検査により歯槽骨の再生が認められる．とくに，2，3壁性骨欠損では顕著である．ただ，膜を用いた歯周組織再生療法の歯根膜に裏打された歯槽骨とは異なり，再生した歯槽骨とセメント質面の間には接合上皮が介在していることが報告されている．

C．適応症

1）深い骨縁上，骨縁下ポケットの存在する場合
2）歯槽骨の形態異常により骨整形が必要な場合
3）根分岐部病変を有する場合

D．術式

a．手指の洗浄，消毒

　患者に対する感染防止と術者自身の防護を目的として塩化ベンザルコニウム（ヂアミトール）やトリクロサン（イルガサンDP），逆性石けん（ハイアミン），クロルヘキシジン（ヒビテン）で手指の洗浄と消毒を行う．

b．術野の消毒

　術前に過酸化水素水，ポピドン液（イソジン）で含嗽させるか，口腔内全体をオキシフル綿球とイソジン綿球にて洗浄，消毒する（図5-63a）．

c．麻酔

　一般的には伝達麻酔は用いず，浸潤麻酔のみで行われる．浸潤麻酔は歯槽粘膜刺入法と歯間乳頭刺入法（図5-63b）を併用する．浸潤麻酔を行う前に刺入点の位置に表面麻酔を行うことで，患者への苦痛を軽減する．浸潤麻酔の順序はまず，歯槽粘膜刺入法で術野の最後方部より刺入し，浸麻液を浸潤させながら針先を前方へ移動させる．麻酔液にて膨潤し，貧血帯のできた歯槽粘膜に，次の刺入点を求める操作を順次繰り返し，唇，頰側を麻酔する．その後，歯間乳頭刺入法により麻酔することで唇，頰側のみでなく，舌，口蓋側の歯間乳頭部まで麻酔効果が得られる．次に，舌，口蓋側の歯間乳頭部に刺

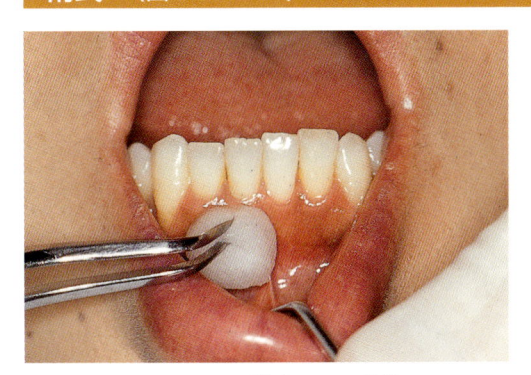

術式：（図5-63a～s）

図5-63a　オキシフル綿球による洗浄．

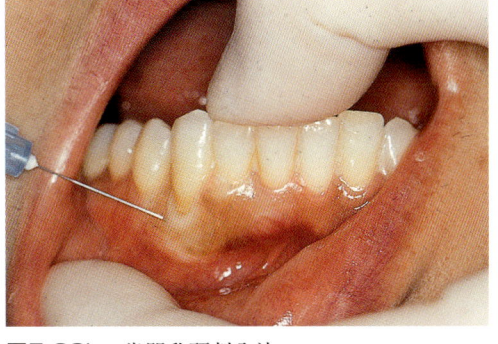

図5-63b　歯間乳頭刺入法．

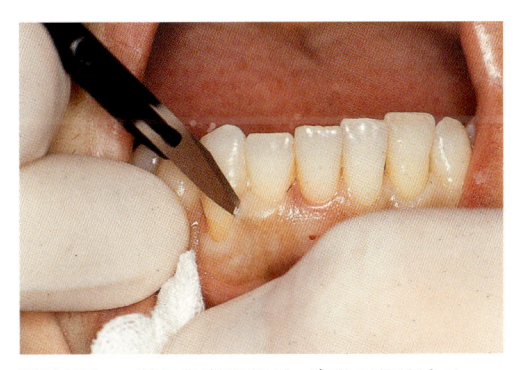

図5-63c　刃先を歯間乳頭へ向けて切開する．

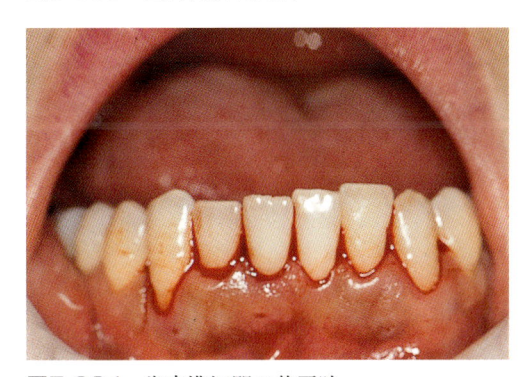

図5-63d　歯肉溝切開の終了時．

入点を求め，浸潤麻酔を行う．この順序で麻酔をすると患者に疼痛を与えることなく，術野に麻酔することができる．

d．切開

　歯肉の切開法は，歴史の項で述べたように目的に応じて，内斜切開，歯肉溝切開，水平切開法など，いろいろな方法がある．ここではフラップ改良法の切開法について述べる．健康な角化歯肉をできるだけ保存するには，歯肉溝底部へ向けて刃先を挿入する歯肉溝切開法が有効である．また，メスの刃を歯間乳頭へ向け，押し切りで進めていくことで，誤ったメスの動きによる歯肉弁の損傷を防止できる（図5-63c，d）．

e．歯肉剝離

　歯肉の剝離方法には骨膜剝離子による粘膜骨膜弁（full thickness flap）と＃15のメスによる粘膜弁（partial thickness flap）がある．骨整形，骨切除が必要かどうかなど手術の目的により剝離方法は選択される（図5-63e）．

f．肉芽の除去

　垂直性骨欠損底部や歯根分岐部の不良肉芽の除去は，器具の到達が困難な場合が多きため，十分注意して操作する（図5-63f）．

g．スケーリング・ルートプレーニング

歯根面の歯石や壊死セメント質を除去し，健康なセメント質を露出させ根面を滑沢にすることで，新生セメント質を伴う結合組織性の付着を促進させる．縁下歯石は硬く，歯根面に強固に付着しているため，超音波スケーラーで除去した後，手用の鋭匙型スケーラーにより根面を滑沢にする．歯石を除去した後の壊死セメント質の厚さは根表面から約30 μmの深さまでであり[5]，鋭匙型スケーラーの1ストロークで約30 μmのセメント質の除去が可能であることから，同一部位のみに操作を繰り返すと象牙質が露出され，術後の知覚過敏を生ずることとなる．とくに，歯頸部のセメント質の厚さは約60 μmであるため，同部位のルートプレーニングは注意して行う．

h．歯肉の整形

歯肉溝切開を入れ，歯肉剝離後に形成した歯肉弁の辺縁歯肉，乳頭歯肉部内面には不良肉芽の残存することが多い．そのため，歯肉弁内面の肉芽は有鉤ピンセットで歯肉弁を保持して歯肉バサミなどにより除去する．さらに，歯肉弁の形態を歯根面に適合するように整形する（図5-63g）．

i．歯槽骨の形態修正

歯肉の形態異常は裏打ちされている歯槽骨の形態が反映していることが多い．たとえば，歯槽骨辺縁の鋭利な形態が治癒を遅らせたり，歯間部クレーター状の欠損形態がプラークの付着を増加させる歯肉形態を作り上げてしまう場合には，歯槽骨の切除や整形を行う必要がある（図5-63h）．その場合，シュガーマンファイルや注水下にてスチールバーなどを用いるが，歯槽骨の再生を期待し，歯槽骨の削除量はできるだけ少なくする．とくに，骨幅の狭い前歯部では術後の吸収が大きいため，注意して行う．

j．創面の洗浄

歯槽骨の骨内欠損部や歯肉，セメント質面の搔爬をある程度終了した時点で，オキシフル綿球にて創面を清掃し，その後，生理的食塩水にて洗浄する．このことにより，創面の止血が獲得でき，歯石や不良肉芽の取り残しを精査することができる．取り残しのある場合は，それを除去する．この創面の清掃を術中に繰り返し行うことで，創面の乾燥を防止し，術野の明示を的確にすることができる（図5-63i，j）．

k．縫合

縫合する前に歯肉弁を歯槽骨面，歯根面に適合させ，生理食塩水を浸したガーゼにて圧迫し，創内の余剰な血液を排除しておく．縫合は，唇側と舌側の歯肉弁を歯頸部および乳頭部で適合させ，創面を完全に閉鎖し，歯肉上皮の歯根面への付着を期待する．用いられる縫合方法は，歯間部にて1か所ずつ行う単純縫合が確実であり，縫合糸の緩むことも少ないため一般的である．しかし，歯肉弁の適合を重視し過ぎて強い力で縫合してしまうと，歯肉弁を壊死させることがあるので，注意する．また，1本の糸で術野のすべてを縫合する方法として連続懸垂縫合がある（図5-63k，l）．これは，縫合の能率と，歯肉弁を歯冠側へ懸垂する利点はあるが，注意しないと縫合糸の緩みにより，歯肉弁の適合が不十分なことがある．

第 5 章　歯周外科治療

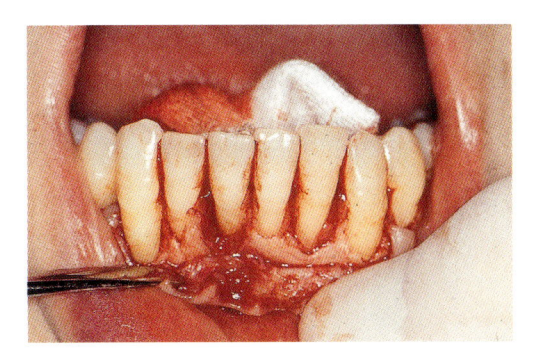

図5-63e　粘膜骨膜弁の形成.

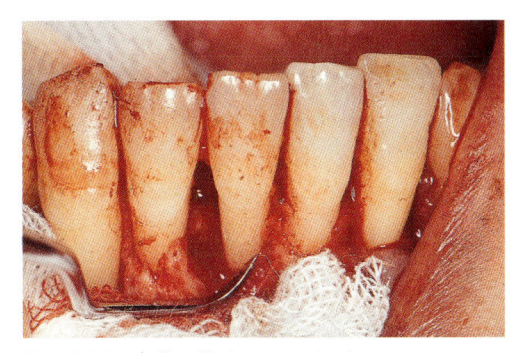

図5-63f　肉芽の除去，ルートプレーニング.

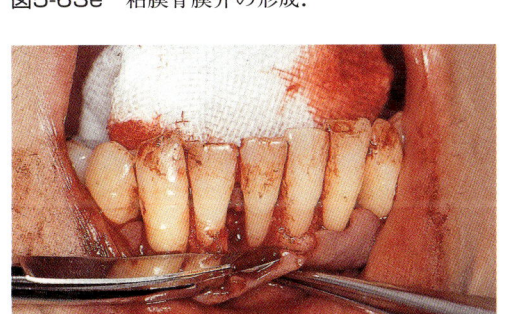

図5-63g　乳頭歯肉部内面の肉芽の除去.

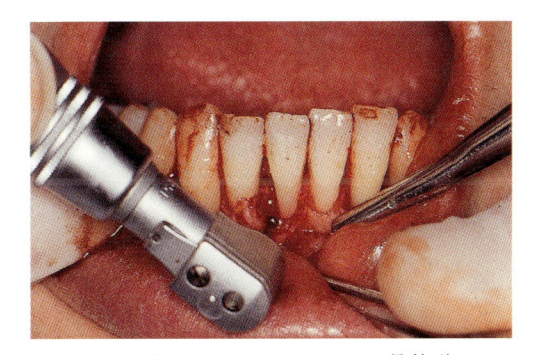

図5-63h　＃8スチールバーによる骨整形.

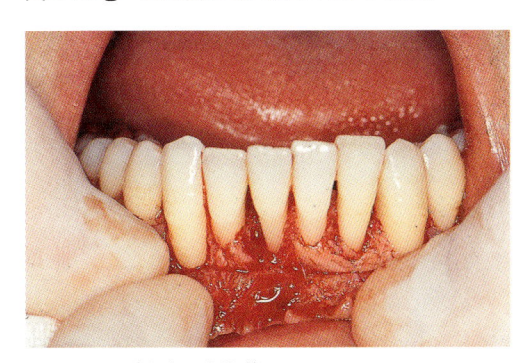

図5-63i　創面の洗浄後.

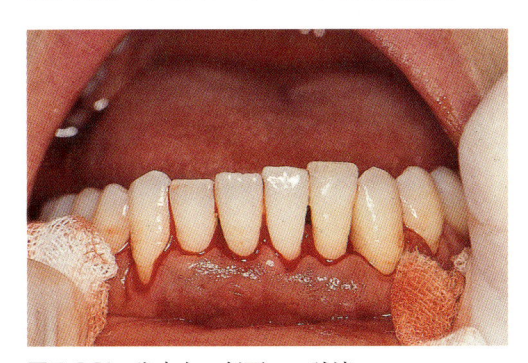

図5-63j　歯肉弁の創面への試適.

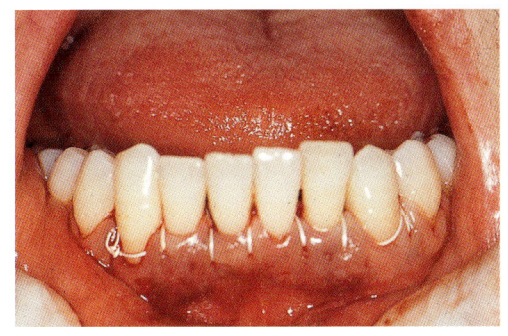

図5-63k　連続懸垂縫合終了時の唇側面観.

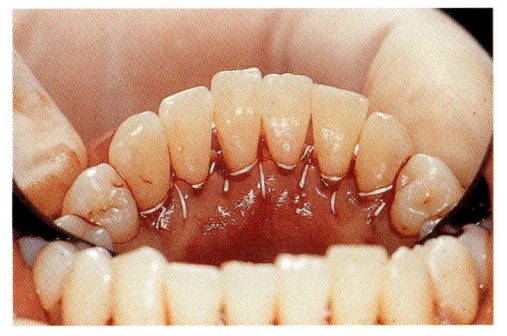

図5-63l　連続懸垂縫合終了時の舌側面観.

l．歯周パック

　歯周パックは創面の保護と外来刺激の遮断や新生肉芽組織の異常増殖の抑制，歯肉弁を骨に適合させ維持するなどを目的として行う．歯周パックを行う際は小帯，可動粘膜を被覆しない，切端や咬合面を被覆しない，歯間鼓形空隙への圧入，連結を十分に行う，歯肉弁と骨や根面の間に入りこまないようにするなどに注意し行う．歯周パックの内面と歯根面および歯肉面との間にプラークが侵入し，縫合糸に付着すると歯肉に炎症が起きるため，ガーゼによる歯冠の乾燥と歯肉との密着に十分考慮して行う(図5-63m, n)．また，単純縫合で行った場合には縫合糸の結び目が歯周パック内へ迷入することがあるため，アルミ箔などで被覆後，歯周パックを行う．

　歯周パックの除去は7～10日後に行い，歯肉弁の根面への付着が獲得されているのを確認し，抜糸を行う．歯周パックの除去時に結び目が迷入することがあるため，結び目のない舌側の歯周パックを除去した後，舌側にて糸を切り，唇側の歯周パックを除去すると，迷入した縫合糸による歯肉弁損傷を防止できる．歯周パックを除去した後，超音波スケーラーにて歯根面に付着したプラークを注意深く取り除き，歯肉表面に付着したプラークはオキシフル綿球とイソジン綿球で清拭する(図5-63o, p)．抜糸終了後は洗浄綿球にて注意深く歯肉表面を清拭する(図5-63q, r)．

m．術後の管理

　歯肉剥離掻爬術に限らず歯周外科処置後は，全身的および局所的に安静をはかることで，治癒を促進させる．食事は栄養価の高いものをとらせ，高温のものや刺激の強いものは控えさせる．とくに，喫煙者には術後の末梢の血流量を確保するために，禁煙を促す．術後のブラッシングは，歯周パックを行った場合はパックの脱落に注意し，行うよう指導する．また，パックを行わなかった場合は，術後2日目よりやわらかい歯ブラシで縫合部位を避け，歯間隣接面を丁寧にブラッシングさせる．もちろん，術後1～2週間は殺菌効果のある洗口剤を併用させる．約2週間後からは通常のブラッシングを励行させる．

　歯肉剥離掻爬術後の歯肉辺縁の位置は根尖方向へ移動するため，術前に患者への説明を十分にしておく(図5-63s)．

参考文献

1) Widman, L. : The operative of pyorrhea alveolaris. A new surgical method. Sevensk Tandläkaretidskrift. Reviewed 1920 in British Dental Journal 1. 293, 1918.
2) Neumann, R. : The radical surgical treatment of the so-called pyorrhea alveolaris and other disease of the mouth. Medical Journal and Record, 671-763, 1926.
3) Kirkland, O. : The suppurative periodontal pus pocket; its treatment by the modified flap operation. Journal of the American Dental Association. 18, 1462-1470, 1931.
4) Ramfjord, S. P. & Nissle, R. R. : The modified Widman flap. Journal of Periodontology, 45, 601-607, 1974.
5) 小田　茂：歯周炎罹患歯におけるendotoxinの浸透程度について，日歯周誌, 34, 46-59, 1992.

第 5 章 歯周外科治療

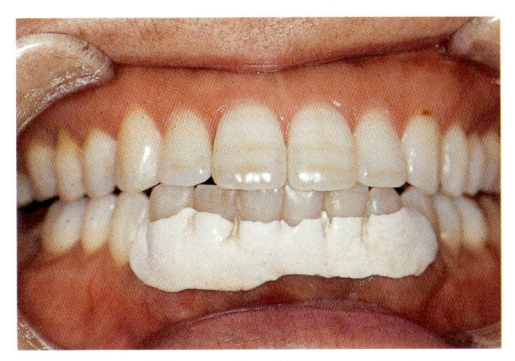

図5-63m 術後10日目の歯周パック除去直前.

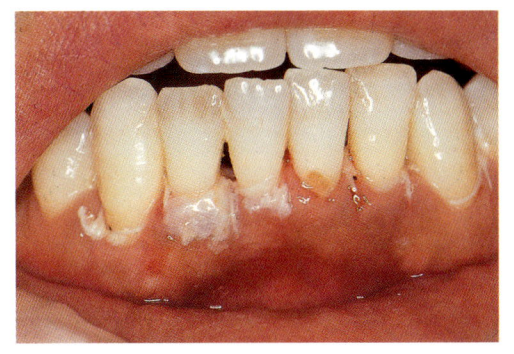

図5-63n 歯周パック除去直後のプラークの付着状態.

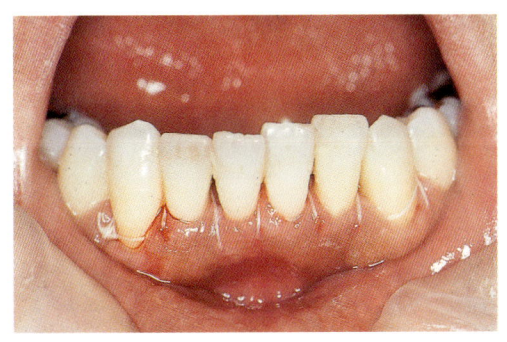

図5-63o 綿球にて清掃した抜糸前の状態.

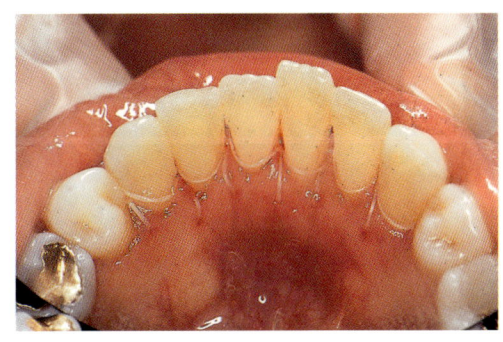

図5-63p 抜糸前の舌側の状態.

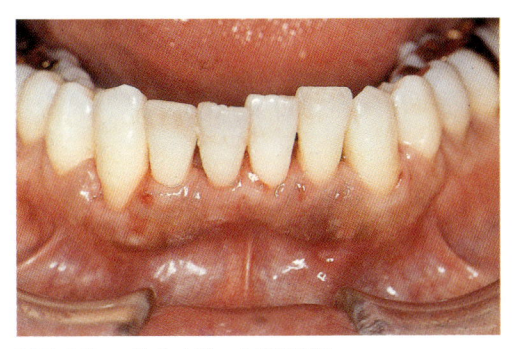

図5-63q 抜糸直後の唇側面観.

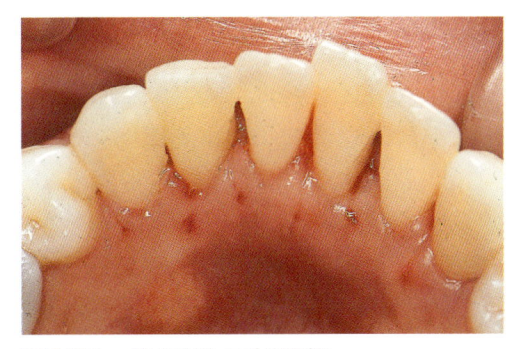

図5-63r 抜糸直後の舌側面観.

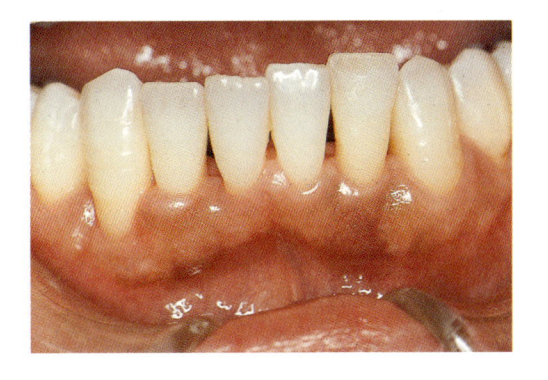

図5-63s 術後約1か月後の唇側面観.わずかな歯肉退縮が認められる.

5　歯肉切除術と歯肉整形術

A．歯肉切除術

a．目的
1) 歯周ポケットを形成している病的歯肉組織を不良肉芽組織を含めて切除し，スケーリング，ルートプレーニングや歯肉の整形を行う．その結果，創傷治癒後健康な歯周組織（歯肉溝を含む）に回復させる．
2) 歯肉組織を生理的形態や審美的形態に回復させる．

b．適応症
1) 線維性増殖歯肉，仮性ポケットあるいは骨縁上ポケットで歯肉切除時，付着歯肉が十分残るもの．
2) 歯槽骨の吸収がわずかで，水平性の骨吸収を呈する．
3) 慢性歯周膿瘍．
4) 歯冠修復物を容易にする．

c．禁忌症
1) 急性炎症症例．
2) 骨縁下ポケット，垂直性の骨吸収症例．
3) 付着歯肉の幅が狭小，歯周ポケット底が歯肉歯槽粘膜境を越えている．
4) 口腔清掃不良状態（PCR値が20%以上）．

d．術式
1) 手術野の消毒と局所麻酔を行う（図5-64のa）．
2) ポケット底の印記：Crane-Kaplanのポケットマーカーで，歯周ポケット底を歯肉に印記する（図5-64のb）．
3) 歯肉切開：切開線は歯肉に印記されたポケット底より1～2mm根尖寄りで，切開角度はポケット底へ45°の角度をつけKirkland型歯肉切開用メスで外斜切開を行う（図5-64のc，図5-65）．
4) 切除歯肉と不良肉芽の除去（図5-64のd）．
5) スケーリングとルートプレーニングを行う．
6) 創面と歯根面の清掃．
7) 歯肉整形：歯肉バサミやメスで創面の辺縁を生理的形態に整形（図5-64のe）．
8) 止血洗浄，消毒を行う．
9) 歯周パックの包埋（図5-64のf）．
10) 術後処置：術後7日にパックの除去．ブラッシングの再開．

第5章 歯周外科治療

歯肉切除術の術式（図5-64，65）

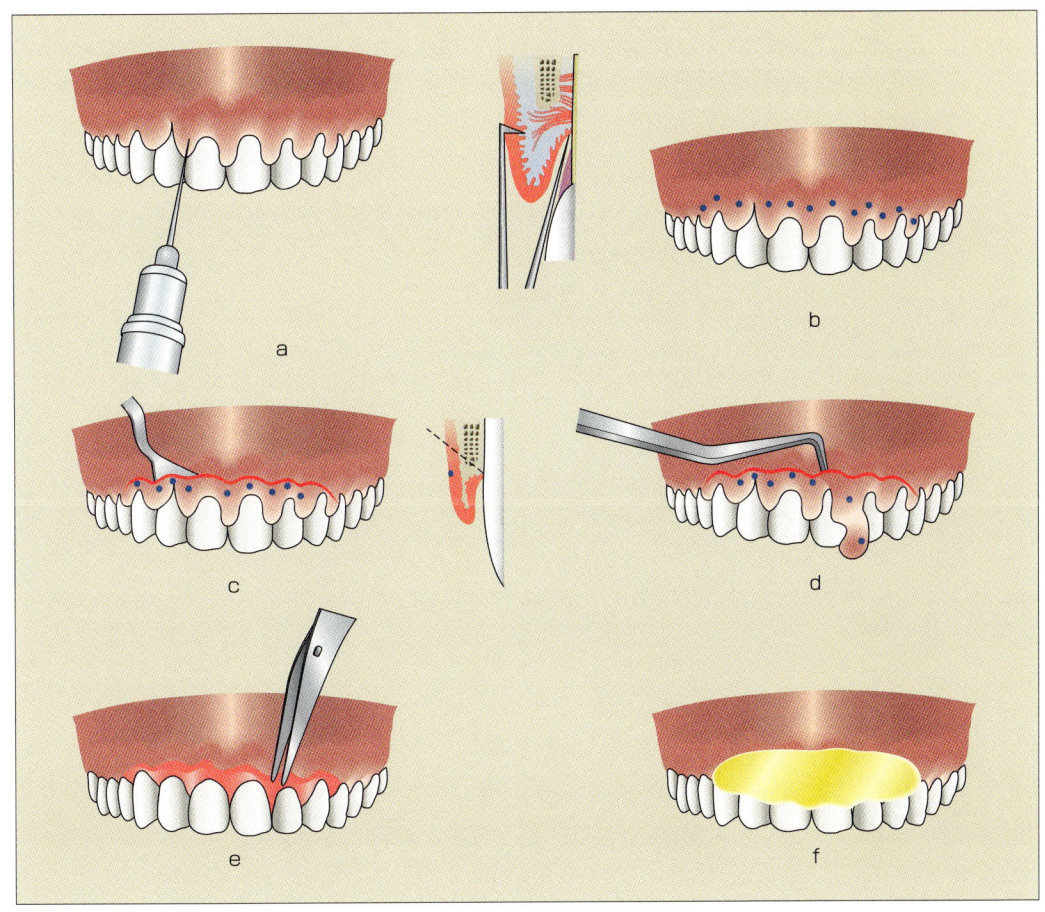

図5-64　a：手術野の局所麻酔．b：Crane-Kaplanのポケットマーカーで，ポケット底を歯肉に印記する．c：Kirkland型メスで連続外斜切開．d：切除歯肉の除去．e：歯肉バサミで歯肉整形．f：歯周パック．

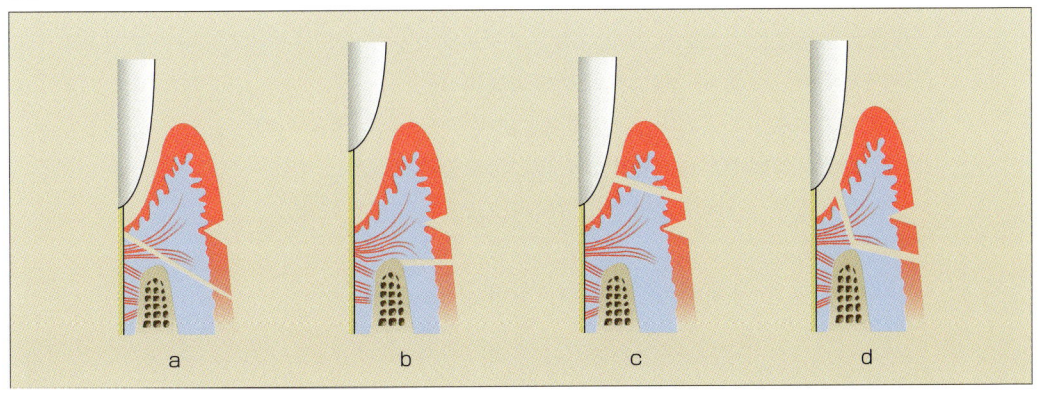

図5-65　a：正しい切開により骨頂からポケット底へ角度が形成されている．b：誤った切開．切開が深すぎる．c：浅くなった切開．ポケット除去ができない．d：不完全な切開．

B．歯肉整形術

a．目的
　歯肉の形態異常はプラークコントロール不良になりやすく，歯肉炎症の環境を作るために，歯周疾患の発病や悪化の予防，改善のため，歯肉を外科的に再形成し，歯周組織を生理的，機能的形態に形成する．

b．適応症
　1）歯周ポケットは深くなく，歯肉の辺縁が線維性に肥厚あるいは増殖．
　2）歯肉裂開，歯肉クレーター．
　3）ロール状（フェストゥーン）や棚状の歯肉．
　4）平坦型の歯肉．
　5）メラニン沈着の歯肉．

c．禁忌症
　1）急性炎症症例．
　2）歯周ポケットが深い．
　3）退縮の著しい歯肉．
　4）歯槽骨の形態異常の症例．

d．術式
　1）手術野の消毒と麻酔を行う．
　2）形態異常：歯肉メスで切除し，歯肉の外形整形を行う．カーボランダムポイント，歯肉バサミや電気メスを用いることもある．
　3）洗浄，清掃後，歯肉形態の再チェック．
　4）歯周パックの包埋．

6　歯肉歯槽粘膜形成術（歯周形成外科手術）

　歯肉歯槽粘膜部の形態異常は適切なプラークコントロールや歯周組織の健康を害する口腔内環境因子である．歯肉歯槽粘膜形成術［mucogingival surgery（MGS）］（別名；歯周形成外科手術）は，健康な口腔環境を確保するための手術の総称名である．
　・付着歯肉の幅の狭小　→　十分な幅の付着歯肉に改善．
　・高位の小帯　→　歯肉辺縁が小帯に引っ張られるのを改善．
　・浅い口腔前庭　→　深い口腔前庭へ改善．
　・歯根露出　→　歯根露出部を歯肉で被覆．

A．小帯切除術

a．目的
　小帯の付着異常は，小帯による牽引が辺縁歯肉に伝わり，歯周ポケットの深化，歯肉

退縮，歯間離開の原因となり，プラークコントロールが不良になる．これらの原因除去のために行う手術である（頻度は上下唇小帯）．

b．適応症

上下唇小帯や頬小帯などの付着が高位（歯冠側より）の症例．

c．術式

1）消毒と麻酔．
2）止血鉗子などで小帯をしっかり掴んだ後，止血鉗子の両側にメスを入れ小帯を切除（図5-66のa〜c）．
3）菱形の創面を縫合（図5-66のd）．
4）ドライホイルを装着し，歯周パックの包填．

小帯切除術の術式

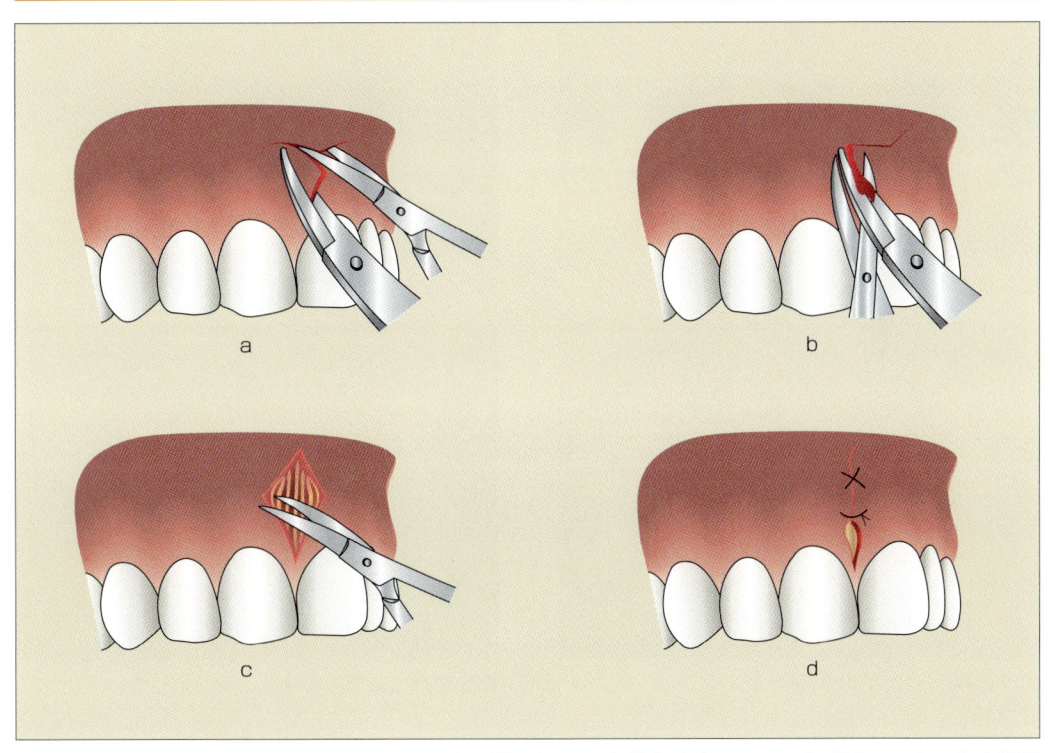

図5-66　a：止血鉗子で小帯を挟む．次に止血鉗子縁上で小帯を歯肉バサミで切開する．b：止血鉗子縁下で小帯を歯肉バサミで切開する．c：小帯の切除によって形成された菱形の有窓創面と歯肉線維を切断する．d：切開創面を縫合する．

6 歯肉歯槽粘膜形成術（歯周形成外科手術）

症例：歯肉，小帯切除術（図5-67a〜f）

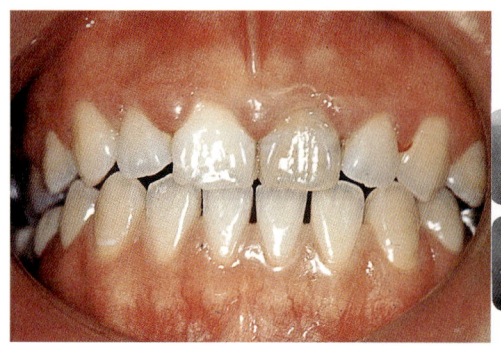

図5-67a 初診時の口腔内．急性歯肉炎．歯周ポケット平均4mm．

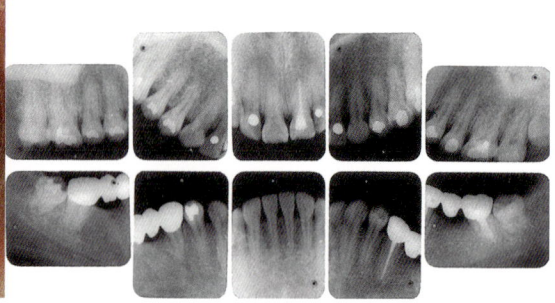

図5-67b 同X線写真．

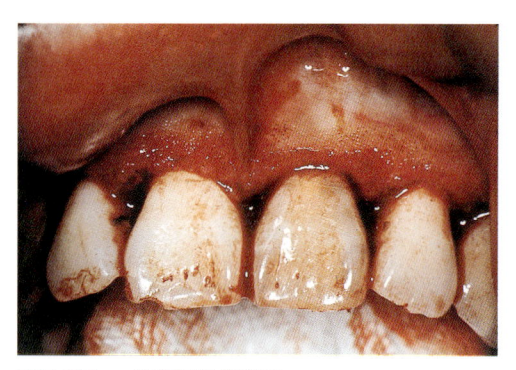

図5-67c 歯肉切除術直後．

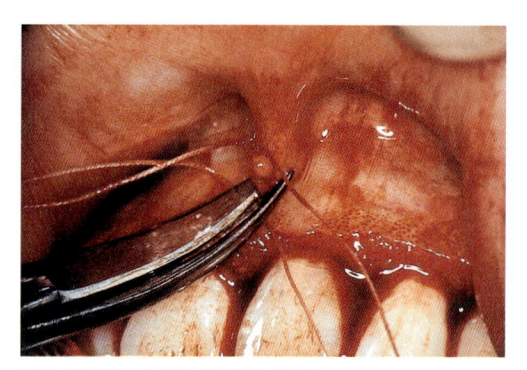

図5-67d 小帯切除術を併用．

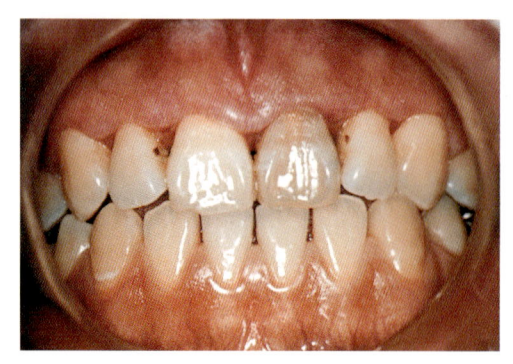

図5-67e 術後1か月．

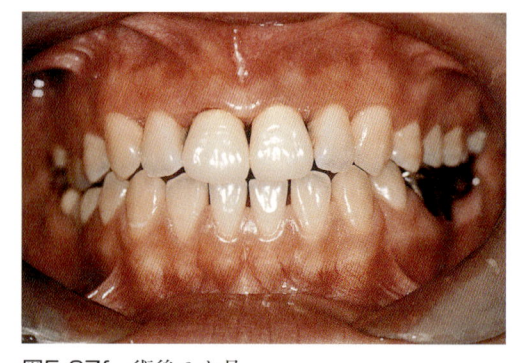

図5-67f 術後6か月．

B．歯肉弁根尖側移動術

a．目的

歯周ポケットの除去と術後の付着歯肉の幅の増加を同時に獲得．

b．適応症

1）歯周ポケット底が歯肉歯槽粘膜境に近接，根尖側にある症例．

第5章 歯周外科治療

歯肉弁根尖側移動術の術式

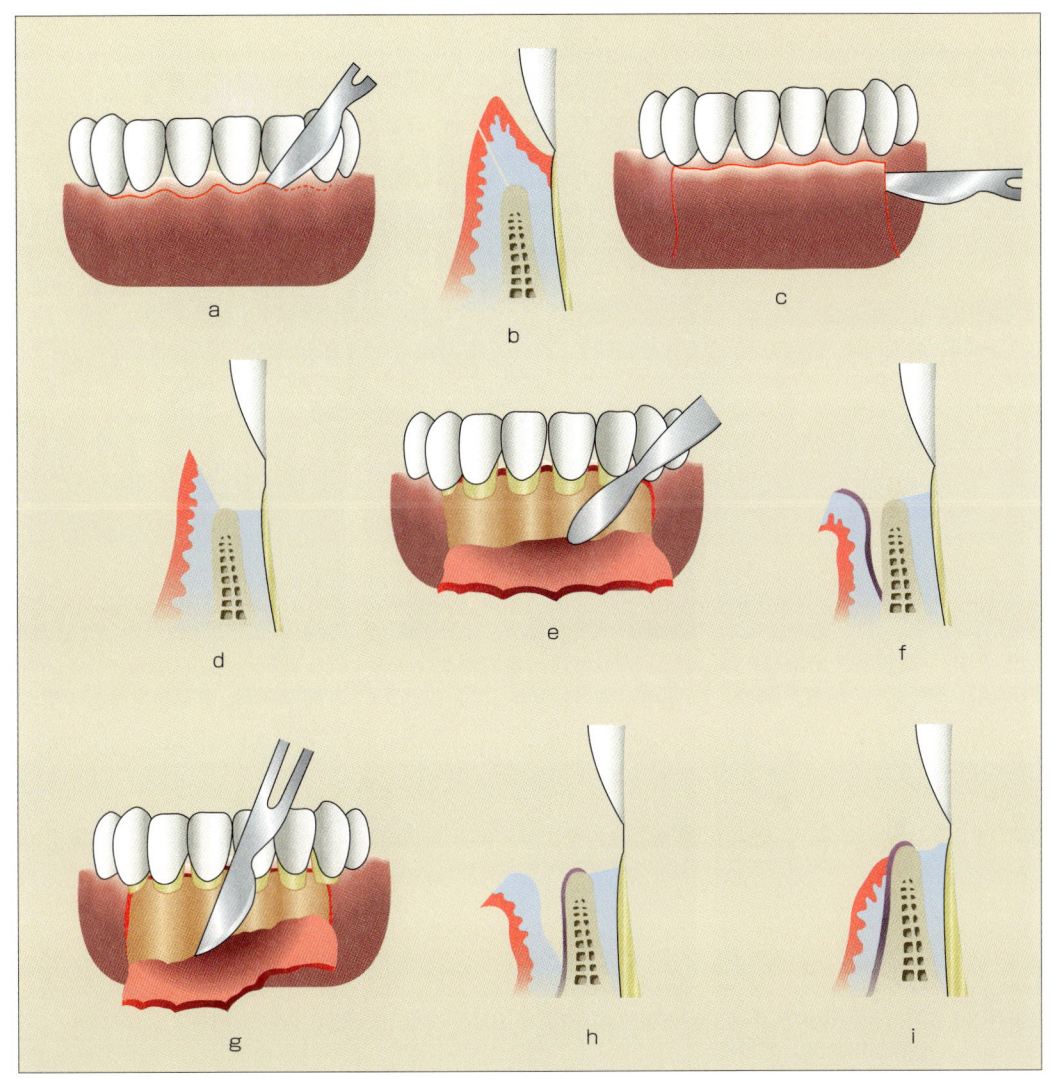

図5-68 a, b：歯肉辺縁からの内斜切開．c：縦切開．d：歯周ポケット内壁の歯肉片除去．e, f：粘膜骨膜弁（全層弁）の作製と翻転．g, h：粘膜弁（部分層弁）の作製．i：歯肉弁の根尖側移動．

 2）不十分な付着歯肉の幅の症例．
c．術式（図5-68）
 1）消毒と麻酔を行う．
 2）通法のフラップ手術で骨膜剥離子を用いて粘膜骨膜弁（全層弁 full thickness flap）を形成し，根尖側へ移動．歯槽骨縁を露出した状態で縫合する（図5-68のf）．
 3）粘膜骨膜弁（粘膜弁；partial thickness flap）を根尖方向へ移動，骨膜を露出した状態で縫合し，歯周パックを包埋する．

6 歯肉歯槽粘膜形成術（歯周形成外科手術）

症例：（図5-69a～j）

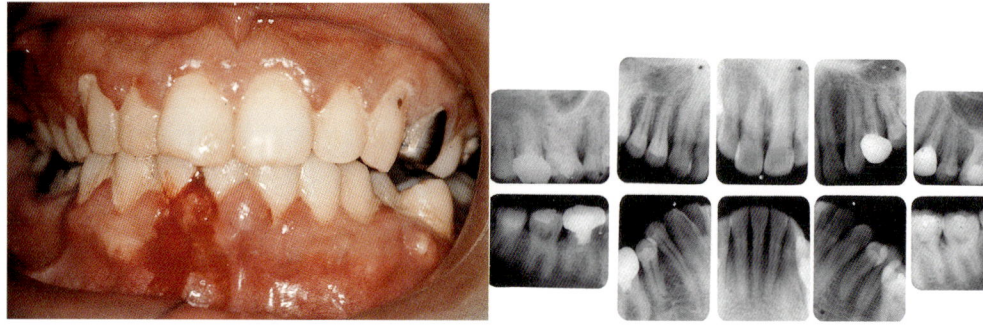

図5-69a 初診時の口腔内．中等度慢性歯周炎．歯周ポケット平均5～6mm．

図5-69b 同X線写真．

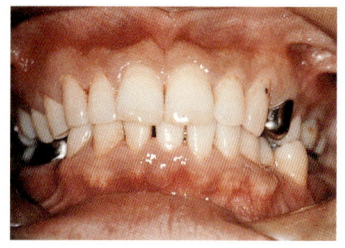

図5-69c 歯周基本治療後．歯肉出血，歯肉腫脹の顕著な改善．

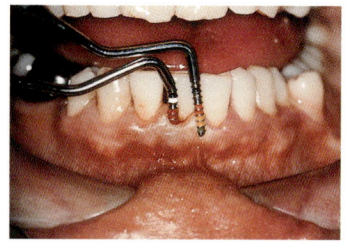

図5-69d 同，歯周ポケットは3mmに改善，減少した．

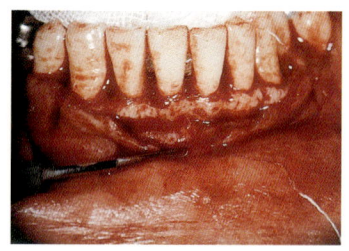

図5-69e Flap operation，歯肉弁剝離翻転，骨膜は骨縁上で維持する．

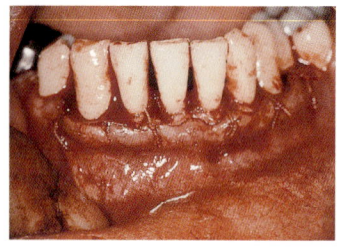

図5-69f 歯肉弁を根尖へ移動，2～3mm歯槽骨を露出，懸垂縫合．

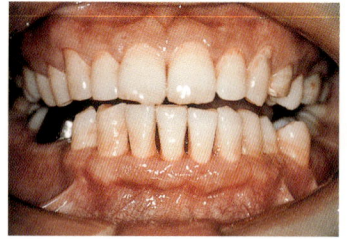

図5-69g 術後1か月．

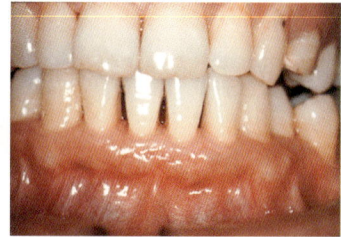

図5-69h 術後6か月．

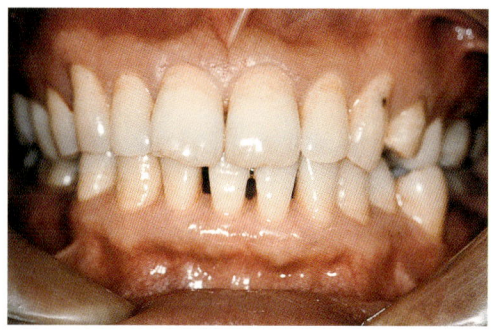

図5-69i 術後1年．

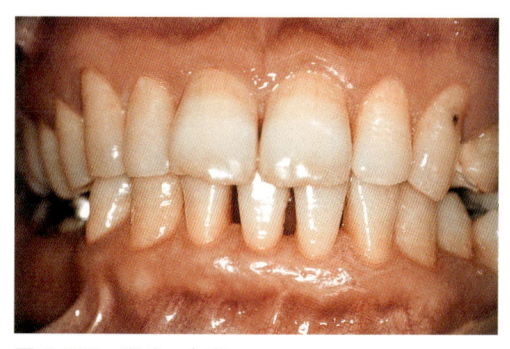

図5-69j 術後2年後．

C．歯肉弁歯冠側移動術

a．目的
2〜3歯の歯肉退縮がある場合，根尖側にある付着歯肉を歯冠側に牽引し，露出歯根面を被覆する．

b．適応症
2〜3歯の歯根露出で根尖に付着歯肉が十分ある症例．

c．禁忌症
付着歯肉が十分にない症例

d．術式
1）消毒と麻酔．
2）根面の露出歯と両隣在歯の歯周ポケット内に内斜切開．
3）歯槽粘膜部に弧状切開を行う．
4）弧状切開と内斜切開の間の歯肉と粘膜を剝離し，粘膜弁（partial thickness flap）を形成．
5）歯肉弁を懸垂縫合．
6）歯周パックを包埋．

D．歯肉弁側方移動術

a．目的
露出した歯根のある場合，片側の隣在歯より歯肉弁を移動させ，歯根を被覆する（本法の変法で，クレフト状歯肉欠損の処置で二重乳頭歯肉弁移動術もある）．

b．適応症
1〜2歯程度の歯肉退縮の症例．

c．禁忌症
隣在歯肉に供給できる十分な付着歯肉がない症例．

d．術式（図5-70）
1）消毒と麻酔．
2）歯肉退縮歯肉にV（U）字内斜切開．
3）供給側歯肉はV字型切開と平行になるよう歯槽粘膜に達する縦切開．
4）有茎歯肉供給側の歯肉弁は粘膜弁（または粘膜骨膜弁）を形成する．
5）供給歯肉弁を受容側へ移動させ，縫合，ドライホイルを装着．
6）歯周パックを包埋．

歯肉弁側方移動術の術式

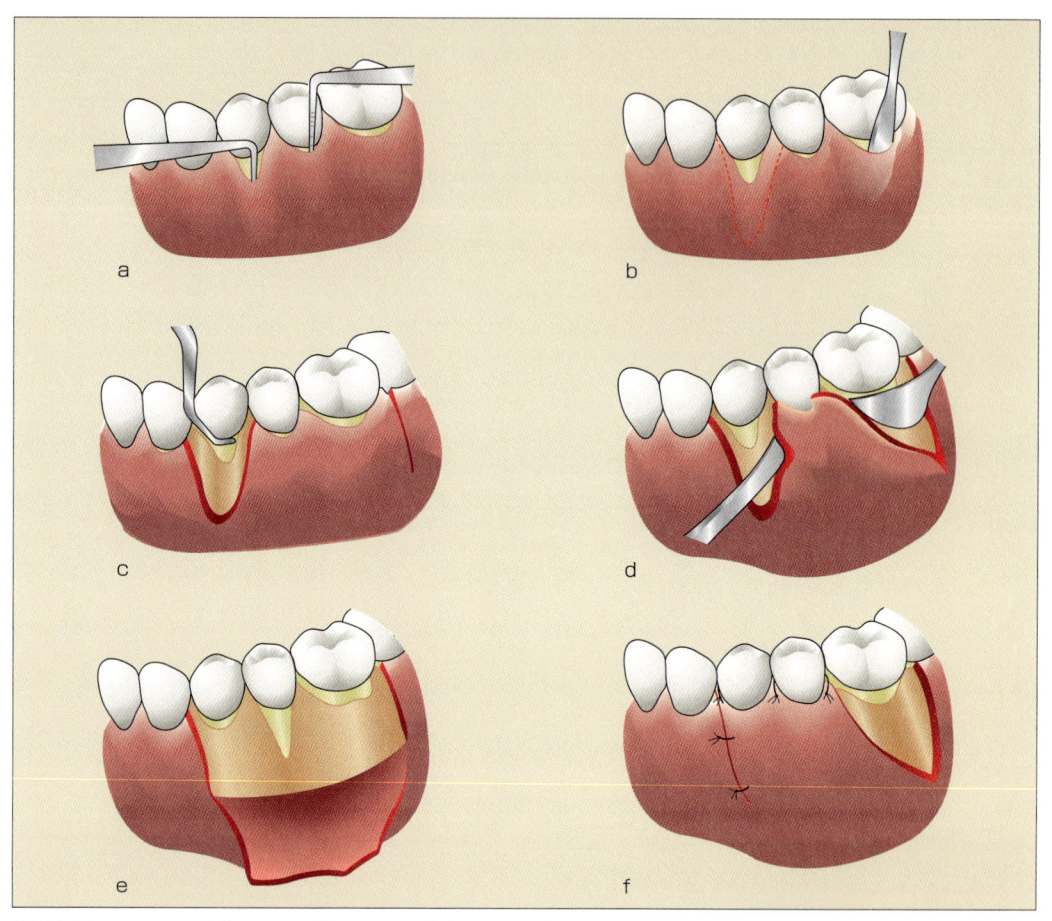

図5-70　a：ペリオドンタルプローブで測定．b：V字型切開のデザインと供給側歯肉弁の剥離．c：V字型切開と露出根面および創面の掻爬．供給側に加える縦切開．d：供給歯肉弁の形成．e：供給歯肉弁の剥離，翻転．f：歯肉弁の適応と縫合．

両側乳頭歯肉弁側方移動術の術式

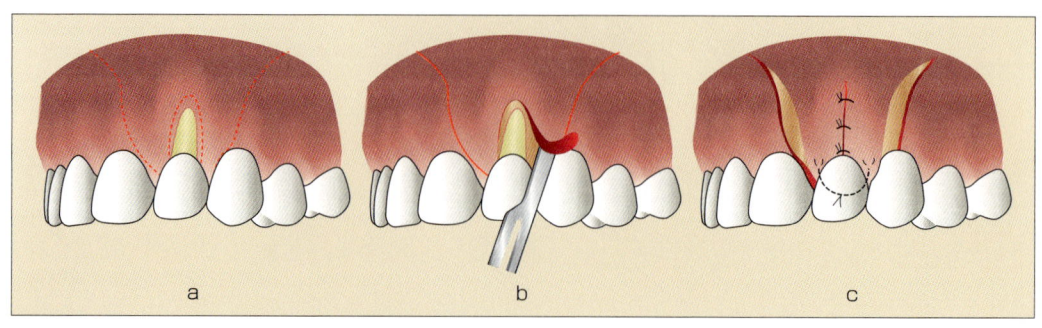

図5-71　a：二重V字型切開の歯肉骨膜床のデザイン．b：有茎歯肉弁と歯肉縁下切開の外形．c：有茎弁（粘膜骨膜弁）の両側乳頭歯肉弁の縫合（破線部は懸垂縫合）．

第5章 歯周外科治療

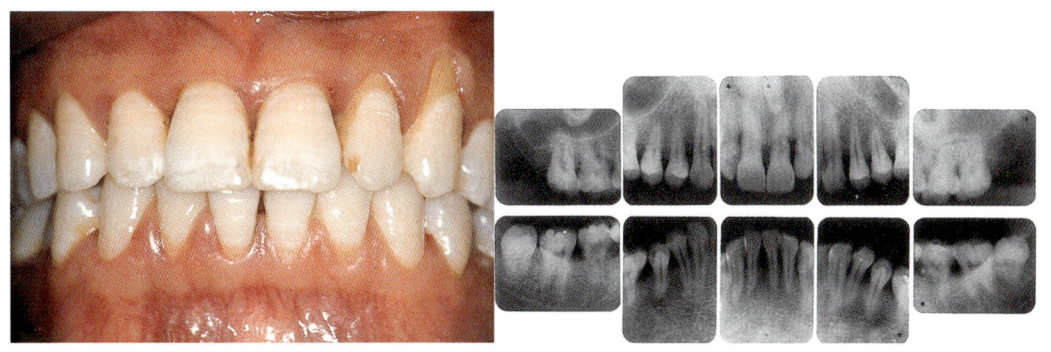

症例：（図5-72a〜f）

図5-72a　初診時の所見．|3歯根露出（6mm）．

図5-72b　同X線写真．

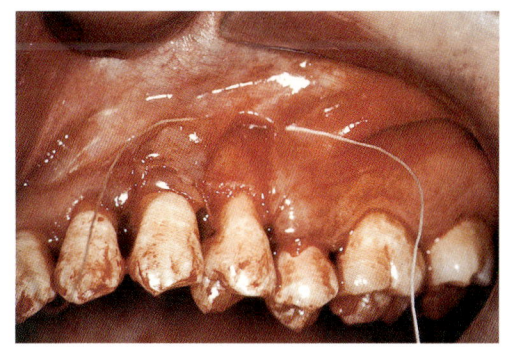

図5-72c　|4の供給側歯肉弁の調整移動と歯槽骨の露出創面．

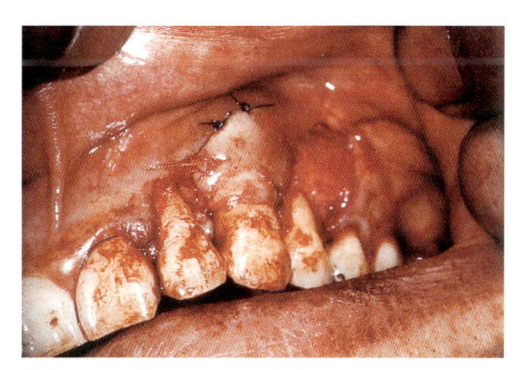

図5-72d　歯肉弁の適合と縫合．

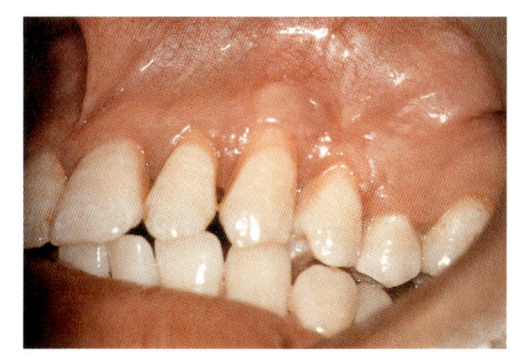

図5-72e　術後6か月．

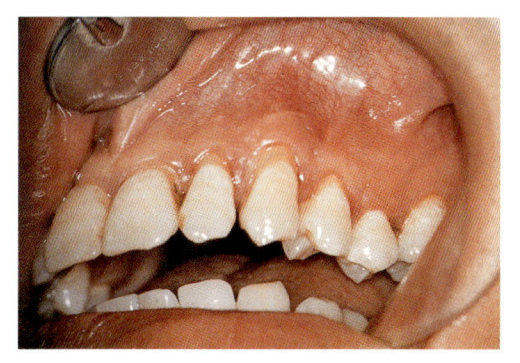

図5-72f　術後1年．|3歯根露出（2mm）．

159

6　歯肉歯槽粘膜形成術（歯周形成外科手術）

E．口腔前庭拡張術

a．目的
　口腔前庭が浅く，プラークコントロールを十分にできない場合に，その機能を高めるため，口腔前庭の深さを増し，付着歯肉の幅を拡げる．

b．適応症
　口腔前庭が浅く，付着歯肉の幅が狭小のため十分なプラークコントロールができない症例．

c．術式（図5-73）
1）消毒と麻酔．
2）歯頸部より2～3mm根尖側にメスで歯頸部に沿って骨膜上に切開し，さらに左右に縦切開．
3）メスで部分層弁を必要な部分形成．
4）根尖方向に部分層弁を移動．
5）部分層弁と骨膜を縫合．
6）ドライホイル，歯周パック包埋．．

口腔前庭拡張術および口腔前庭開窓術の術式

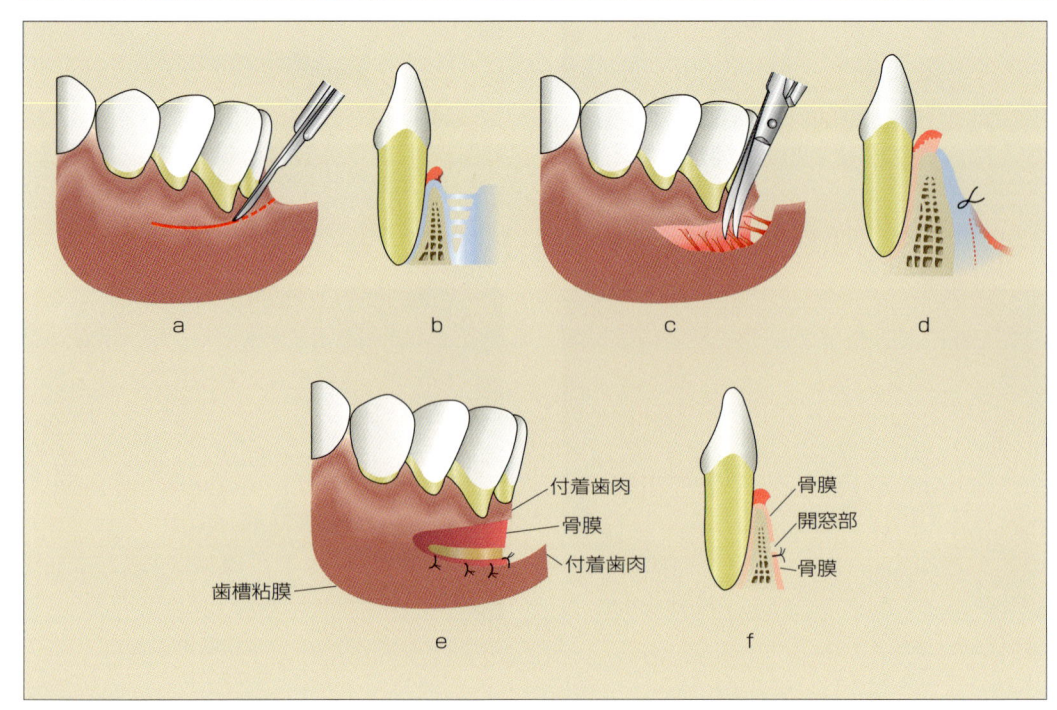

図5-73　a：メスで切開．b：根尖に部分層を押して移動．c：歯肉線維を切断．d：部分層と骨膜との縫合．e，f：口腔前庭開窓術．

F．遊離歯肉移植術
a．目的
　付着歯肉が消失または狭小の症例に，口蓋から採取した歯肉弁を供給側に移植し，付着歯肉の幅や歯肉退縮の歯根面を被覆する．無茎弁移植である．

b．適応症
　　1) 1歯または数歯の付着歯肉が狭小な症例．
　　2) 少数歯の歯肉退縮の症例．

c．術式（図5-74）
　　1) 消毒と麻酔．
　　2) 受容部にメスを用いて歯槽骨に骨膜を残し移植床を形成．
　　3) 移植片を口蓋側から剝離して，移植片の採取．
　　4) 移植片を移植床に適合，縫合．ドライホイルを装着，歯周パックを包埋．

遊離歯肉移植術の術式

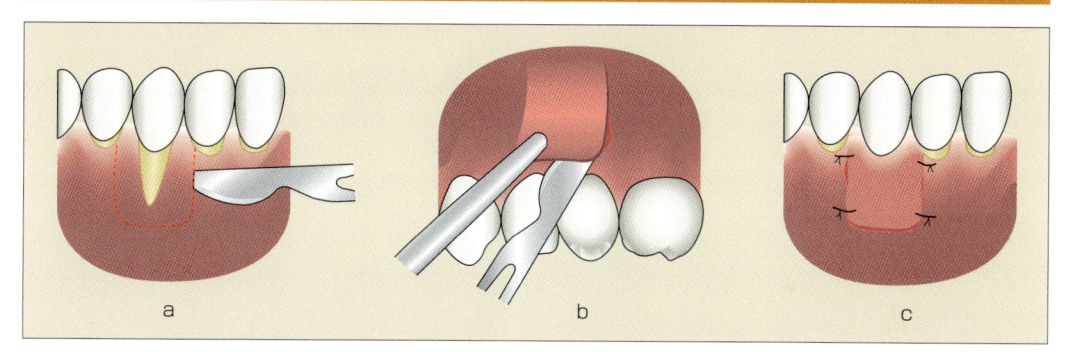

図5-74　a：移植床の形成．b：口蓋側歯肉からの遊離歯肉片の採取．c：移植片の受容側への縫合．

症例1：（図5-75a～i；小方頼昌提供）

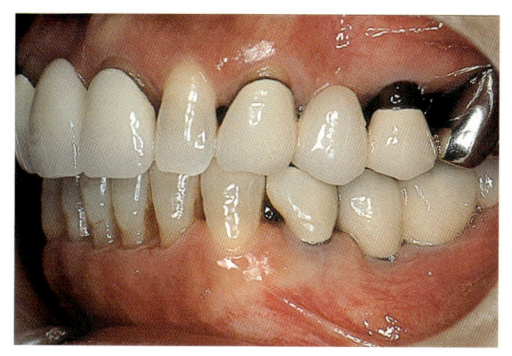

図5-75a　⌊5 6部にインプラント植立，頰側に角化歯肉が存在しないため遊離歯肉移植術を計画．

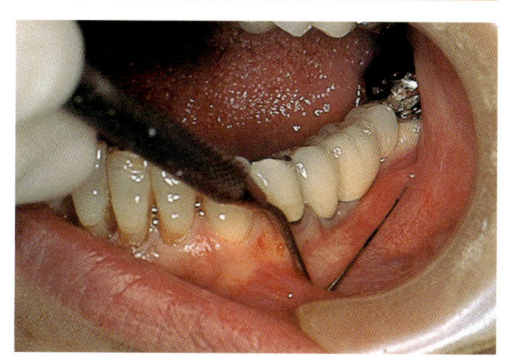

図5-75b　ポケット探針にて角化歯肉の幅の確認．

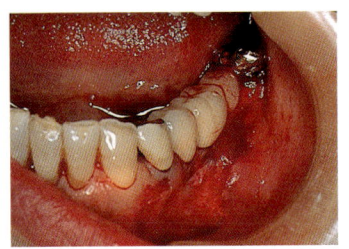

6 歯肉歯槽粘膜形成術（歯周形成外科手術）

図5-75c　移植床の作製.

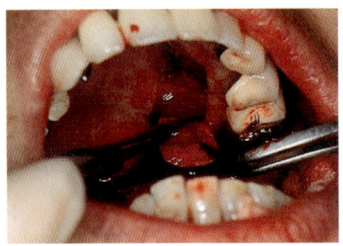

図5-75d　口蓋からの移植片の採取.

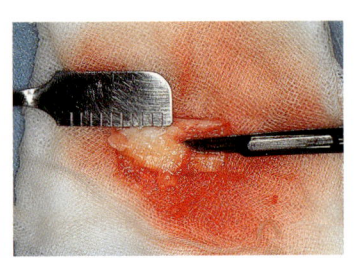

図5-75e　移植片のトリミングと，内面の脂肪組織の除去を行った.

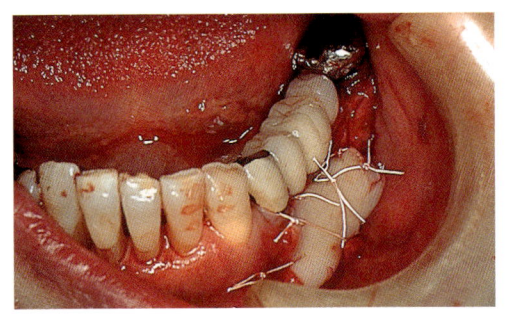

図5-75f　縫合，その後歯周パックを包埋する．縫合は移植片の上方と側方のみに行い，移植片が動かないように注意する．

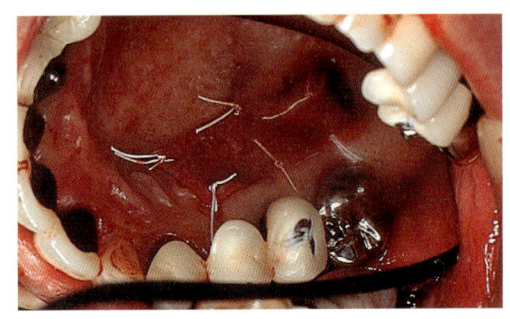

図5-75g　口蓋の移植片採取部位にはテルダーミスを用い，創面を保護した．

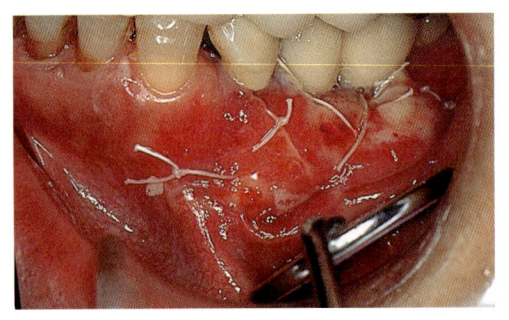

図5-75h　10日後，抜糸時．

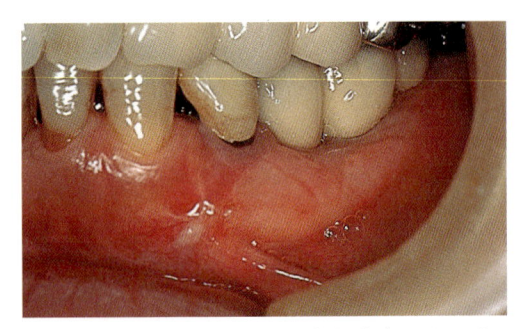

図5-75i　40日後，幅の広い角化歯肉がインプラント頬側に獲得された．

症例2：（図5-76a～f）

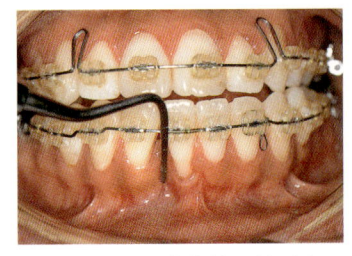

図5-76a　27歳女性．矯正中の歯肉退縮を主訴として来院．

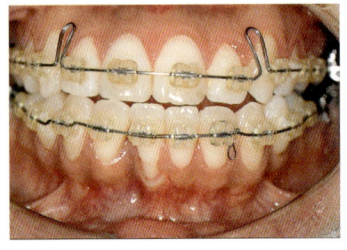

図5-76b　下顎右側中切歯に4mmの歯肉退縮を認める．

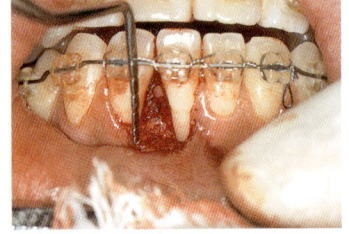

図5-76c　切開し，粘膜骨膜弁形成．

162

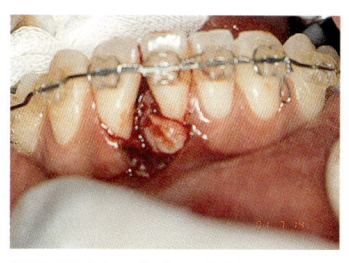

図5-76d　歯肉の移植．縫合位置が十分に歯根面を覆うように注意する．

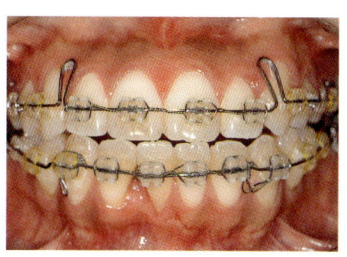

図5-76e　術後1か月．経過良好．

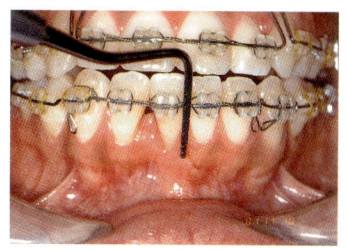

図5-76f　術後3か月．歯肉退縮量はCEJから約1mmまで改善．必要があれば矯正治療終了後に再診査し，処置することとした．

G．上皮下結合組織移植術 sub epithelial connective tissue graft（SCTG）

遊離歯肉移植でしばしばみられるタイヤ斑痕（tire patch）を避けるために1985年Langerが考案した．

a．目的

歯槽粘膜上皮と移植片の両方から血液供給が得られる．術後の後戻り（歯肉退縮）が少なく，色調もパッチワーク状になりにくく審美的である．

b．適応症

1）歯肉退縮（多数歯）
2）その他，遊離歯肉移植に準じる．

c．術式（図5-77）

1）切開

①受容側

一次切開：No.15Cメスで歯間乳頭に，歯軸に垂直に両隣在歯の辺縁歯肉0.5mmの位置で水平切開をする．

二次切開：水平切開の終点から台形状の根尖側方向へ歯肉歯槽粘膜境を越え，縦切開を行い粘膜弁を剥離する．

②供給側

移植片を口蓋歯肉から採取する．一部上皮層の付いた上皮部分を残し，内部の結合組織移植片を切離し採取する．

2）移植片（厚さ1.5〜2mm）を受容側部位に適合して，エナメル質上でカットグット糸（5−0）で縫合する．

3）14日後に抜歯する．

術後管理：遊離歯肉移植術に準じる．

6　歯肉歯槽粘膜形成術（歯周形成外科手術）

上皮下結合組織移植術の術式

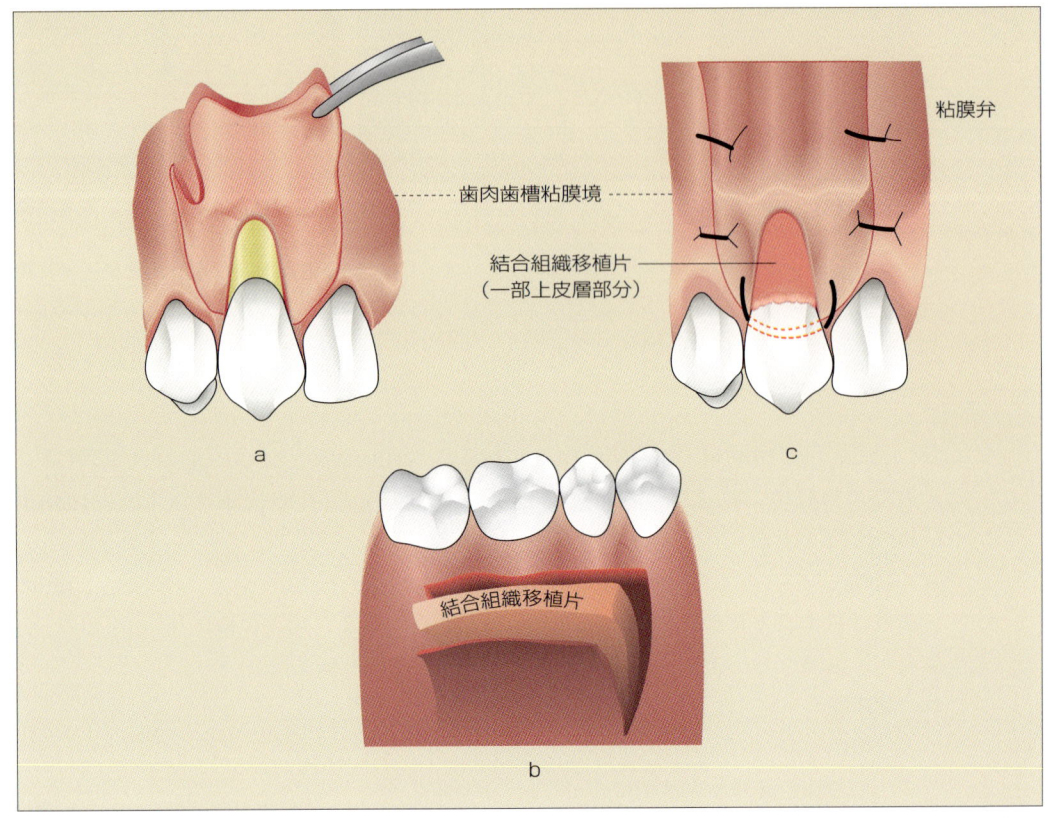

図5-77　a：粘膜有茎弁を翻転，起こす状態．b：口蓋側断面図．供給側結合組織片の採取．切開弁の厚さ1.5〜2 mm，深さ5〜7 mm．c：結合組織移植片を置き，歯頸部エナメル質上に位置して，上皮で縫合．その上に剝離粘膜弁を戻して縫合（コーエン　審美再建歯周外科アトラス，西村書店，1997より改変）．

症例：（図5-78a〜f；小方頼昌提供）

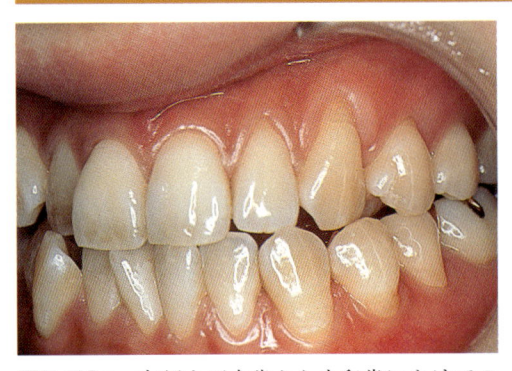

図5-78a　左側上下犬歯から小臼歯にかけての歯肉退縮を主訴に来院．審美性を重視し，結合組織移植術を計画した．

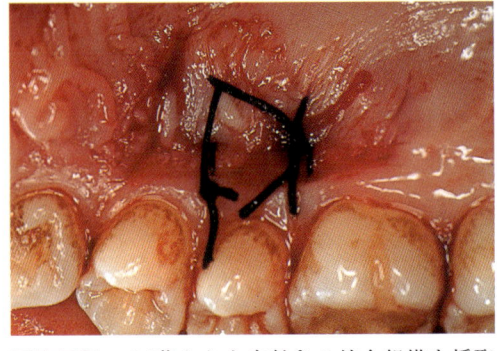

図5-78b　口蓋から上皮付きの結合組織を採取し，縫合を行った．

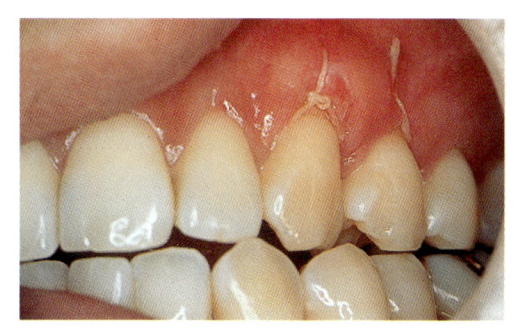

図5-78c　約2週間後，付着歯肉は厚みを増している．

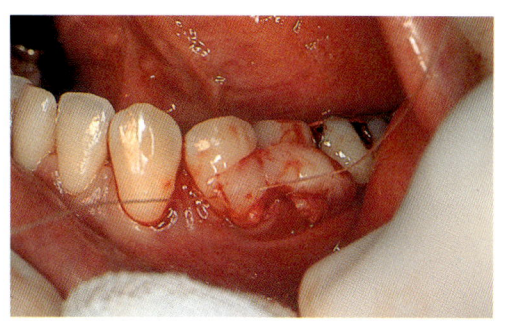

図5-78d　左下小臼歯部への上皮付き結合組織移植術．剥離した歯肉弁と根面との間に上皮付きの移植片を挿入し，吸収性糸で固定する．

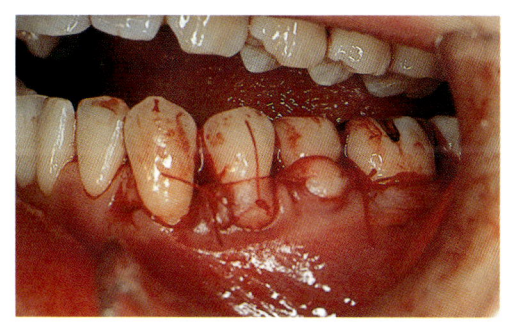

図5-78e　移植片の縫合が完了したところ．

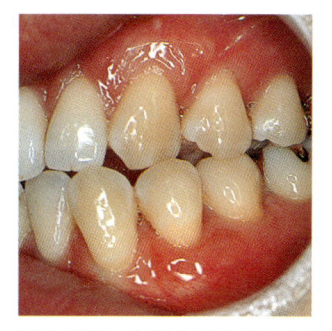

図5-78f　左側上下犬歯から小臼歯にかけての歯肉退縮部の露出歯根は被覆され，付着歯肉は厚みを増した．

参考文献

1) Sullivan, H. C. and Atkins, J. H.: Free autogenous gingival grafts, J. Periodontol., 6: 121-124, 1968.
2) Glickman, I.: Clinical Periodontology, 4th ed., W.B. Saunders Co., Philadelphia. 1972.
3) 松江一郎訳：オルバンの最新歯周治療学．技報堂，東京，1975.
4) Navel Graduate Dental School編：periodontal syllabus, U. S. Navy dental Corps, Washington. D. C. 1975.
5) 松江一郎監訳：ベアーとモリスの歯周治療学．232-254, 技報堂出版，東京，1977.
6) Ramfjord, S. P. and Ash, M. M.: Periodontology and Periodontics, Saunders Company Philadelphia, London, Toronto, 1979.
7) Lindhe, J.: Textbook of clinical periodontogy. Munksgaard. Copenhagen. 1983.
8) 佐藤徹一郎，池田克己，鴨井久一編：標準歯周病学，142-190, 医歯学院，東京，1988.
9) 青野正男監修：歯周治療の科学，254-258, 医歯薬出版，東京，1991.
10) 加藤　熈：最新歯周病学，179-246, 医歯薬出版，東京，1994.
11) 大野正基，飯島国好編：治癒の病理，臨床編第2巻，歯周治療変容する臨床像への対応．150-165, 215-229, 医歯薬出版，東京，1994.
12) 石川　烈ほか：歯周病学，159-180, 永末書店，京都，1996.
13) 鴨井久一ほか訳：コーエン審美再建歯周外科アトラス，西村書店，新潟，1997.
14) 長谷川紘司，岩山幸雄編：カラーアトラス歯周病の臨床（第3版），161-206, 医歯薬出版，東京，1998.
15) 栢　豪洋，太田紀雄，小鷲悠典：新歯周病学，クインテッセンス出版，東京，1998.

7　再生療法

はじめに

　歯周治療の最終的な目的は，歯周病により破壊された歯周組織を，機能および審美的に回復させることである．歯周組織の再生のためには，失われた歯槽骨，セメント質，歯根膜および歯肉を再生回復しなければならない．

　修復（repair）とは，歯周組織の機能および審美性が，疾病以前の組織構造までは回復していない創傷治癒状態を示し，再生（regeneration）とは異なる．新付着（new attachment）とは，失われた歯周組織が，新生セメント質，歯根膜，歯槽骨を含めた結合組織性の付着を新たに獲得することである（図5-79）．

　組織再生誘導法（Guided Tissue Regeneration Technique: GTR）の基本は，歯周外科手術後に歯根表面に集まる細胞の種類（歯肉上皮細胞，歯肉結合組織由来細胞，歯根膜細胞，歯槽骨由来細胞）により術後の付着様式が決定されるという考え方である．その中でも歯根膜由来細胞内に存在する未分化間葉細胞が，セメント芽細胞，骨芽細胞および歯根膜細胞に分化し，歯周組織再生に関与すると考えられることから，歯周組織の再生には歯根膜が重要な役割を果たすと考えられる．

　GTR法には，組織誘導膜が使用されるが，以下にその種類を示す（図5-80）．

A．適応症

① 垂直性骨内欠損（3壁性あるいは2壁性）歯
② 根分岐部病変（Lindheの分類でⅠ度あるいはⅡ度）歯
③ 1〜2歯の歯肉退縮歯

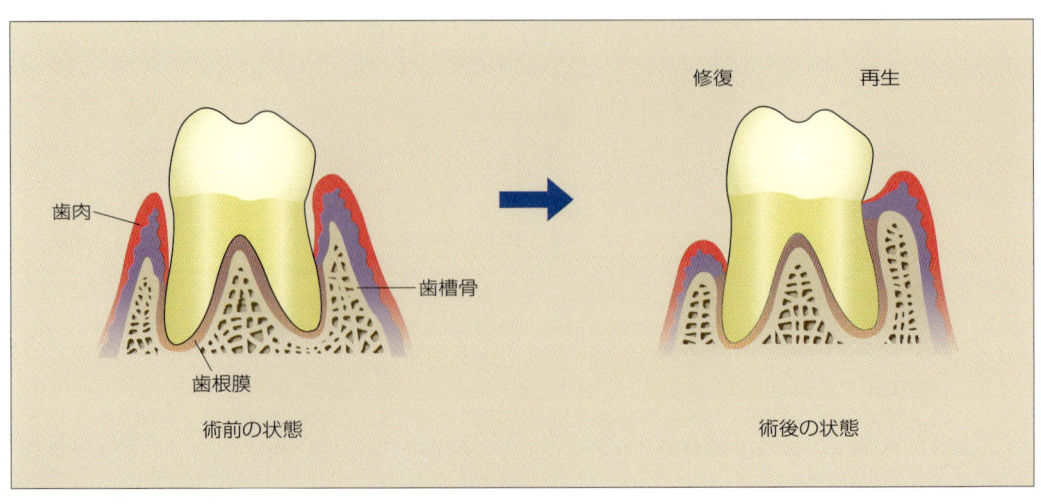

図5-79　修復と再生．

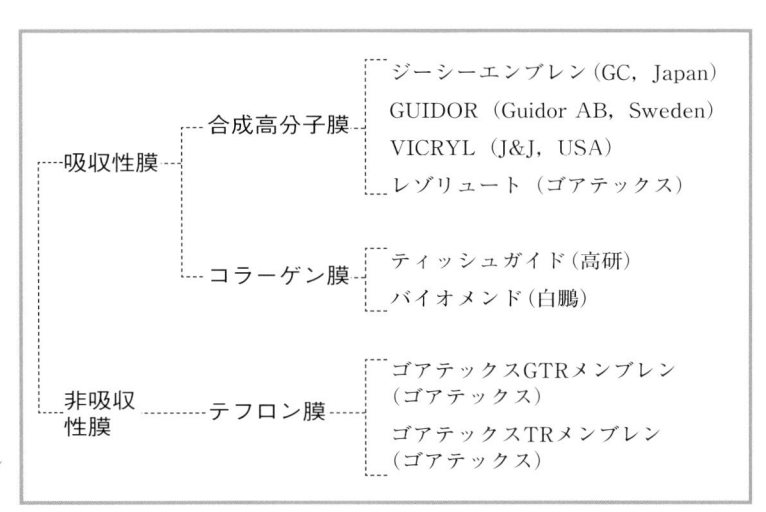

```
                  ┌─合成高分子膜─┬─ジーシーエンブレン（GC，Japan）
                  │              ├─GUIDOR（Guidor AB，Sweden）
          ┌─吸収性膜─┤              ├─VICRYL（J&J，USA）
          │       │              └─レゾリュート（ゴアテックス）
          │       │
          │       └─コラーゲン膜─┬─ティッシュガイド（高研）
          │                      └─バイオメンド（白鵬）
          │
          └─非吸収─テフロン膜─┬─ゴアテックスGTRメンブレン
            性膜              │   （ゴアテックス）
                              └─ゴアテックスTRメンブレン
                                  （ゴアテックス）
```

図5-80　GTR用メンブレンの種類．

B．患者側の要因

　全身疾患を有する患者，喫煙者，プラークコントロールが不良な患者は予後が悪いことが予想されることから，手術を行うにあたっては注意が必要である．

　GTRの手術後の管理（洗口剤の使用，歯ブラシを再開する時期，歯ブラシの使用法，定期的な来院，患者の協力）が可能な患者に手術を行うべきと考える．

C．術式

　術前の歯周基本治療において，口腔清掃状態の改善，歯肉の炎症の可及的な消失を図る．必要であれば，暫間固定，咬合治療，咬合の安定を図るために歯周治療用装置の装着を行う．しかし，炎症の消退を図るために，過度の基本治療を行うことにより歯肉退縮が生ずると，GTR膜を被覆するための角化歯肉が足りなくなる可能性があるため，注意が必要である．

　切開は，一般的にはGTR膜を十分被覆でき，歯肉弁を大きく形成できるように，歯肉溝内切開を行う．切開時に歯肉弁を薄く形成しすぎると，術後の膜の露出および歯肉退縮の原因となる．術野を広く取るために，膜を適応する部位よりも2〜3歯離れた部分までの剝離を行うか，1歯以上離れた部位に歯肉歯槽粘膜境を越える縦切開を行う．GTR膜は骨欠損部周囲を3mm程度被覆する必要がある．

　歯肉骨膜弁（全層粘膜骨膜弁）を剝離翻転するが，膜を歯肉弁で完全に被覆するために，歯肉弁の根尖側に減張切開を入れ部分層弁を形成することが多い．肉芽組織の除去，スケーリング・ルートプレーニングを行う．必要であれば，歯槽骨の整形，骨移植等を行う．肉芽除去には，鎌型スケーラー，グレーシーキュレットなどを用いるが，大きな肉芽の除去には，曲のモスキート止血鉗子を用いると便利である．狭い骨欠損部の肉芽は，ヤスリ型のオルバンファイル，ハーシュフェルドファイル，グレーシーキュレットの先端隅角部等を用い，生理的食塩水でよく洗浄し，滅菌ガーゼで止血し

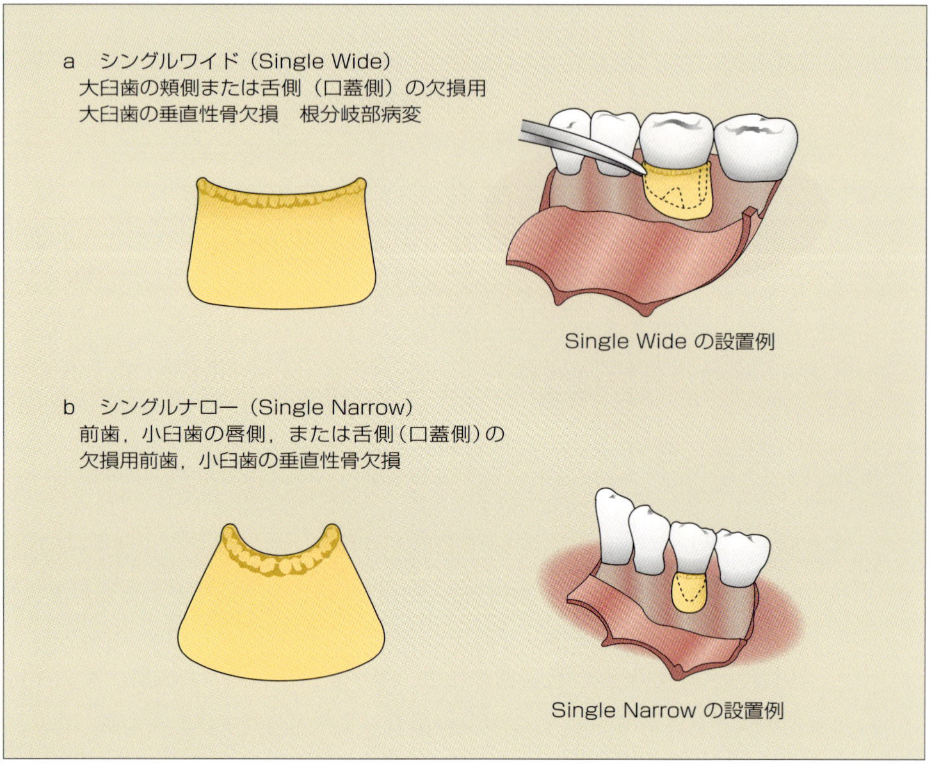

図5-81a　膜のタイプ.

a　シングルワイド（Single Wide）
　　大臼歯の頬側または舌側（口蓋側）の欠損用
　　大臼歯の垂直性骨欠損　根分岐部病変

Single Wide の設置例

b　シングルナロー（Single Narrow）
　　前歯，小臼歯の唇側，または舌側（口蓋側）の
　　欠損用前歯，小臼歯の垂直性骨欠損

Single Narrow の設置例

ながら除去すると効率良く行うことができる．

　GTR膜の至適・トリミングに際しては，カラーがある場合，カラー部を取り除かないようにトリミングする．吸収性膜の場合は，血液に接触すると非常に柔らかく破れやすくなるため，付属の至適膜にて型取りをし，至適膜に合わせてGTR膜をトリミングする（図5-81a，b，82）．

　縫合糸が付いているタイプのGTR膜以外は，膜に糸を通す必要がある．針は膜の辺縁から2mm以上離れた位置に刺入するが，その場合コーンのプライヤーが非常に有用である．このプライヤーはピンセットの形状をしており，平坦なピンセットの先で膜を保持し，その先端には針と糸を通す丸い穴が開いている．穴の横には，縫合後に糸を抜くことができる溝が付与してあり，GTR法には必須の器具であると思われる（図5-83a，b）．

　膜は，懸垂縫合にて歯根表面に固定する（図5-84）．

　歯肉弁の縫合は，膜を設置した部分の歯冠乳頭部より開始する．一般には垂直マットレス縫合が行われる．縫合後は，膜によるスペースの確保が妨げられないように歯周パックはしない．再生膜を適用した部位のブラッシングは禁止し，約2週間後に抜糸を行う（図5-85a〜w，86a，b）．

第 5 章　歯周外科治療

c　ラップアラウンド（Wraparound）
　　隣在歯のない，近心または遠心の欠損用

前歯，小臼歯の垂直性骨欠損　　　大臼歯の垂直性骨欠損

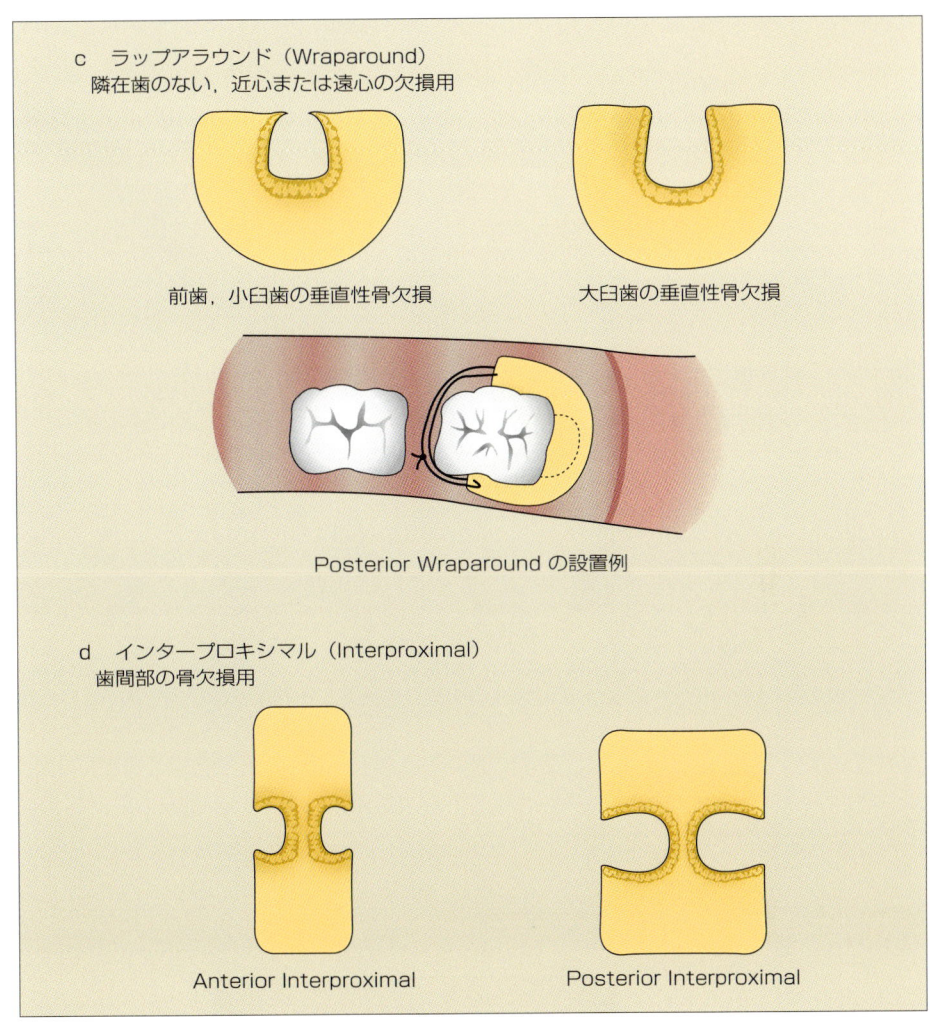

Posterior Wraparound の設置例

d　インタープロキシマル（Interproximal）
　　歯間部の骨欠損用

Anterior Interproximal　　　Posterior Interproximal

図5-81b　膜のタイプ．

カラー

トリミングラインの例

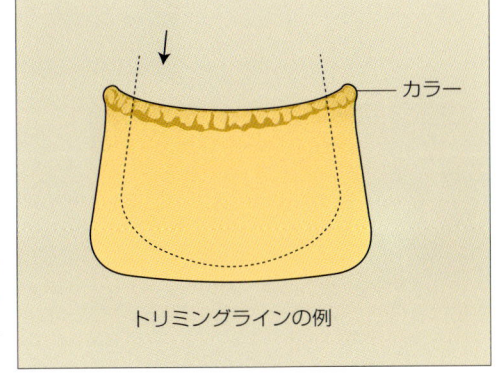

図5-82　膜のトリミング．膜におけるカラー部はCEJより根尖側に設定し，トリミング時に鋭利な角を残さないようにする（カラーは非吸収性膜にのみある）．

7 再生療法

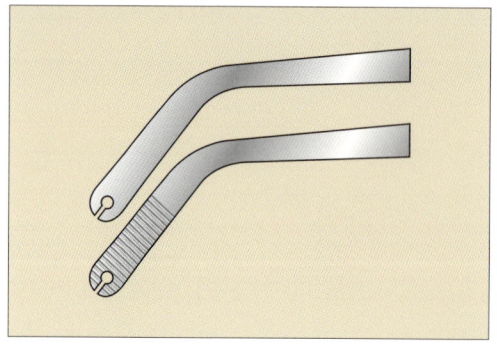

図5-83a 縫合用プライヤー（コーンのプライヤー）．

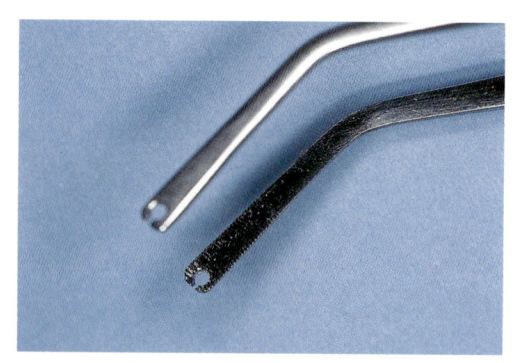

図5-83b コーンのプライヤーの拡大写真．

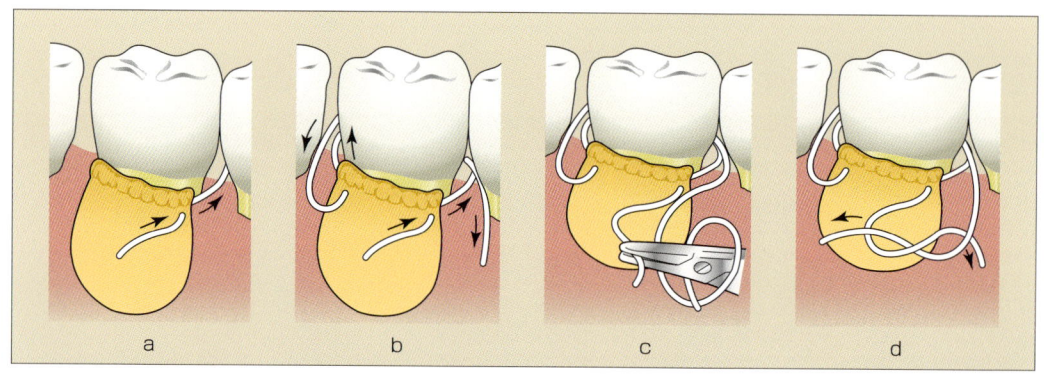

図5-84 膜は懸垂縫合にて歯根表面に固定する．

GTR法（図5-85a～w）

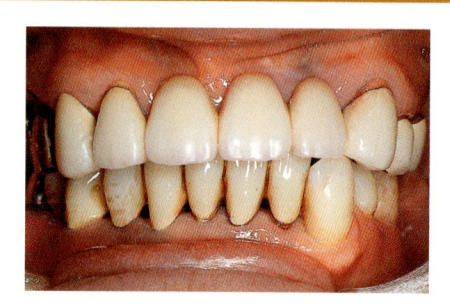

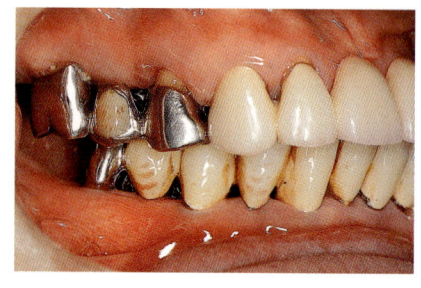

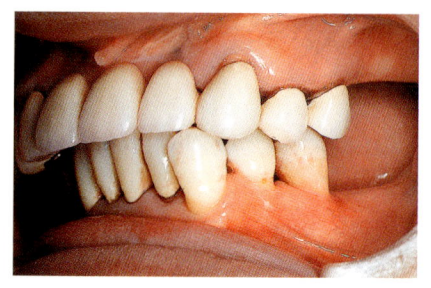

a-①
a-② | a-③

第 5 章 歯周外科治療

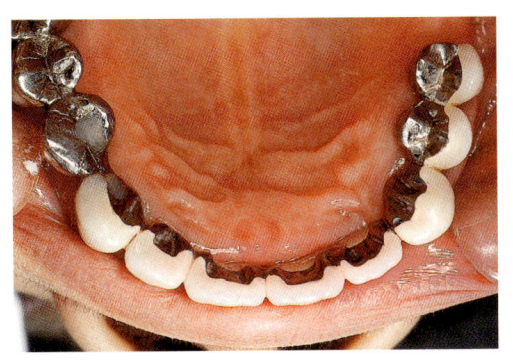

図5-85a　①正面観．②右側方面観．③左側方面観．④上顎口蓋側．⑤下顎舌側．

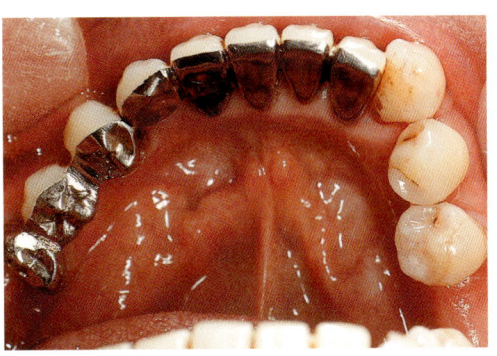

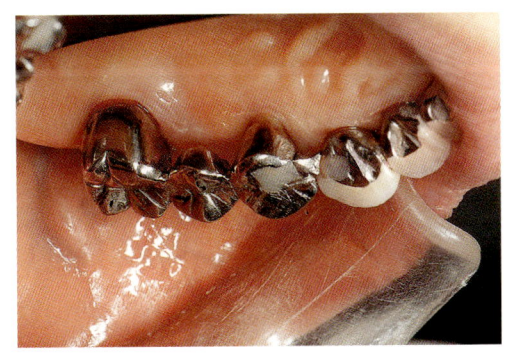

図5-85b　GTR予定部位の口蓋側（右上第一大臼歯近心に垂直性骨内欠損が存在する）．

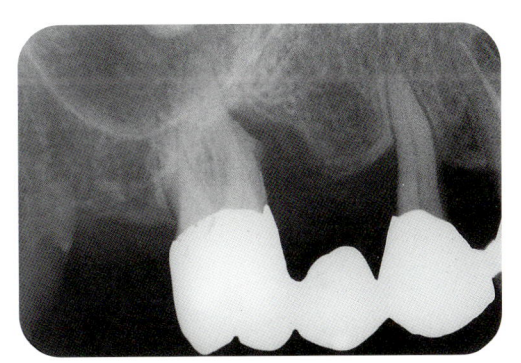

図5-85d　GTR部位X線（右上第一大臼歯近心に幅の広い垂直性骨内欠損および縁下歯石を認める）．

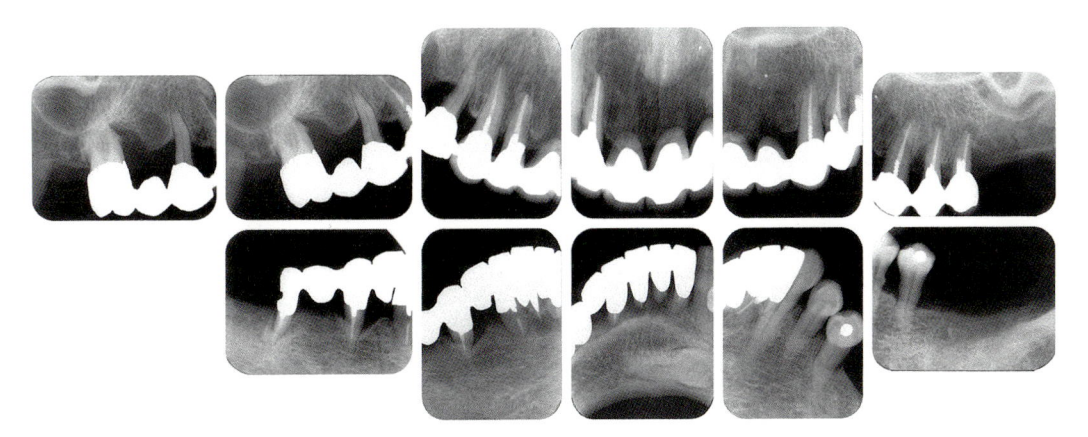

図5-85c　全顎デンタルX線（術前）．

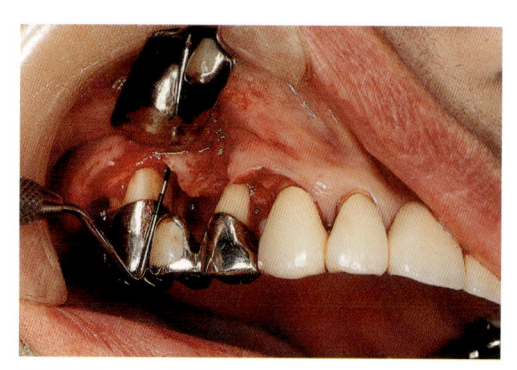

図5-85e 肉芽除去，スケーリング・ルートプレーニング終了後，ポケット探針を挿入すると，第一大臼歯近心に骨縁より6〜7mmの深さの垂直性骨内欠損が存在した．

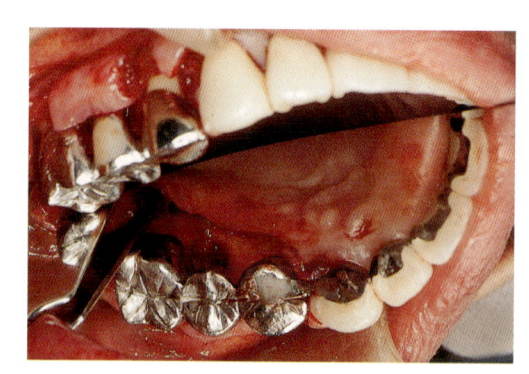

図5-85f 口蓋側．

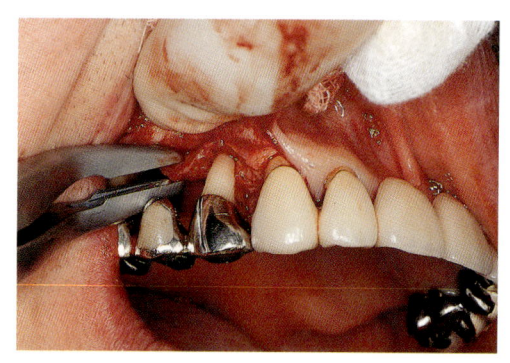

図5-85g 破骨鉗子を使用して，ポンティック下部より自家骨を採取する．

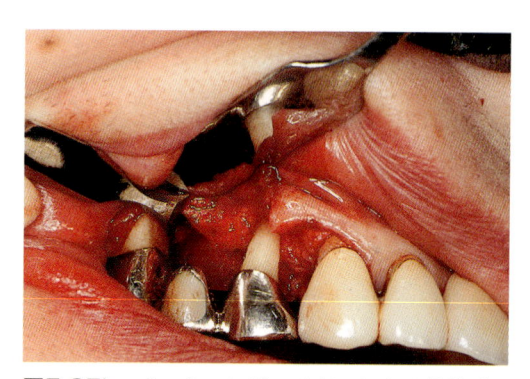

図5-85h オーシャンビンチゼルによる骨整形．

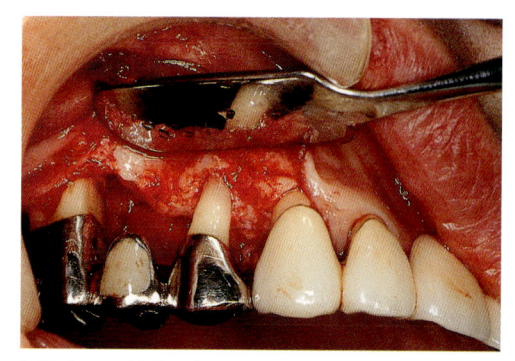

図5-85i 骨整形終了時．

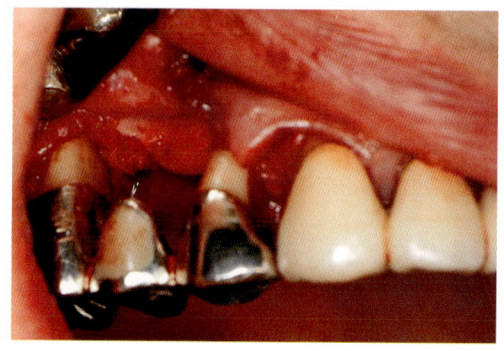

図5-85j 第一大臼歯近心に自家骨移植を行った．

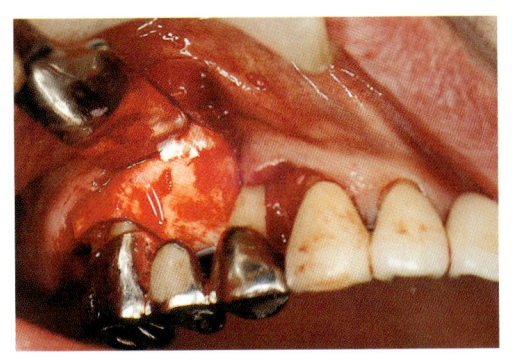

図5-85k 頰側．インタープロキシマルタイプの吸収性膜を適応（GCメンブレン）．

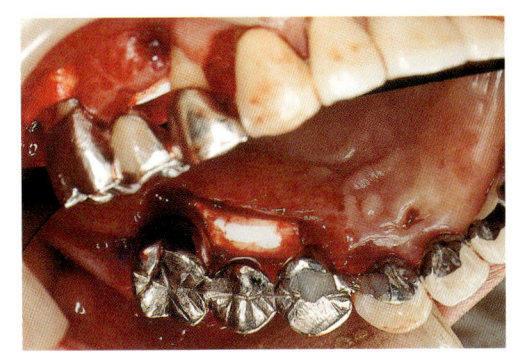

図5-85l 口蓋側．インタープロキシマルタイプの吸収性膜を適応（GCメンブレン）．

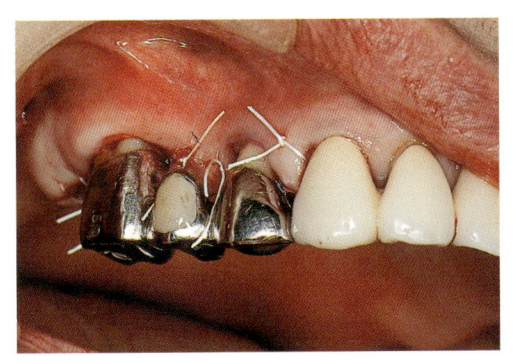

図5-85m 頰側．縫合終了．

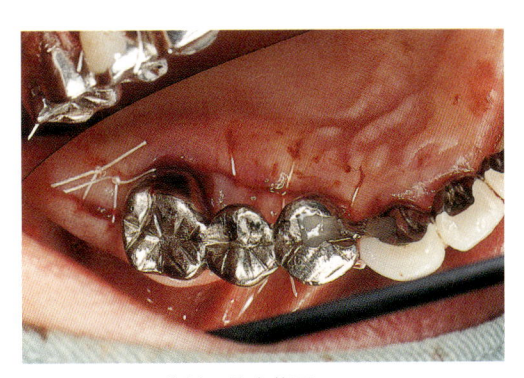

図5-85n 口蓋側．縫合終了．

図5-85o 頰側．2週間後の抜糸時．

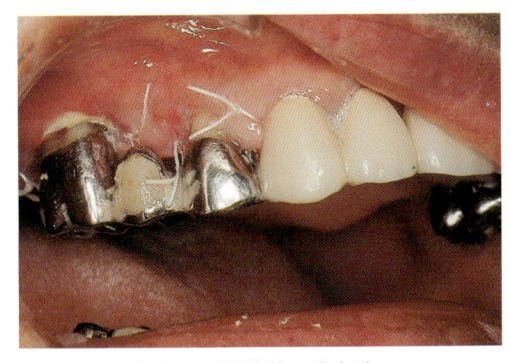

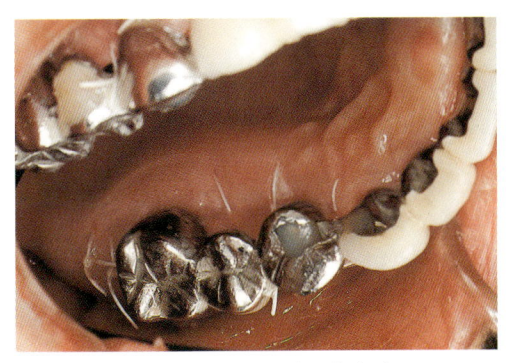

図5-85p 口蓋側．2週間後の抜糸時．

7 再生療法

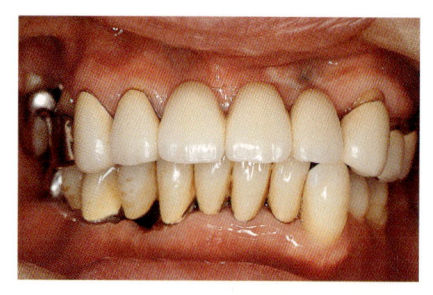

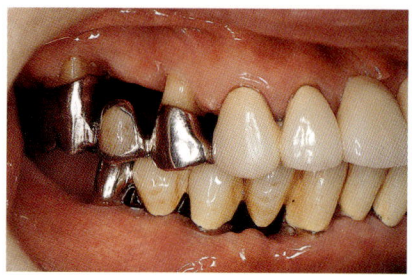

図5-85q 正面観．手術後約1年．その間，左上臼歯部および下顎右側前歯から臼歯部に対する歯周外科処置を施行した．下顎前歯部には歯肉退縮が認められる．

図5-85r 右側方面観．右上臼歯部にはGTR後の歯肉退縮を認める．補綴物の再製作を計画中．

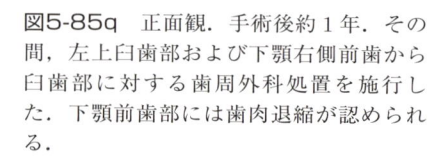

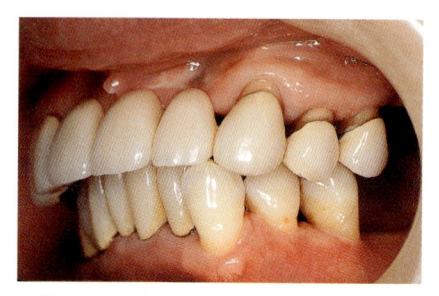

図5-85s 左側方面観．

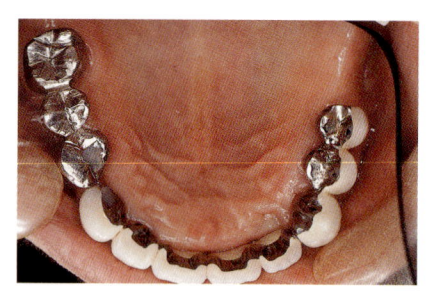

図5-85t 上顎口蓋側．

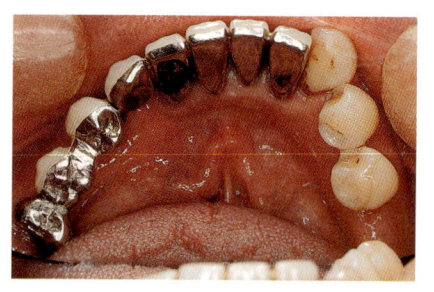

図5-85u 下顎舌側．

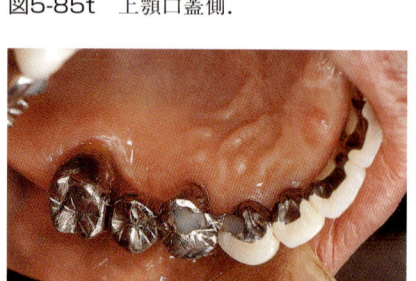

図5-85v GTR部位口蓋側．

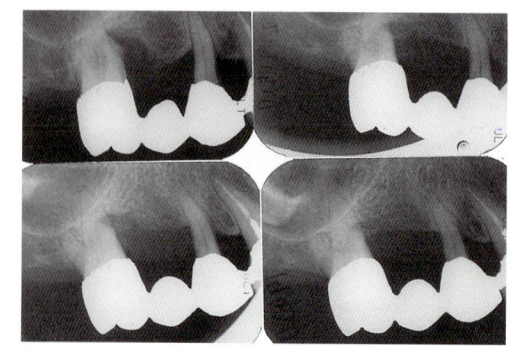

図5-85w GTR後の経過を示すデンタルX線写真．左上：術前．左下：GTR2か月後，移植した自家骨が確認できる．右上：GTR6か月後．右下：GTR1年後，近遠心の骨の高さは異なるが，近心に骨の再生が認められる．

＜歯周精密検査＞

動揺度			0		0	0	0				0	0	0			
PD・BOP			3 / 5 9 / 3		5 / 6 5 / 5	3 / 5 4 / 3	3 / 5 3 / 3				3 / 4 4 / 3	3 / 6 4 / 4	3 / 5 4 / 4			
プラークの付着																
プラークスコア 51%	8	7	6	5	4	3	2	1	1	2	3	4	5	6	7	8
プラークの付着																
PD・BOP			3 / 3 4 / 3		6 / 5 6 / 3		3 / 5 4 / 3	3 / 4 4 / 3	3 / 4 4 / 3	3 / 3 3 / 3	3 / 3 3 / 3	3 / 3 4 / 3	3 / 3 3 / 3			
動揺度			0		0		0	0	0	0	0	0	1			

図5-86a　GTR症例の術前の歯周精密検査.

動揺度			0		0	0	0				0	0	0			
PD・BOP			2 / 3 3 / 2		2 / 3 3 / 2	2 / 3 3 / 2	2 / 3 3 / 2				2 / 3 3 / 2	3 / 4 3 / 2	2 / 3 3 / 2			
プラークの付着																
プラークスコア 17%	8	7	6	5	4	3	2	1	1	2	3	4	5	6	7	8
プラークの付着																
PD・BOP			2 / 3 3 / 2		2 / 3 3 / 2		2 / 2 2 / 2	2 / 2 2 / 2	2 / 2 2 / 2	2 / 2 2 / 2	2 / 3 2 / 2	2 / 2 3 / 2	2 / 3 2 / 2			
動揺度			0		0		0	0	0	0	0	0	0			

図5-86b　同術後.

D．エムドゲイン®を用いた再生療法

歯周組織の再生を目的として，非吸収性または吸収性膜を用いたGTR法が臨床応用され，臨床的に良好な予後が得られている．しかし，GTR法の創傷治癒を病理組織学的に観察すると，治癒後の歯周組織は，象牙質と新生セメント質との間に透明層がなく，新生セメント質は主に有細胞性セメント質で，その中の線維はセメント芽細胞由来の固有線維が主であり，非固有線維はわずかであると報告されている．また歯根膜や骨の再成は不完全であるとの報告もある．

一方，エムドゲインを応用した治癒組織では，無細胞性セメント質形成が認められ，その中には歯根膜由来の非固有線維が形成されることから，エムドゲインを使用することにより，正常歯周組織に近い治癒が生じると考えられる．さらにGTR法は術式が煩雑であるが，エムドゲインの局所応用は術式が簡便である．

エムドゲインは，生後約6か月のブタの歯胚から，基質形成期のチーズ様エナメル質を採取し，酢酸で抽出されたアメロジェニン画分を粗精製したものである．成熟エナメル質には有機質はほとんど存在しないが，形成初期のエナメル質中には約30%のタンパク質が存在し，アメロジェニンは幼弱エナメル質中の有機質の約90～95%を占めるタンパク質で，エナメル質の成熟とともに分解され消失する．

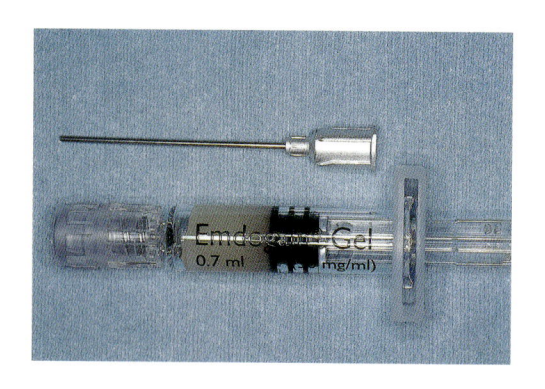

図5-87　エムドゲインゲル．

　歯胚の根尖側尖端は，ヘルトウィッヒ上皮鞘と呼ばれ，上皮鞘の内層はエナメル芽細胞層が伸展したものである．歯根形成期にヘルトウィッヒ上皮鞘の細胞はエナメルタンパク質を分泌し，歯小囊に存在する未分化間葉細胞をセメント芽細胞に分化させ無細胞性セメント質の形成に関与すると考えられている．

　エムドゲインのコンセプトは，このような歯根形成時に重要な働きをするタンパク質を歯周外科処置時に応用することにより，歯の発生時期と類似した現象が歯周外科処置後の創傷治癒の場で生ずることを期待したものである．

　現在市販されているエムドゲインゲルは加熱製剤であり，すでに溶解されたエムドゲインがシリンジに注入され，市販されている（図5-87）．

【使用法】

　GTR法と同様の術式により，切開，剝離を行う．肉芽除去およびスケーリング・ルートプレーニング後，根面処理（EDTA，デンティンコンディショナー等）を行い，根面に血液が付着する前に，エムドゲインを露出した歯根面全周を覆うように塗布し，縫合する．歯槽骨が再生するスペースを確保するために，歯周パックは行わない．エムドゲインを応用した部位は，長期（約3年程度）の経過観察が必要であるとされる（図5-88a～j，89a，b）．

エムドゲイン使用症例（図5-88a～j）

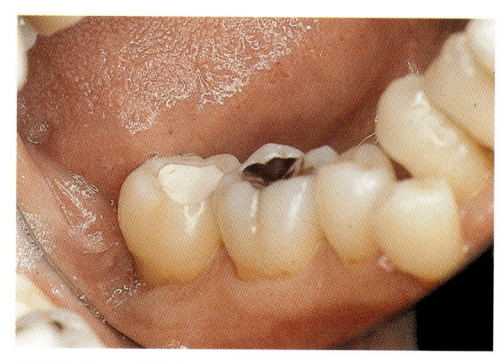

図5-88a　手術当日，左下第二大臼歯頰側面観．

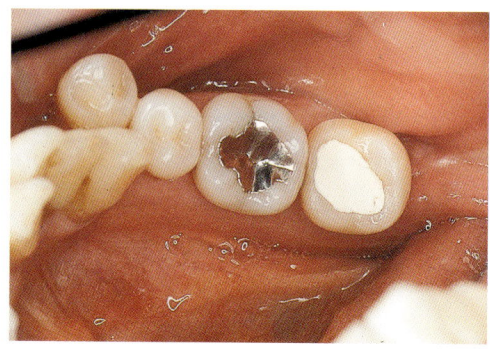

図5-88b　手術当日，左下第二大臼歯咬合面観．

第5章 歯周外科治療

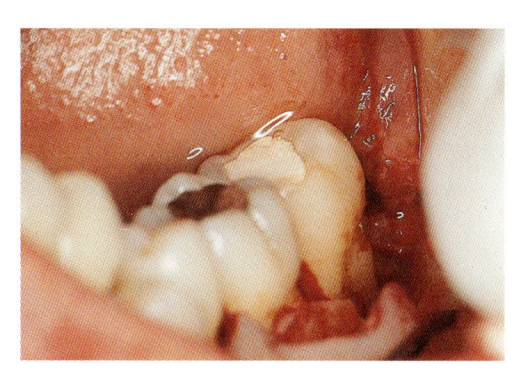

図5-88c 剥離，肉芽除去後．遠心は根尖付近までの垂直性骨吸収．

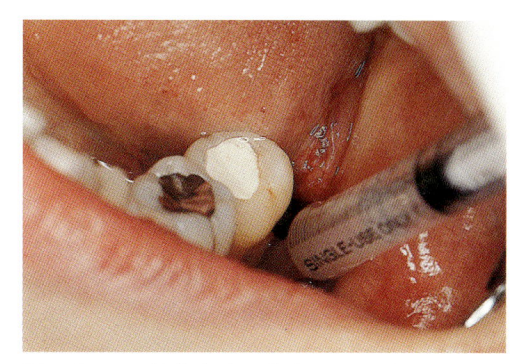

図5-88d 付着歯肉が狭く，GTR膜を適応し，縫合するのは非常に困難であり，エムドゲインを選択．根面処理後，エムドゲインを塗布．

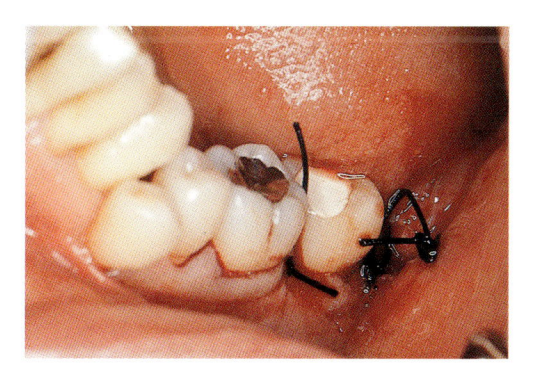

図5-88e 縫合後．

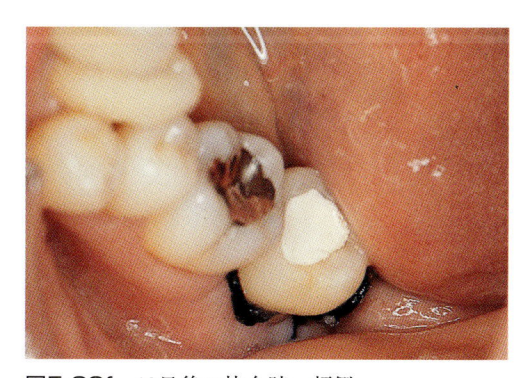

図5-88f 10日後の抜糸時，頬側．

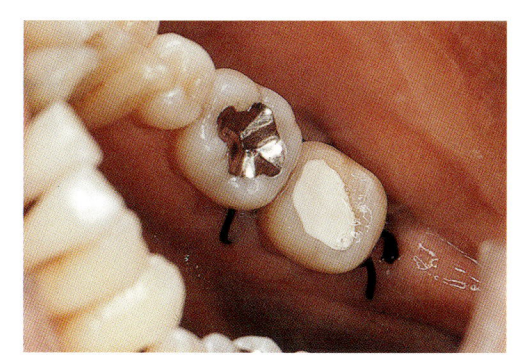

図5-88g 10日後の抜糸時，舌側．

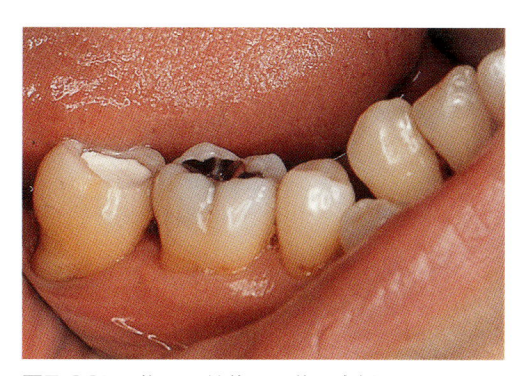

図5-88h 約6か月後，予後は良好である．

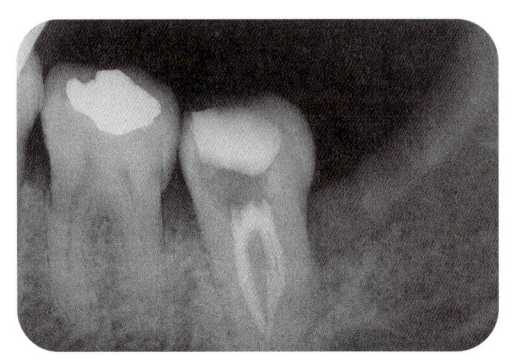

図5-88i 術前のデンタルX線．遠心に垂直性骨内欠損を認める．

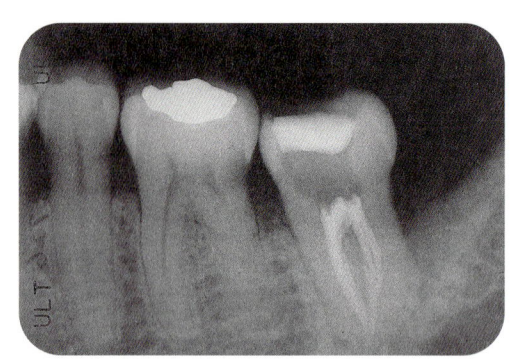

図5-88j 約6か月後のデンタルX線．遠心に骨も再生像を認める．長期にわたるメインテナンスが必要である．

＜歯周精密検査＞

図5-89a エムドゲイン使用症例の術前の歯周精密検査．

図5-89b 同術後．

8　根分岐部病変

　根分岐部病変は，複根歯の根間中隔部の歯周組織が破壊された状態をいう．根分岐部はその複雑な解剖学的形態から，プラークの停滞が生じやすく清掃が困難であり，さらにさまざまな因子の関与によって，処置に対する予知性は高いものとはいえない．

　根分岐部病変に対する治療法には，通常の歯周治療に共通するものから，根分岐部特有のものまで多くの方法があり，その進行程度により治療法が異なる．したがって，的確な診査診断によって治療法の適応を選択し，その後の併発症を考慮したメインテナンスプログラムを確立することで，その予後を高めることが可能となる．

A．根分岐部病変の原因
a．プラークに起因する細菌性因子

　根分岐部病変の原因は，単根歯と同様プラークに起因する細菌性因子，つまり炎症が主な破壊因子である．しかし，根分岐部には以下に示す特徴的かつ複雑な解剖学的形態が存在することで，プラークの停滞を助長している（図5-90a，b）．

　1）エナメル突起　enamel projection（エナメル真珠　enamel pearl）

　エナメル質の形態異常であり，この部分には結合組織性付着が生じないことから，歯周炎が進行すると容易に根分岐部に波及しやすい．再生療法などの歯周外科手術を行う場合，新付着が生じにくいことから，エナメル突起を除去する必要がある．

　2）根面の陥凹　root concavity

　根面に存在する縦溝は凹面形態を呈しているため，プラークの停滞が生じやすく，歯間ブラシあるいはスケーラーなどの到達性も不十分となることから，治療のみならず術後の管理も困難となる．上顎大臼歯頬側近心根および下顎大臼歯近遠心根において発生頻度が高い．

　3）根幹（ルートトランク）root trunk（s）

　セメント-エナメル境（CEJ）から根分岐部までをいい，根幹が短い場合，歯周疾患に

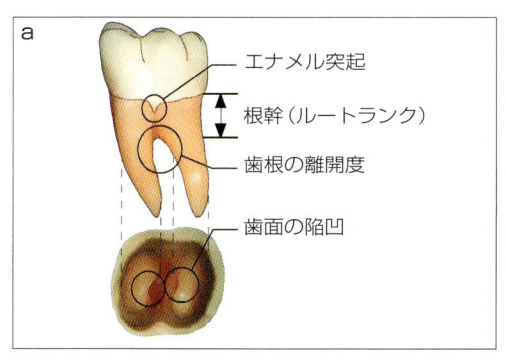

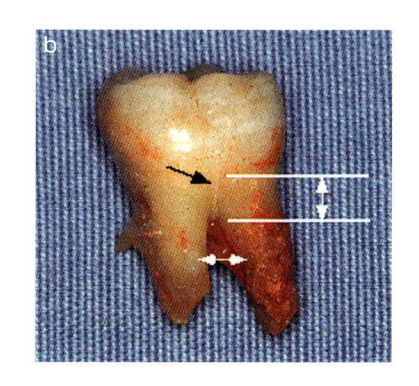

図5-90a，b　根分岐部の解剖学的形態．

罹患すると根分岐部への炎症の波及が速いため，根分岐部病変に移行しやすくなる．

4）歯根の離開度

歯根の離開度が小さく，さらに歯根間距離が短い場合，その部位のプラークコントロールは不可能に近く，治療に際しても器具の到達はより困難となる．また，多根分岐，癒合根あるいは樋状根などに病変が生じた場合，その進行は早く保存が困難となることが多い．

b．歯髄病変

根分岐部には多数の副根管や側枝が開口しているため，歯髄病変が発生すると，根尖部あるいはこれらの根管系を介して根分岐部へと病変が波及する場合がある．また，歯周疾患単独もしくは二次的に歯髄病変が生じ根分岐部に波及する場合や，歯髄疾患と歯周疾患が個々に生じ根分岐部にて複合する場合もある．

c．咬合性因子

根分岐部は早期接触やクレンチングなど過度な咬合力による損傷を受けやすく，とくに歯の動揺が認められる場合には，咬合性外傷による影響をいっそう受けやすくなる．

d．歯質の破損に起因するもの

前述した原因のほかに，髄床底に達するような齲蝕あるいは根面齲蝕，根管治療あるいはポストコア形成時における歯根の穿孔，歯根破折なども根分岐部病変の原因と成りうる．

B．根分岐部病変の分類

a．水平的分類

〈Lindheらの分類[1]〉（図5-91）

Degree Ⅰ：頰舌的あるいは近遠心的な歯根幅径の1／3未満の水平的な骨の喪失．

Degree Ⅱ：歯根幅径の1／3以上の水平的な骨の破壊が認められるが，完全には貫通していない．

Degree Ⅲ：水平的にプローブが貫通するほど，分岐部の骨破壊が認められる（through and through）．

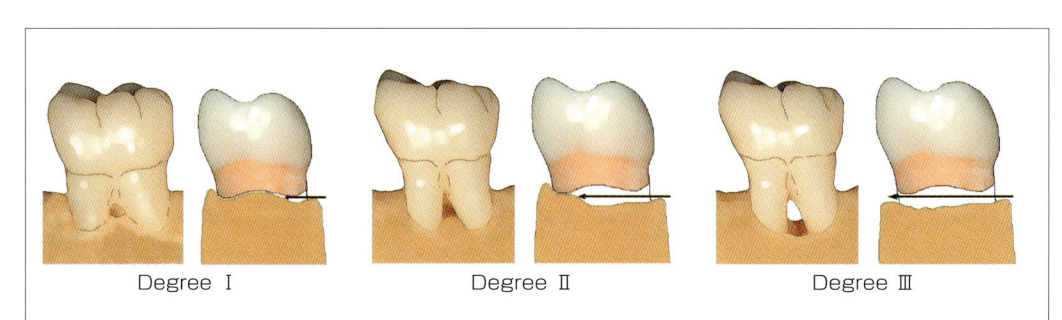

図5-91　Lindheらの分類．

表5-1 Glickman, Lindheの分類に基づく処置法

処置法	Glickman				Lindhe		
	1	2	3	4	1	2	3
口腔清掃指導	●	●	●	●	●	●	●
スケーリング・ルートプレーニング	●	●	●	●	●	●	●
咬合調整	●	●	●	●	●	●	●
curettage	●	●			●	●	
オドントプラスティー	●	●	●		●	●	
オステオプラスティー	●	●			●	●	
歯肉切除・整形	●	●	●		●	●	
フラップ手術	●	●	●		●	●	
ＧＴＲ	●	●			●	●	
トンネリング			●	●			●
骨移植		●	●			●	●
骨整形	●	●			●	●	
根分割術			●	●		●	●
根切除術			●	●		●	●
ヘミセクション			●	●		●	●
抜歯			●	●			●

<Glickmanの分類>

1度：肉眼的および X線的には骨吸収はないが，根分岐部に探針が入る．

2度：X線写真で骨吸収がわずかに認められ，根分岐部に探針が入るが，貫通していない．

3度：X線写真で骨吸収が認められ，ポケット探針が根分岐部を貫通するが，分岐部は露出していない．

4度：X線写真で骨吸収が明瞭に認められ，ポケット探針が根分岐部を貫通し，分岐部は露出している．

C．根分岐部病変に対する治療法の選択

　根分岐部病変の治療法には，根分岐部の形態を保存しながらメインテナンスしやすい環境を作製する方法，根分岐部という解剖学的形態を除去することでメインテナンスしやすい環境を作製する方法，および根分岐部における喪失した組織の再生あるいは再構築を行う方法に対別できる．さらに，根分岐部病変の進行程度により，適切な方法を選択する．表5-1は，水平的分類に対応する治療方針を列記しているが，垂直的骨吸収の程度（垂直的分類），根分岐部開口部の骨欠損形態と罹患歯の解剖学的形態とともに，歯列全体を総合的に考慮して治療法を検討する必要がある．

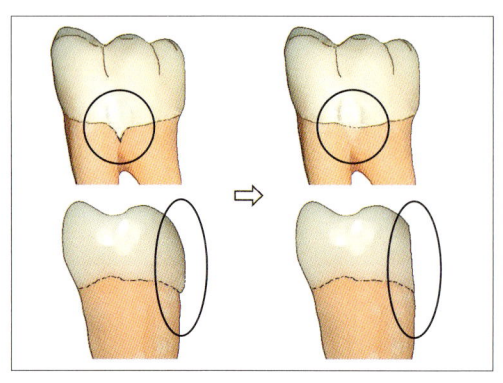

図5-92 根分岐部開口部の形態修正を行うことで，清掃性の高い生理的形態が獲得できる．

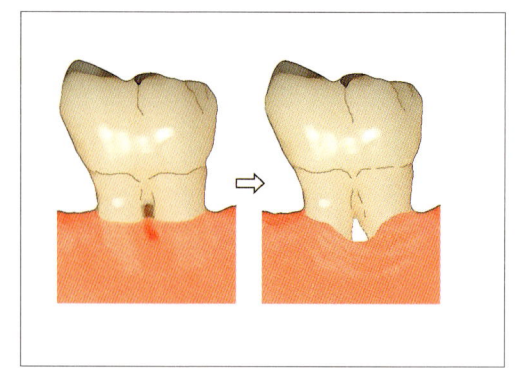

図5-93 根分岐部を頰舌的に開口させることで，根開部の清掃が可能な形態を獲得できる．

D．根分岐部病変の治療法

ここでは，根分岐部病変に対する特有の治療法および臨床的に頻繁に行われる方法について記す．

a．オドントプラスティー（odontoplasty）（図5-92）

清掃用具あるいはキュレットなどの器具の到達性を高めるため，根分岐部開口部における根形態の修正を行う．

1）適応
- 解剖学的形態異常を有する場合（歯冠の過豊隆，エナメル突起など）
- 根分岐部に近接する不良補綴物，修復物が存在する場合

2）術式
- エナメル突起およびエナメル真珠の削除
- アンダーカントゥアへの形態修正
- ハイジーングルーブの形成

タービン用ダイヤモンドバー，ファーケーション用エンジンバーにて行う．

3）術後の注意点および予後

形態修正後は十分な研磨を行い，二次齲蝕あるいは生活歯では知覚過敏の予防を考慮する．

b．トンネリング（tunnelling）（図5-93，P.186の95a〜f 参照）

根間部の清掃性を高めるため，人為的にthrough & throughの状態を作製する．この方法は，術後の補綴処置の必要性がないことから，歯の形態をそのまま維持することができる．

1）適応

比較的歯根の離開度が大きい大臼歯

2）術式

〈高度（Lindhe，degree Ⅲ）の場合〉
- 根分岐部が露出 ➡ ポケット搔爬＋オドントプラスティー
- 根分岐部が歯肉縁下に存在 ➡ 歯肉切除術＋オドントプラスティー

〈中等度（Lindhe，degree Ⅱ）の場合〉
- ➡ フラップキュレタージ＋オステオプラスティー，オドントプラスティー
  後戻りしないように術後パックを根分岐部に挿入する．

3）術後の注意点および予後
- とくに歯間ブラシによるプラークコントロールの徹底．
- 齲蝕抑制のためのフッ化物塗布．
- 近心根遠心面に齲蝕の発生率が高く，長期のメインテナンスでは注意が必要である．

c．ルートリセクション（root resection）

歯根形態を単純化することで，清掃性を高め器具の到達性も容易となる．

1）ルートセパレーション（root separation）（P.187の図5-96a〜h 参照）

歯冠を切断し切り離すことで，下顎大臼歯の近心根と遠心根を独立させ，2本の小臼歯として機能させる．

①適応
- 比較的歯根離開度が大きい下顎大臼歯
- 骨植堅固で根が長く，歯髄処置終了の歯

②術式
- 根分岐部が露出している場合 ➡ そのままタービンバーなどで切断する．
- 根分岐部が露出していない場合 ➡ 角化歯肉が十分存在していれば歯肉切除を行うか，あるいは歯肉弁を剝離した後，分岐部を露出させ切断する．

③術後の注意点および予後
- 切断時にアンダーカットを残さないようにする．
- 分割した歯根間距離が短い場合，矯正的に歯体移動して空隙を確保する．
- 歯間部のプラークコントロールの徹底．

2）ヘミセクション（hemisection）（P.188の図5-97a〜f 参照）

歯冠部の分離，切断後，抜歯予定歯根を歯冠部を含めて抜去する．

①適応
1根は十分な予知性のある下顎大臼歯．

②術式
- あらがじめ歯髄処置を行う．
- タービンバーなどで切断し，抜歯予定歯根を抜去する（歯肉弁を剝離した状態で行う場合もある）．

③術後の注意点および予後
補綴処置特にブリッジの支台となる場合は，負担過重にならないように，咬合面形態

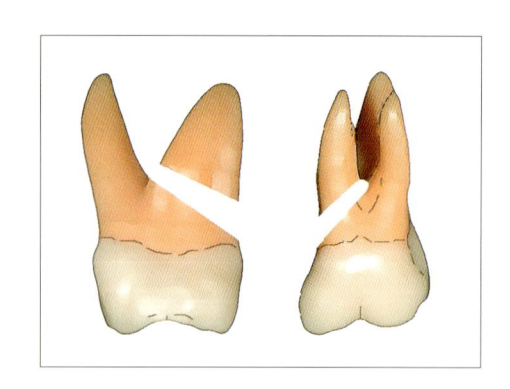

図5-94 オブリークカッティング法.

およびポンティック部の清掃性を考慮する.

3）ルートアンプテーション（root amputation）（図5-94）

複根歯の1根あるいは2根を歯冠との境界部から切断抜去し，歯冠部を残す方法.

①適応
- 主として上顎大臼歯.
- 複根歯の1根あるいは2根が根尖近くまで（根尖を超えて）骨吸収している場合.
- 根管治療が不可能な根がある場合.

②術式

歯冠形態はそのまま残し，歯根の切断抜去後，根の形態を漏斗状に修正（oblique cutting）する（通常は歯肉弁を剝離した状態で行う）.

生活歯の場合 ➡ 浸潤麻酔後，当該根を切断抜去し，歯冠部歯髄開口部に水酸化カルシウムを貼付後，アマルガムまたはレジン充填を施す（歯髄の壊死を生じることが多い）.

失活歯の場合 ➡ 当該根を切断抜去し，充填処置を行う.

③術後の注意点および予後
- 切断面の研磨を行うとともに，二次齲蝕の予防に対して考慮する.
- プラークコントロールの徹底.

d．抜歯

根分岐部病変が重度に進行した場合，当該歯を無理に保存することで治療が複雑化し，さらに，隣接歯に病変が波及するような状態に陥る．長期の予後を考慮しデメリットが大きいと考えられる場合は，抜歯を行いブリッジ，可撤性義歯あるいはインプラントを選択するほうが，包括的な治療を進めるうえで良好な結果が得られることが多い．つまり，口腔全体の状況を把握するとともに，その後の補綴処置を考慮して，抜歯すべきか保存すべきかの診断を適切に行う必要がある.

e．再生療法（P.189の図5-98a〜j 参照）

　根分岐部における喪失した組織に対して，その歯の形態を変えることなく再生することが可能であれば，その予知性は他の治療法と比較して最も高いものとなる．歯周組織の再生療法としてGTR法，エムドゲイン®などが注目を集めているが，とくにGTR法の根分岐部病変への応用は良好な成績が報告されている．しかしながら，その予知性は現在のところ必ずしも高いものとはいえない．それは，前述しているように根分岐部の複雑な解剖学的形態により，器具の到達性が著しく困難であることが最大の原因である．

①適応
- 通常のGTR法の適応に準ずる（Lindheの分類でdegreeⅠおよびⅡ）．
- 隣接する骨頂部の高さが十分あり，根分岐部開口部の骨欠損形態がsmall "key-hole" defectに近いもの．
- 歯肉（角化歯肉）の厚さと幅が十分存在する場合．

②術式
- 基本的な術式はフラップキュレッタージに準ずる．
- 十分なデブライドメントとルートプレーニングを行い，場合によってはオドントプラスティーを行う（ファーケーション用エンジンバーの使用）．
- 歯面に密着した膜の固定（下顎の場合は比較的容易に行えるが，上顎の隣接部において高度に進行した場合は，困難なことが多い）を行う．
- 緊密な歯肉の縫合（懸垂縫合など）を行う．

③術後の注意点および予後
- フラップキュレッタージ以上の術後のプラークコントロールの徹底．
- スペースメイキングの困難な場合などは，骨移植を併用することで良好な結果が得られる．

参考文献
1) Hamp SE, Nyman S and Lindhe J: Periodontal treatment of multirooted teeth. Results after 5 years. J Clin Periodontol, 2(3): 126-135, 1975.
2) Tarnow D and Fletcher P: Classification of the vertical component of furcation involvement. J Periodontol, 55(5): 283-284, 1984.
3) Pontoriero R, Nyman S, Ericsson I and Lindhe J: Guided tissue regeneration in surgically-produced furcation defects. An experimental study in the beagle dog. J Clin Peridontol, 19(3): 159-163, 1992.

8 根分岐部病変

症例1：トンネリング（図5-95a〜f；音琴淳一提供）

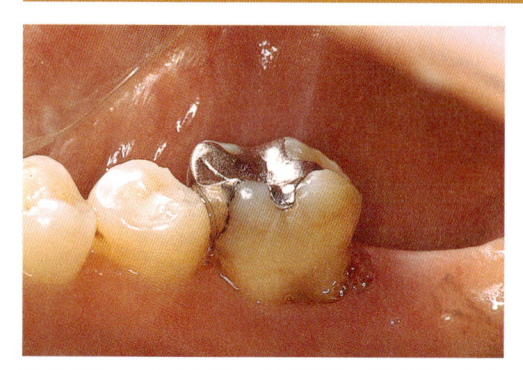

図5-95a　46歳男性．全顎慢性中等度成人性歯周炎．歯周基本治療終了時．第一大臼歯中央部に歯周ポケット6〜7mmを示す．

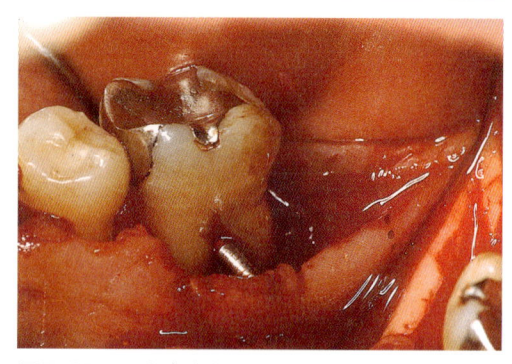

図5-95b　歯肉弁剝離時．根分岐部が貫通している．歯槽骨頂部と分岐部の関連を考慮し，分岐部を口腔内に露出させることとした．

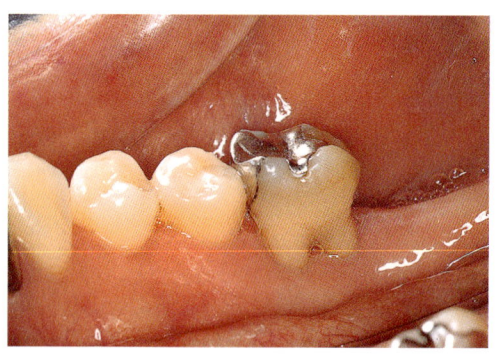

図5-95c　歯周外科処置後3か月．炎症が消退し，歯周ポケットも1〜2mmとなった．

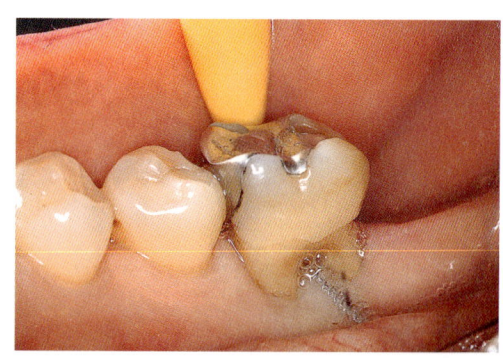

図5-95d　術後6か月．歯間ブラシが十分通る状態で歯肉の炎症がコントロールされている．

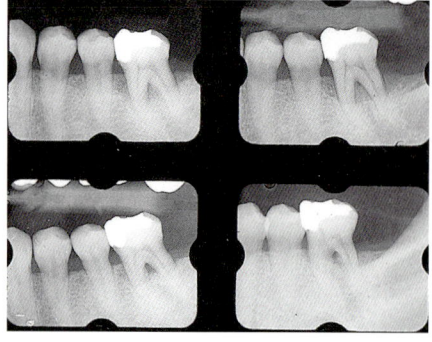

図5-95e　デンタルX線写真．左上から時計回りに初診時，基本治療終了時，メインテナンス時，歯周治療終了時．

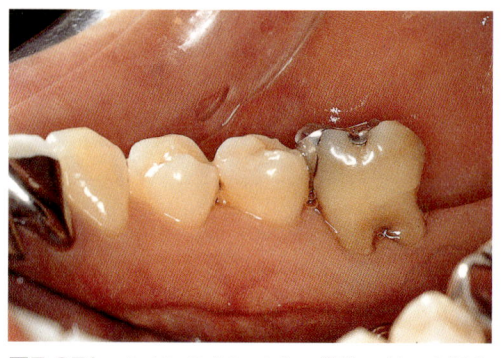

図5-95f　メインテナンス中．術後1年．良好な経過をたどっている．

第 5 章　歯周外科治療

症例 2：ルートセパレーション（図5-96a〜h）

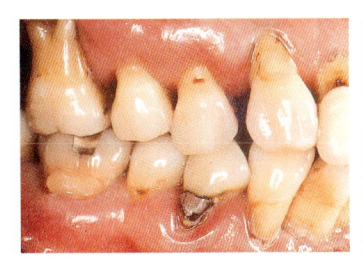

図5-96a　初診時頰側面観．6̄ 頰舌側中央のプロービングデプスは 8 mm であり，through and through の状態である．

図5-96b　初診時舌側面観．

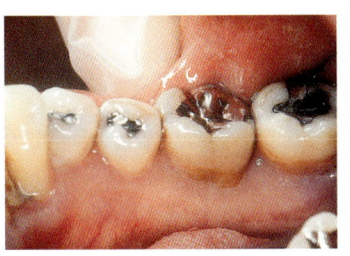

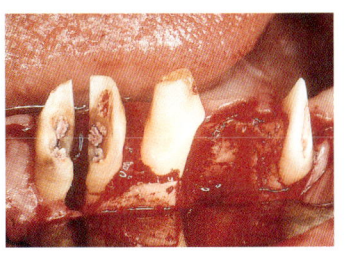

図5-96c　歯肉弁を剝離し，6̄ のルートセパレーションを行った状態．

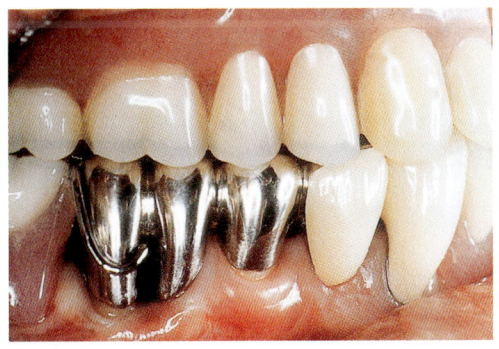

図5-96d　術後 2 年．メインテナンス時頰側面観．6̄ 頰舌側中央のプロービングデプスは 3 mm に改善している．

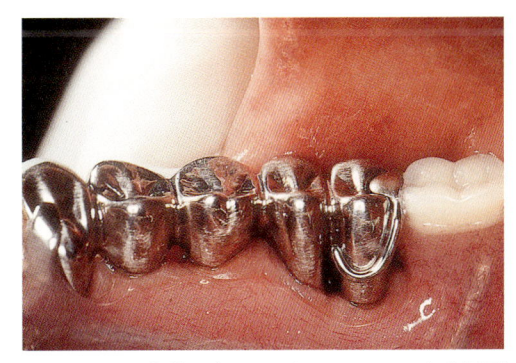

図5-96e　術後 2 年．メインテナンス時舌側面観．

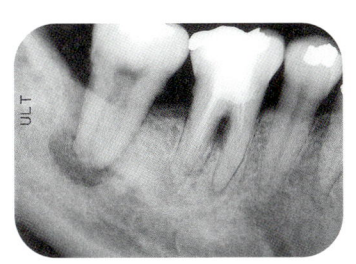

図5-96f　初診時．

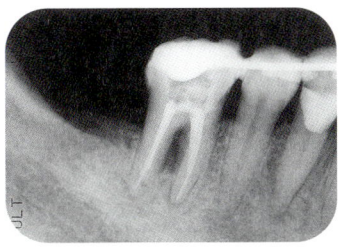

図5-96g　歯周基本治療終了時．

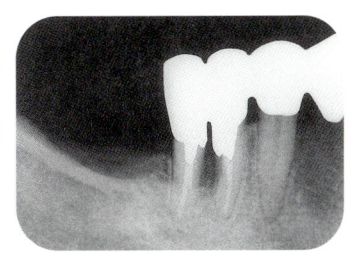

図5-96h　術後 2 年メインテナンス時．

8 根分岐部病変

症例3：ヘミセクション（図5-97a～f）

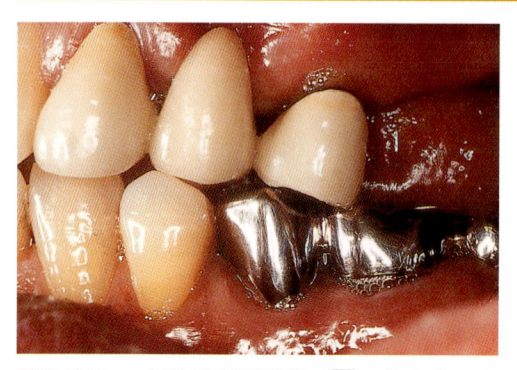

図5-97a　初診時頰側面観．6⌐の髄床底にはパーフォレーションが生じている．

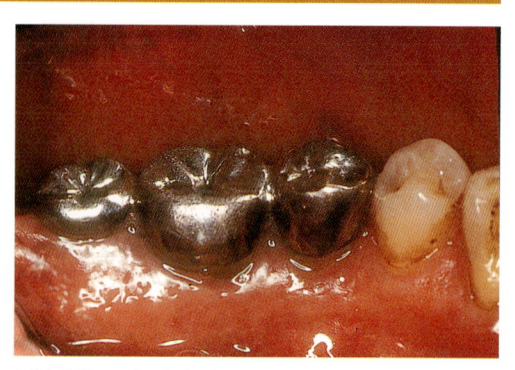

図5-97b　初診時舌側面観．

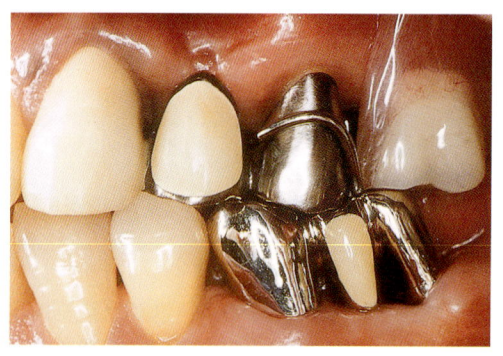

図5-97c　術後1年．メインテナンス時頰側面観．6⌐の近心根をヘミセクションし，補綴処置を行っている．

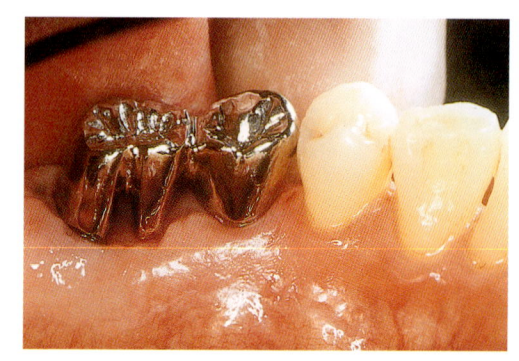

図5-97d　術後1年．メインテナンス時舌側面観．

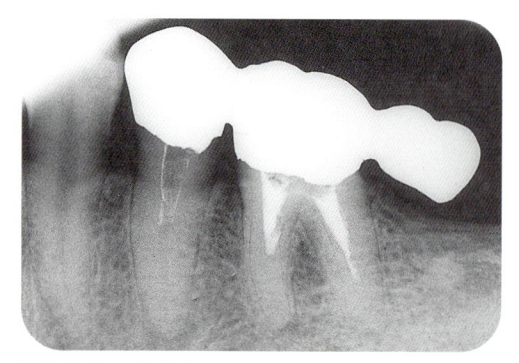

図5-97e　初診時．

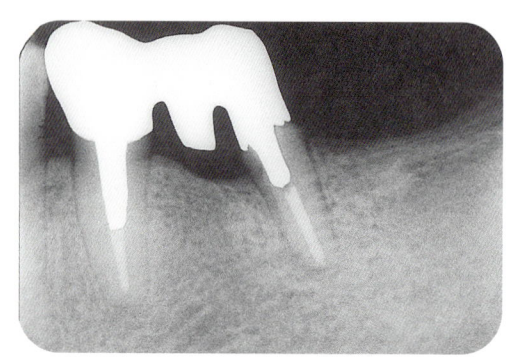

図5-97f　術後1年メインテナンス時．

症例4：再生療法（図5-98a～j）

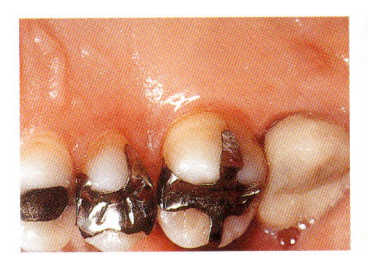

図5-98a　歯周基本治療終了時口蓋側面観．6⏋近心のプロービングデプスは7mm，水平的に5mmのプローブ挿入を認める．

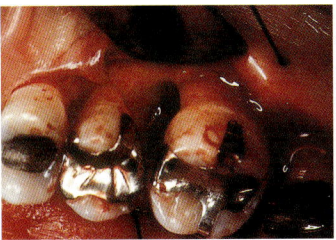

図5-98b　歯肉弁を剥離した状態．6⏋近心には2壁性骨欠損と根分岐部病変が認められる．

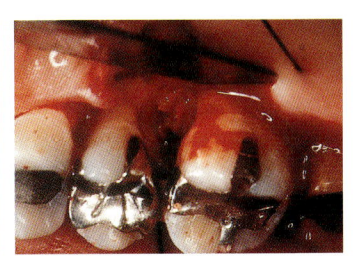

図5-98c　自家骨移植を行った状態．

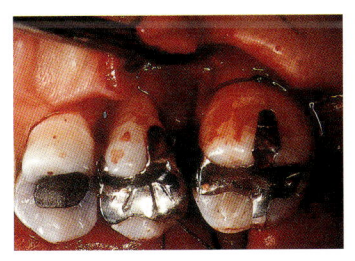

図5-98d　吸収性コラーゲン膜（Tissue Guide™）を設置した状態．

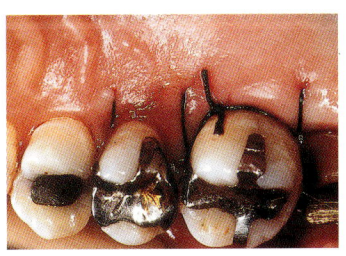

図5-98e　懸垂縫合を行った状態．

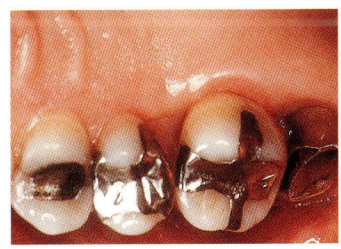

図5-98f　術後6か月．口蓋側面観．6⏋近心のプロービングデプスは3mm，水平的に2mmのプローブ挿入を認める．

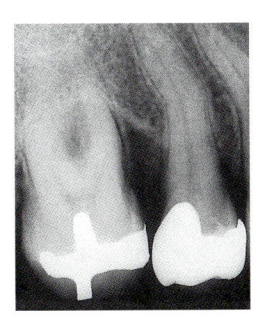

図5-98g　歯周基本治療終了時．

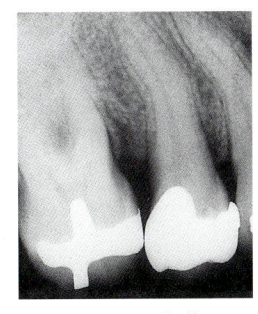

図5-98h　術後3か月．

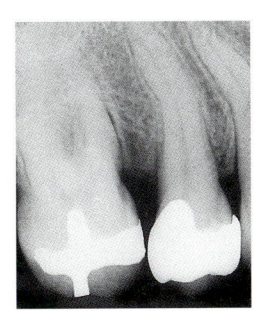

図5-98i　術後6か月．

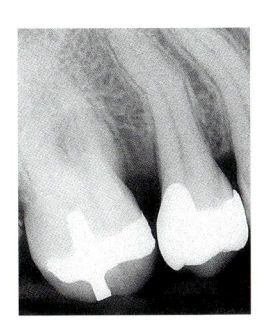

図5-98j　術後1年．

8 根分岐部病変

症例5：フラップ手術（図5-99a〜f；音琴淳一提供）

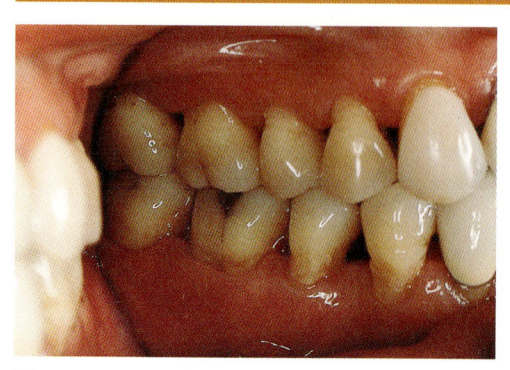

図5-99a 43歳女性．全顎慢性中等度成人性歯周炎．初診時，下顎第一大臼歯を中心に4〜6mmのポケットが存在している．

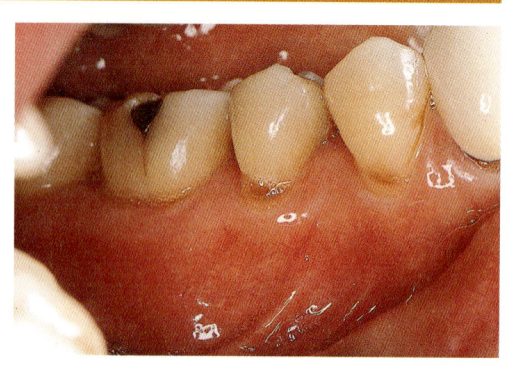

図5-99b 歯周基本治療終了時．炎症がやや残存している．歯周ポケットも数箇所5〜6mmを示した．

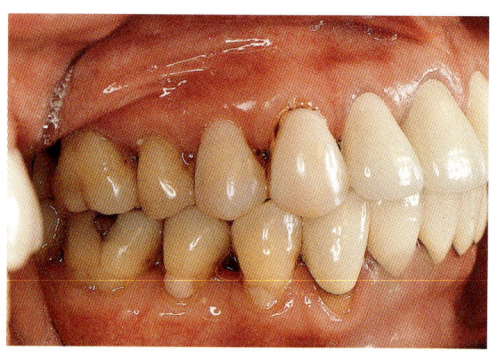

図5-99c 歯肉弁形成時．根分岐部の明視下でのルートプレーニングを行った．

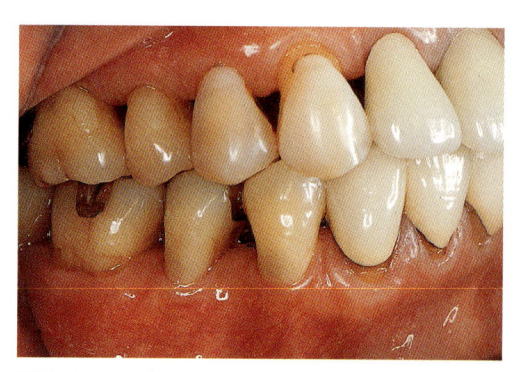

図5-99d 歯周外科処置後3か月．歯肉の炎症状態は改善，歯周ポケットも全周で1〜2mm程度に改善した．

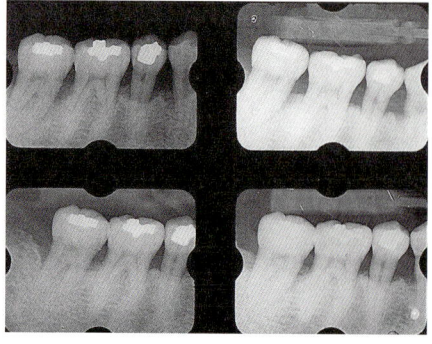

図5-99e デンタルX線写真．左上から時計回りに初診時，基本治療終了時，歯周治療終了時，メインテナンス時．

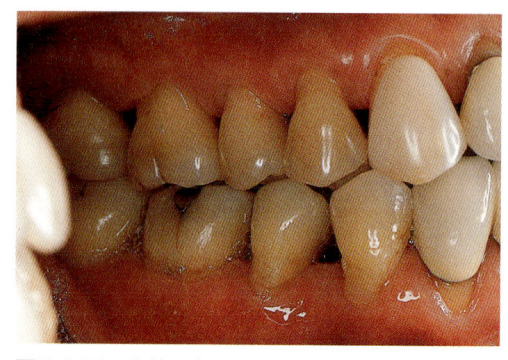

図5-99f 術後1年．炎症のコントロールがされている．

第6章

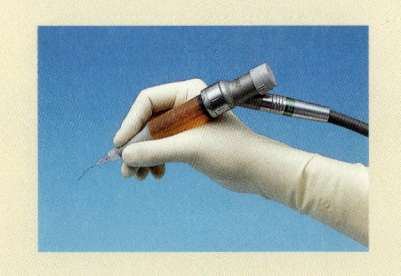

歯周疾患の薬物療法

1　歯周ポケット内に用いる薬物

はじめに

　これまでの歯周疾患の薬物療法は局所，全身的投与法に大別され，歯周基本治療，歯周外科治療，メインテナンス治療の各過程で補助的療法として用いられている．

　局所的薬物投与法としては，歯周ポケット内抗菌薬，ポケット内洗浄剤，含嗽剤，局所塗布剤などがある．

　全身的薬物投与法は，急性化膿性炎症の軽減，術後の感染防止，創傷治癒促進のため，または，全身症状の緩解のために行われることが多く，急性歯周膿瘍，侵襲性歯周炎，（若年性歯周炎，急速進行性歯周炎，難治性歯周炎）などに対して抗菌薬，抗炎症鎮痛薬，精神安定薬などが用いられている．歯周疾患は，プラーク中の複数の細菌による混合感染症である．その発症と進行には，遺伝性要因（宿主の防御能）と環境因子が相互に複雑に関与して，各種多様な病態を呈している．しかしながら，歯周治療の基本は，あくまでもこれらの原因の除去を主体とした歯周ポケット内のプラーク細菌を減少させることにほかならない．この目的として，スケーリング，ルートプレーニング，ブラッシングなどの機械的除去法が行われている．しかし，歯周ポケットが5mm以上存在すると器具のアクセスが難しく，また，歯周ポケット内のプラークはバイオフィルムを形成しているため，抗菌薬や殺菌薬に対して抵抗性を示し，その投与だけでは限界があり，治療効果に期待ができない．さらに抗菌薬の全身投与は，副作用や耐性菌の発現等の問題点を生じる．

　そこで機械的除去法でバイオフィルムを破壊し，それに加えて，抗菌薬でそれらの細菌を質的に抑制する方法が併用されるようになった．その方法は抗菌薬を歯周ポケット内に直接投与して細菌を減少させ，病的環境を質的に改善する薬物局所配送療法である（LDDS）．

1　歯周ポケット内に用いる薬物

A．局所薬物配送療法LDDS（local drug delivery system）（図6-1，2）

　担体に含ませた抗菌薬をポケット内に直接挿入し，一定期間停滞させ，薬剤を徐々に放出させてポケット内の有効濃度を維持し，ポケット内の歯周病関連細菌を排除する方法である．

　LDDSの担体としては，cellulose fiber, acrylic strips, hydrooxypropyl cellulose およびアテロコラーゲン剤など，非溶解性，溶解性がある．市販は，2％塩酸ミノサイクリン（担体：ヒドロキシエチルセルロース，ペリオクリン®軟膏タイプ），テトラサイクリン系抗菌薬，ペニシリン系抗菌剤，メトロニダゾール，ピリドンカルボン酸系抗菌薬があり，1％オフロキサシン（担体：ヒドロキシプロピルセルロース）ストリップスタイプがある（投与法1週1回，1か月，4～5回）．

第6章　歯周疾患の薬物療法

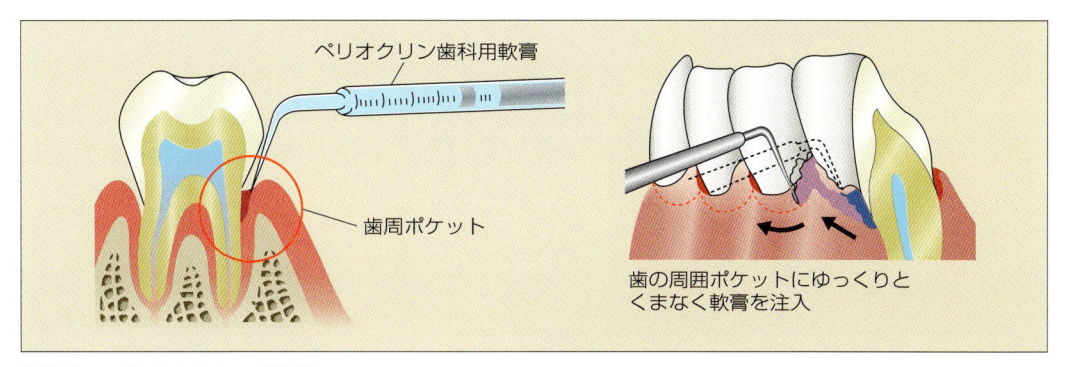

図6-1　ペリオクリンの使用法.

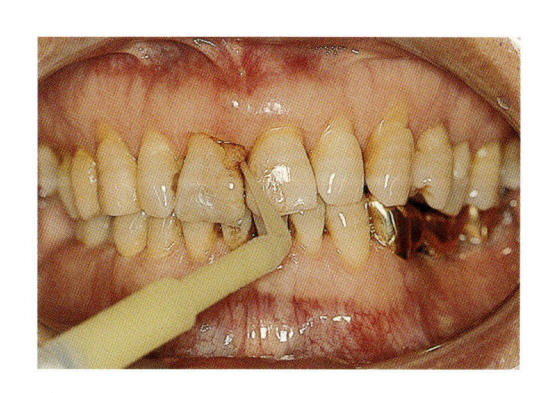

図6-2　ペリオクリンの応用例.

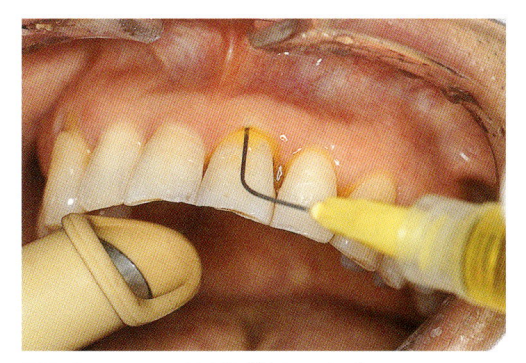

図6-3　シリンジ用針（横穴タイプ）.

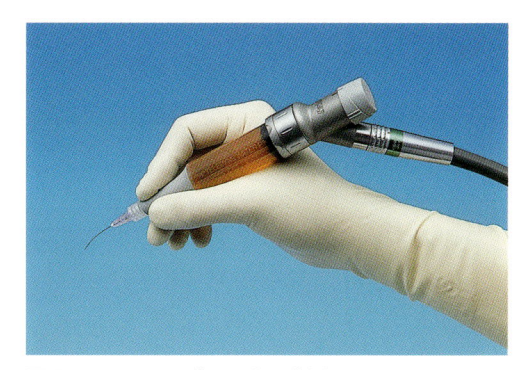

図6-4　ペリオピック®．歯周ポケットイリゲーションハンドピース（専用洗浄針付）と本体.

B．ポケットイリゲーション（ポケット洗浄法）（図6-3, 4）

　歯周ポケット内をシリンジ，または専用（クリーン，ウォッシングニードルハードタイプ®）の針をポケット底まで挿入しポケット内の細菌を洗い出し，同時に薬剤を歯肉縁下の患部の細菌叢まで直接到達させて，細菌を除く方法で，Water Pick®，専用イリゲーター®法がある．

　薬剤は以下のものがある．

　①ヨード製剤（イソジン®，ネオヨジン®，ポビドンヨード®）

②フッ化第一製剤
③過酸化水素（オキシドール®）
④色素（0.02〜0.05％アクリノール液）
⑤アセスA
⑥フェノール化合物

2　含嗽薬

　洗口剤，含嗽剤（デンタルリンス，マウスウォッシュ）は歯周外科手術処置後のブラッシングができない時期や，急性症状の時期，または口臭予防を目的とした治療の補助として用いる．

a．グルコン酸クロルヘキシジン

　クロルヘキシジンは，殺菌作用と界面活性作用を有する手指の消毒剤で，高濃度（0.1〜0.2％）での使用は，歯肉粘膜の適応では認められていないが，洗口剤（コンクール®）や歯磨剤に，低濃度で配合されている．

　0.12％クロルヘキシジン洗口液（ペリデックス®，米国）は歯肉炎症抑制作用があるとして米国で唯一，処方製剤として認められている．

b．フェノール化合物

　3種類のフェノール化合物にチモールなどを加えた合剤（リステリン®）は，1日に2回使用することで歯肉炎症を抑制する効果がある．

c．四級アンモニウム化合物

　塩化セチルピリジニウム，塩化ベンゼトニウムなどの四級アンモニウム化合物は殺菌作用と界面活性作用の消毒剤である．塩化セチルピリジニウムは洗口剤（プロクト・デンタルリンス®，デンターシステマ・デンタルリンス®）などに，塩化ベンゼトニウムは洗口剤（ネオステリングリーン®）などに配合されている．

d．ハロゲン含有化合物

　ポビドンヨード®は含嗽剤（イソジンガーグル®）として用いる．

3　全身投与法

　歯周治療では歯周膿瘍や歯周炎などの急性症状の緩解あるいは歯周外科手術後の感染防止を目的として薬物の全身投与が行われる．全身投与法では，薬剤が病変部へ確実に到達するが，病変部での有効濃度の維持のため多量の薬剤の必要があり，副作用の出現することがあるので注意を要する．しかし最近では，難治性（慢性，侵襲性）歯周炎，侵襲性（若年性，急速進行性）歯周炎に積極的に全身投与を含めた抗菌薬投与も行われ

表6-1 歯周病治療に用いられる抗菌薬

テトラサイクリン系	テトラサイクリン ミノサイクリン ドキシサイクリン	200mg/day 100〜200mg/day	2週間 7〜10日間
メトロニダゾール	メトロニダゾール オルニダゾール	250〜500mg/day 250〜500mg/day	7〜10日間 7〜10日間
ペニシリン系	アモキシシリン ペニシリン	750mg/day	7〜10日間
クリンダマイシン	リンコマイシン クリンダマイシン	450mg/day	
マクロライド系	エリスロマイシン アジスロマイシン	500mg/day	3日間

（吉江弘正・宮田 隆 編著：歯周病治療のストラテジー，231-240，医歯薬出版，東京，2002より引用）

るようになってきた．これらの症例によっては抗菌薬の長期投与（2週間から4週間）が行われることもある．薬剤は以下のものがある（表6-1）．

A．抗菌薬

a．テトラサイクリン

テトラサイクリン系の抗菌薬は全身投与で最も一般的である．静菌的作用のため急速に増殖する菌種にとくに有効である．グラム陰性菌よりグラム陽性菌に対して有効で，投与後に歯肉溝内濃度が血清中の濃度の数倍（2〜10）に達するため，口腔内で有効である．

さらにテトラサイクリンは歯周組織破壊に関与する種々のコラゲナーゼ（コラーゲン分解酵素）の活性を抑制する作用もあり，歯周疾患治療薬としてとくに有効である．テトラサイクリン系抗菌薬の一種ドキシサイクリンは通常1日100〜200mg処方するが，低容量投与の1日20mgを2回の処方の場合は，組織内破壊を引き起こすプロスタグランディン，マトリックスメタロプロテアーゼ（MMP）の活性を抑制し，抗炎症作用（骨吸収や付着の喪失の抑制作用）がある（ペリオスタット®：米国；長期投与が可）．

テトラサイクリン系の抗菌薬としてミノサイクリン（ミノマイシンカプセル）はテトラサイクリンと同様の薬効で，より広い抗菌スペクトルを持っている．

b．メトロニダゾール

メトロニダゾール（フラジール錠）は原虫抗菌薬（抗真菌薬）である．嫌気性菌に対して殺菌的作用を有し，非プラーク性歯肉疾患（歯肉炎），壊死性潰瘍性歯肉炎，慢性（成人）性歯周炎，広汎型侵襲性歯周炎（急速進行性歯周炎）などの治療に用いる．通常，アモキシシリンと併用して用いられることが多い．健康保険で歯周炎に適用不可．

c．ペニシリン

ペニシリン系の抗菌薬は重症型感染症における第一選択薬で，最も広く使用されている．アモキシシリン（サワシリンカプセル）は合成ペニシリン系の抗菌薬で，ペニシリ

ンに比べより広い抗菌スペクトルを持つため，難治性慢性，侵襲性歯周炎（若年性歯周炎）などの治療に用いられる．

B．抗炎症薬
a．非ステロイド性抗炎症剤（NSAIDs）（抗炎症作用，鎮痛解熱作用）
プロスタグランジン合成酵素のシクロオキシゲナーゼ（COX）の中で，とくにCOX-2が炎症と関係することが明らかになった．この経路を阻害し，炎症反応を緩和する薬剤として，フルルビプロフェン，イブプロフェン，メフェナム酸（ポンタール），エトドラク製剤（ハイペン®）（COX-2選択的阻害薬），ナプロキロンなどである．歯周炎における抗炎症作用，炎症性骨吸収を選択的に抑制する作用がある．

b．消炎酵素薬
非ステロイド性抗炎症薬より鎮痛，炎症作用はないが病巣の治癒促進と炎症巣移行作用があるため抗菌薬と併用されている．塩化リゾチーム（レフトーゼ），セラチオペプターゼ（ダーゼン）などがある．

C．骨吸収抑制薬
骨粗鬆症の治療薬ビスフォスフォネートは破骨細胞に直接作用して骨吸収抑制をする効果がある．歯周炎治療で期待できることは，①歯槽骨吸収予防，②GTR法への併用と新生骨の維持，歯槽骨再生療法，③矯正治療への応用，④インプラント周囲の骨吸収予防と骨質改善などがあり，歯周病治療薬としては骨代謝への影響や消化管への影響を考慮して，全身投与よりLDDS法によるほうが安全で，効果が期待できる．

D．骨形成促進薬
〈抗高脂血症治療薬スタチン〉
HMGG-CoA還元酵素阻害物質で，メバロチン酸代謝経路の律連酵素であるHMG-CoA還元酵素を抑制することで血中コレステロール値を低下させる作用がある．スタチンによるBMP 2発現促進により骨形成が促進するので歯周病治療薬として期待できる．

4 歯周病の薬物療法の新たな可能性

歯周病はデンタルプラーク中の歯周病原性細菌によって発症する混合感染症である．この病因因子に対して多種多様な遺伝要因（宿主の防御能）や環境因子が，複雑に絡み合って発症，進行する多因子疾患であることが明らかにされている．この個体差のある多種多様な病態の歯周病に対しては，従来からの画一的な局所の治療だけでは対処できない多くの側面がある．そこで，それぞれの病態に応じた治療対策が必要であると考えられる．21世紀は遺伝子情報に基づく個別化治療の時代といわれている．すでに，医

科領域ではゲノム創薬の流れの中で新しい薬剤の開発（分子標的薬など）が行われている．遺伝子多型の解析の進展によってこの病態が遺伝子レベルで解明されると歯周病治療薬として，歯周組織の病態を把握し生体反応をコントロールする個人別の治療法（オーダーメイド医療，テーラーメイド医療，個人化医療，個人至適化医療）が開発されると予想される．それは，①免疫機能を変化させる薬剤，②炎症を効果的に抑制する薬剤，③組織を物理的に強化する薬剤，④修復機能を高める薬剤などである．これらが実現されると歯周疾患の薬物療法の位置づけが大きく飛躍し，歯周治療そのものが大き

参考文献

1）Hardy, J.H., Newman, H.N. and Strahan, J.D. : Direct irrigation and subgingival plaque. J. Clin. Periodontol., 9: 57-65, 1982.
2）栢　豪洋，太田紀雄，小鷲悠典：新歯周病学，クインテッセンス出版，東京，1998．
3）村井正大：臨床歯周治療学，三樹企画出版，東京，1988．
4）池田克己監修：鴨井久一，山田　了，伊藤公一編：標準歯周病学（第3版），医学書院，東京，2000．
5）青野正男ほか：歯周治療の科学，238-240，医歯薬出版，東京，1992．
6）加藤　熈：最新歯周病学，333-338，医歯薬出版，東京，1994．
7）石川　烈，その他：歯周病学，223-229，末永書店，京都，1996．
8）長谷川紘司，岩山幸雄編：カラーアトラス歯周病の臨床（第3版），154-157，医歯薬出版，東京，1998．
9）今井久夫，新井　高，太田紀雄，栢　豪洋，小鷲悠典，村井正大，柳田猛昌：歯科衛生士教育マニュアル新編歯周治療，28-29，クインテッセンス出版，東京，1998．
10）朝波惣一郎：やさしい薬物療法，32-33，第一歯科出版，東京，1995．
11）永田俊彦他：歯周治療における薬物療法の未来：クインテッセンス，22（9），1944-1969，2003．
12）吉江弘正，宮田　隆編：歯周病治療のストラテジー，231-240，医歯薬出版，東京，2002．

第7章

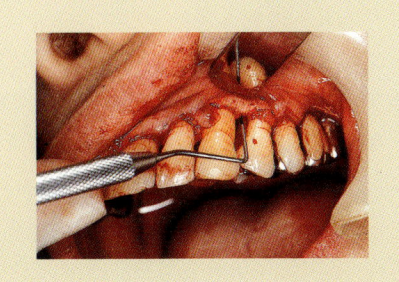

エンド-ペリオ（歯内-歯周病変）の治療

7 エンド-ペリオとは

はじめに

　歯周組織と根管内は根尖孔で連続しているだけでなく，副根管や側枝などで交通しているため，どちらか一方に生じた病変が，他方に影響を及ぼす可能性が十分にある．そのため，歯周病の治療を進めるにあたり，歯周ポケットの深さ，歯髄の生死，X線所見などを組み合わせて，歯周治療と並行して歯内療法を行う必要があるか否かを的確に診断し，治療計画を立案して，治療を進める必要がある．

　歯周疾患が進行し，歯周ポケットが深くなると，歯周ポケット内に根面が露出し，象牙細管や副根管（側枝），根尖孔を通して歯髄に炎症および感染が波及する可能性が高くなる．副根管の開口部は，歯冠側よりも根尖側で多く，さらに根尖部（根尖から2～3 mm）で多いため，歯周ポケットが深くなればなるほど歯内-歯周病変の可能性が高くなる．歯冠部や根面の齲蝕が原因ではなく，根尖孔または副根管を介して歯髄炎が生じた場合を逆行性または上行性歯髄炎という．

A．Weineの歯内-歯周病変の分類（図7-1）

Ⅰ型（歯内病変由来型）：

　X線所見では進行した歯周炎の骨吸収像を示すが，感染根管が原因で歯周炎に類似した症状を示す場合．歯髄は失活している．感染根管治療を行うことにより，原因である感染が除かれ，治癒に向かう．

Ⅱ型（歯周病変由来型）：

　歯周炎による進行した骨吸収が根尖まで達し，歯周ポケット経由で，根尖孔または副根管を介して細菌が歯髄に侵入した場合．歯髄は生活歯の場合が多い．根管治療が必要な場合には抜髄（根管治療）を行う．歯内療法と歯周治療の両者が必要となる．大臼歯部ではヘミセクションまたはルートアンプテーション（抜根）にて対応することも多い．

Ⅲ型（歯内-歯周病変混合型）：

　歯周疾患による骨吸収と根尖性歯周炎による根尖周囲の骨吸収が連絡し，合併した場合．歯髄は失活している．はじめに感染根管処置を行い歯周治療との併用が必要である．

B．診査項目

　エンド-ペリオの病変が疑われる場合，以下の項目の診査を行う．
　①X線写真
　②歯周ポケットの深さ（ポケット底部の位置）
　③歯肉の炎症の程度

第7章　エンド-ペリオ（歯内-歯周病変）の治療

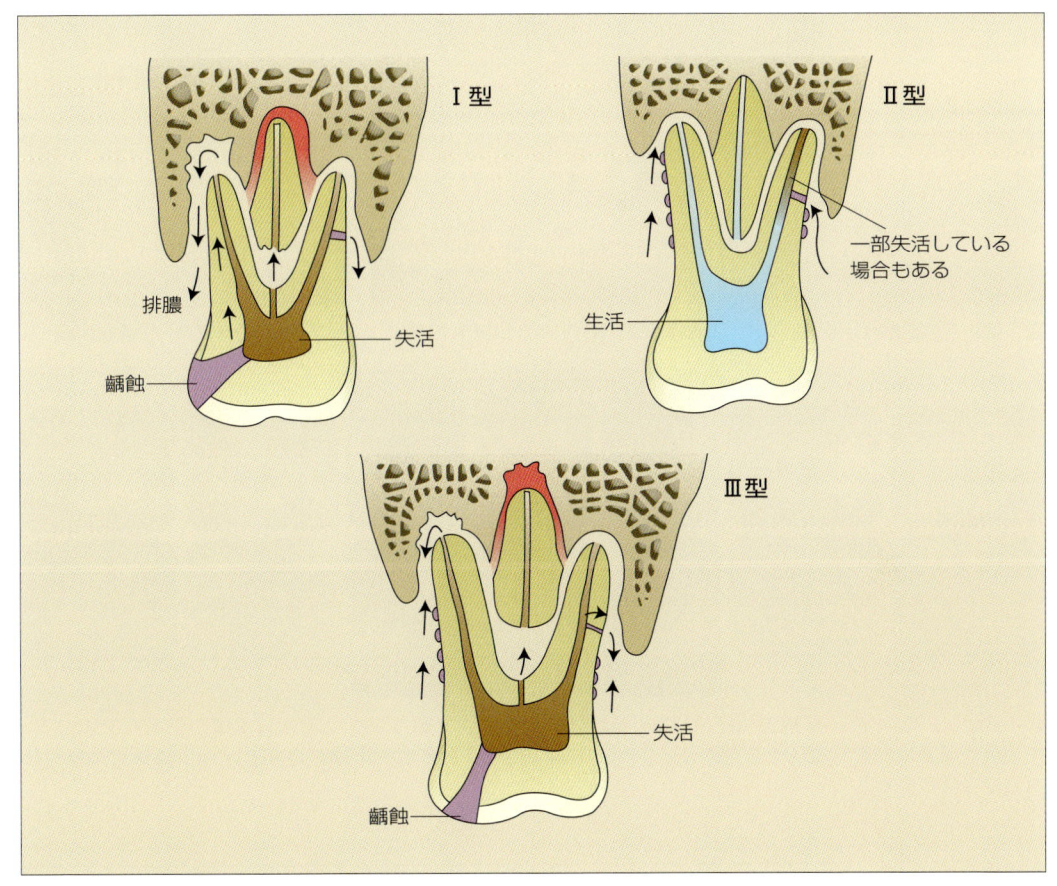

図7-1　Weineの歯内-歯周病変の分類．

　　④歯髄の生死
　　⑤咬合状態
　　⑥歯根破折，亀裂の有無
　　⑦疼痛の有無（どのような痛みか？）

C．治療の進め方

　上記の項目を中心に診査し，治療を進める．中心咬合位または側方運動時に咬頭干渉が認められる場合には，まず咬合調整を行う．

　疼痛が激しい場合は，疼痛を除去する処置が必要となるが，この場合，歯周炎の急性発作に対する処置（膿瘍切開など）が必要なのか，歯髄に対する処置（抜髄）が必要なのかを鑑別する必要がある．急性症状が消退した後，一般的には，根管治療を優先し，その後歯周治療を進める．失活歯の場合，歯根破折の有無に十分注意する必要がある．

1 エンド-ペリオとは

症例1：（図7-2a〜l）

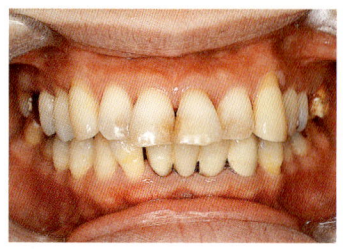

図7-2a ①初診時正面観． 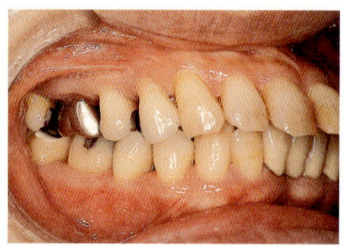　　図7-2a ②初診時右側方面観． 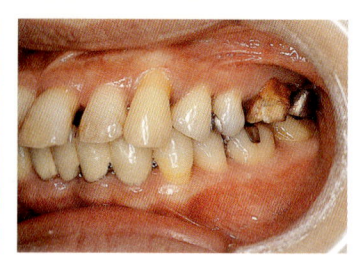　　図7-2a ③初診時左側方面観．

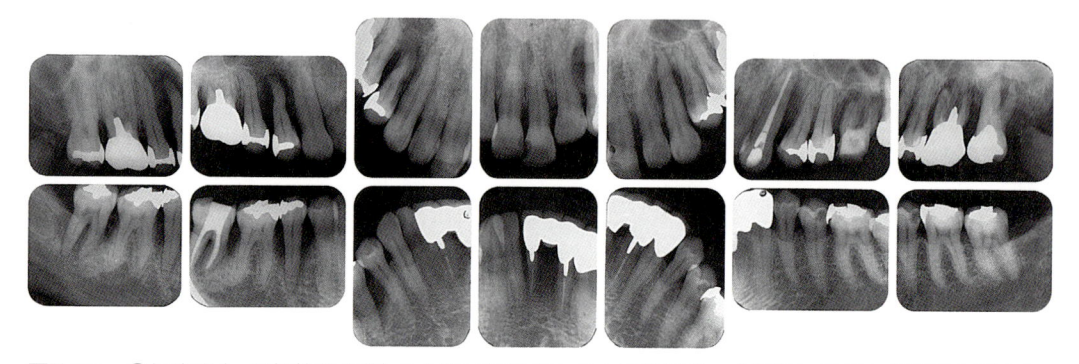

図7-2a ④初診時（一部根管治療後）の全顎14枚法デンタルＸ線写真．全顎的に重度の骨吸収を認める．ポケットは歯周精密検査①を参照．$\frac{4|3\,6\,7}{7\,5\,4|}$にエンド-ペリオ病変が認められた．$\frac{|3}{7|}$は根管治療前後のＸ線写真が混在している．

歯周精密検査①

動揺度					II							I	II	I	III	III
PD・BOP	3/6 3/3	6/6 6/7	3/6 4/4	3/5 5/5	2/5 5/11	5/7 7/7	3/5 5/5	3/4 3/3	3/4 4/4	2/5 5/5	3/5 5/3	3/5 6/6	3/6 4/3	3/5 5/9	3/5 11/9	3/5 9/7	3/5 5/5	3/5 6/5	3/5 11/9	6/6 9/9	10/8 5
プラークの付着		×	×	×		×										×		×	×	×	×
プラークスコア 55%	8	7	6	5	4	3	2	1	1	2	3	4	5	6	7	8
プラークの付着	×	×	×	×								×	×	×	×	×
PD・BOP		7/7 7/6	5/5 5/3	5/7 5/3	8/8 4/4	4/3 3/3	3/4 3/3	3/5 5/5	3/5 5/3	3/4 4/3	5/5 3/4		4/4 4/3	2/4 4/3	4/4 4/3	3/5 5/4	3/5 5/5	3/5 5/5	3/3 5/3
動揺度		II		II												

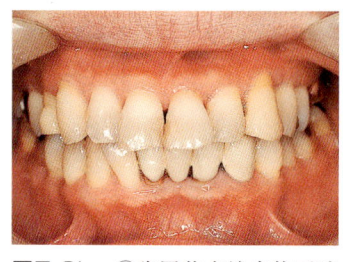

図7-2b ①歯周基本治療終了時正面観（1年後）． 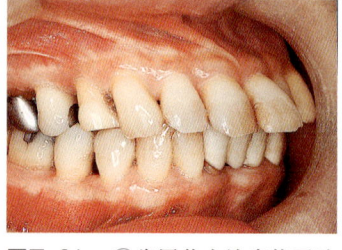　　図7-2b ②歯周基本治療終了時右側方面観（1年後）． 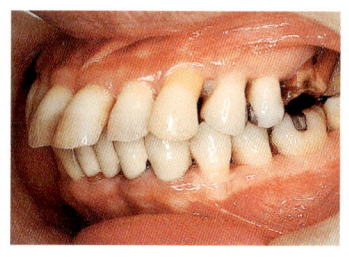　　図7-2b ③歯周基本治療終了時左側方面観（1年後）．

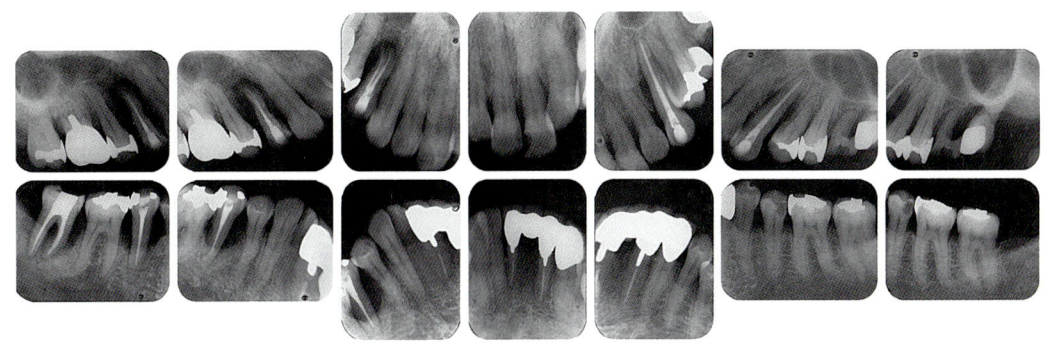

図7-2b ④歯周基本治療終了時の全顎14枚法デンタルX線写真．ポケットは歯周精密検査②を参照．$\frac{4}{5}$の根管治療完了．$\underline{6|}$は抜歯予定，$\underline{7|}$は頰側根を抜根し，根管治療中である．

歯周精密検査② プラークスコア 36%

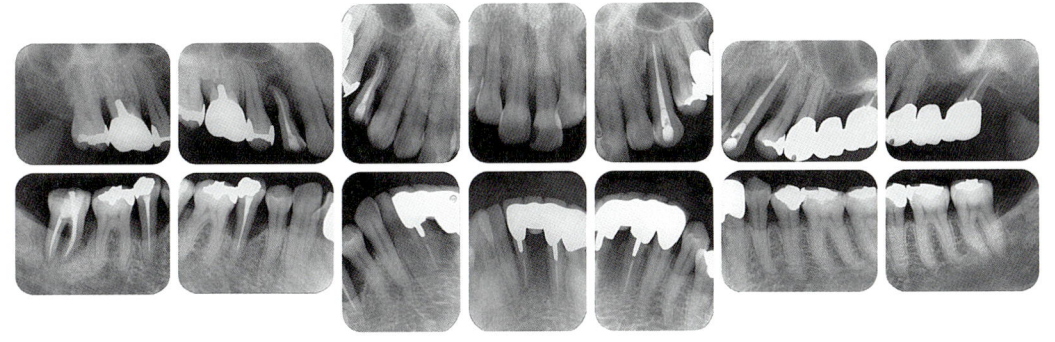

図7-2c 初診より2年後の全顎14枚法デンタルX線写真．ポケットは歯周精密検査③を参照．$\underline{4|}$は根管治療後改善が認められず，抜歯の予定．$\underline{7|}$根充後に$\underline{⑤⑥⑦}$ブリッジを装着した．

歯周精密検査③ プラークスコア 58%

1 エンド-ペリオとは

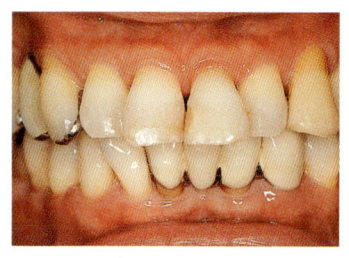

図7-2d ①正面観（3年後）．

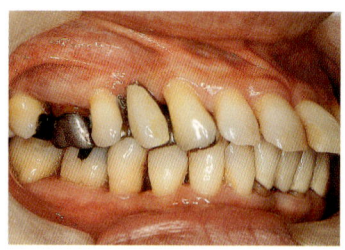

図7-2d ②右側方面観（3年後）．

図7-2d ③左側方面観（3年後）．

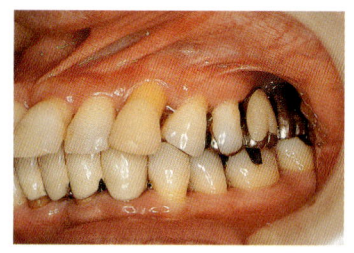

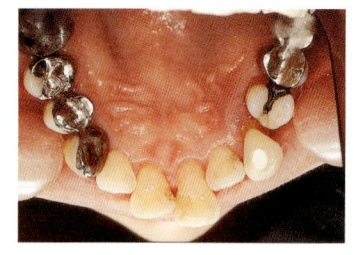

図7-2d ④上顎前歯口蓋側（3年後）．

図7-2d ⑤下顎前歯舌側（3年後）．

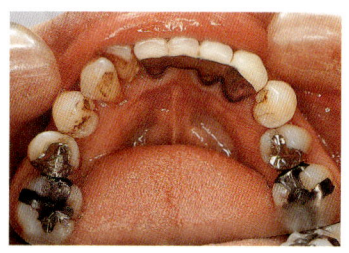

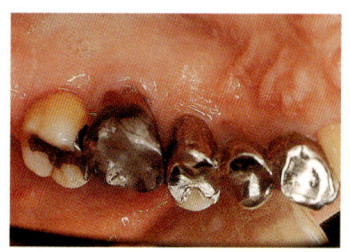

図7-2d ⑥右上臼歯口蓋側（3年後）．

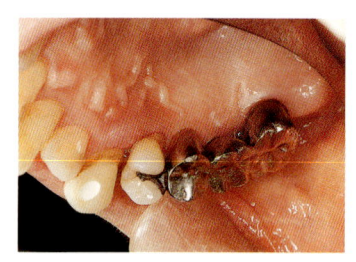

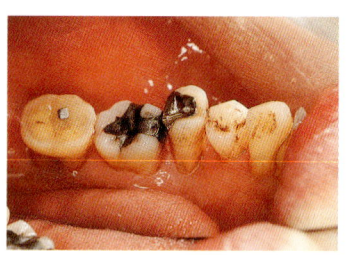

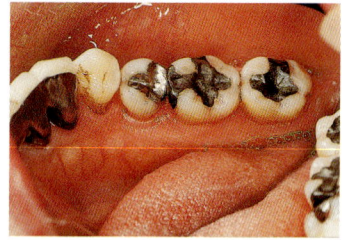

図7-2d ⑦左上臼歯口蓋側（3年後）．

図7-2d ⑧右下臼歯舌側（3年後）．

図7-2d ⑨左下臼歯舌側（3年後）．

＊ポケットは歯周精密検査④を参照．$\frac{7|3}{7|\ }$に深い歯周ポケットが残存したことから，エムドゲインを用いた歯肉剝離搔爬術を施行．

歯周精密検査④

動揺度								I		I					
PD・BOP	×	$\frac{3\,3\,3}{6\,5\,4}$	$\frac{5\,3\,3}{5\,3\,3}$	$\frac{3\,3\,3}{3\,3\,3}$	$\frac{2\,3\,2}{3\,3\,3}$	$\frac{2\,4\,2}{3\,4\,3}$	$\frac{2\,3\,2}{3\,3\,3}$	$\frac{2\,3\,3}{3\,3\,3}$	$\frac{3\,3\,3}{5\,8\,5}$	$\frac{3\,3\,3}{7\,5\,6}$	$\frac{3\,3\,3}{4\,4\,3}$	$\frac{3\,3\,3}{4\,3\,3}$	×	$\frac{3\,4\,3}{3\,4\,3}$	×
プラークの付着	◸		◸		◸◹	◸◹	◸◹	◸◹	◸◹	◸◹		◸		◸	◹
プラークスコア 30%	8	7	6	5	4	3	2	1	1	2	3	4	5	6	7	8
プラークの付着						◹						◹		◹	
PD・BOP		$\frac{3\,3\,3}{7\,7\,5}$	$\frac{3\,3\,3}{3\,2\,2}$	$\frac{3\,4\,3}{3\,4\,3}$	$\frac{3\,3\,3}{3\,3\,3}$	$\frac{3\,3\,3}{3\,3\,3}$	$\frac{3\,3\,3}{3\,3\,3}$	$\frac{3\,3\,3}{3\,4\,3}$	$\frac{3\,2\,3}{3\,3\,3}$	$\frac{3\,3\,3}{4\,3\,3}$	$\frac{3\,3\,2}{3\,4\,3}$	$\frac{3\,3\,3}{3\,3\,3}$	$\frac{3\,3\,3}{3\,3\,4}$	
動揺度		II													

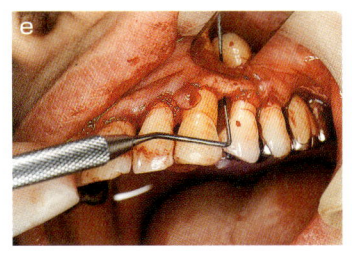

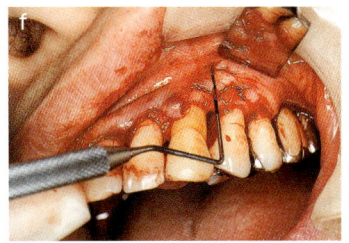

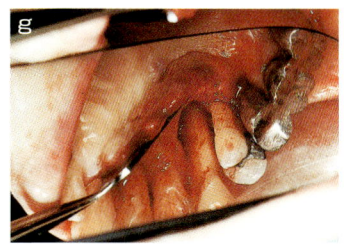

第7章　エンド-ペリオ（歯内-歯周病変）の治療

図7-2e〜g　|3：コンタクト直下には約10mmの骨内欠損が認められた（e）．ポケット探針を使用し，骨内欠損の深さを確認している（f）．舌側の骨吸収像（g）．

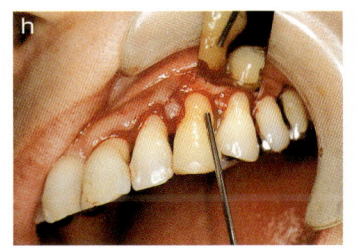

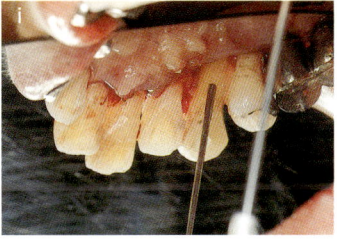

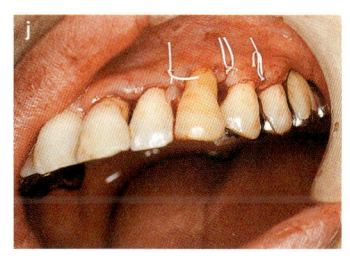

図7-2h〜j　|3：エムドゲインの塗布（h；唇側）．エムドゲインの塗布（i；口蓋側）．縫合（j）．

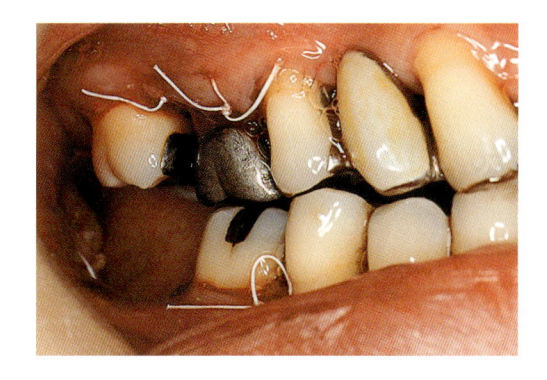

図7-2k　同日に|7|にエムドゲインの塗布，|7|は根尖を越える骨吸収のため術中に抜歯を行った．

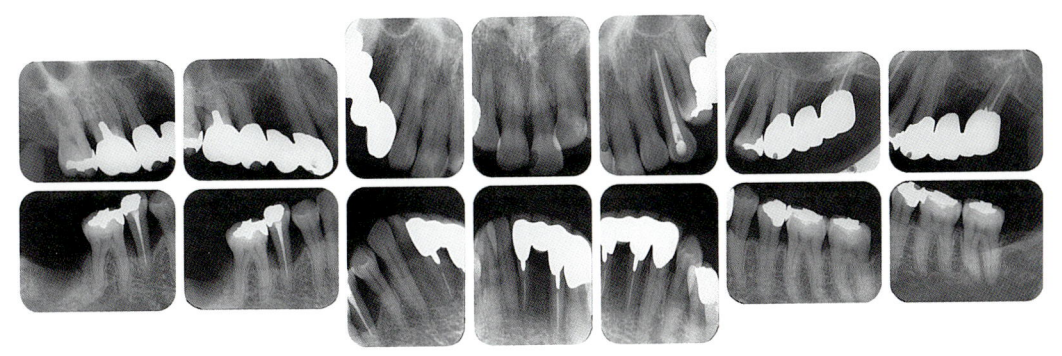

図7-2l　初診から3年3か月，歯周外科処置3か月後の全顎14枚法デンタルX線写真．ポケットは歯周精密検査⑤を参照．|7|は歯周外科処置時に抜歯を行った．

205

1　エンド-ペリオとは

歯周精密検査⑤

動揺度													I			
PD・BOP	×	3̲2̲3	3×3 / 3×3	3̲2̲3	3̲2̲2	×	3̲2̲3 3̲2̲3	2̲2̲2 1̲2̲2	3̲2̲3 3̲2̲3	3̲2̲3 5̲2̲5	3̲2̲3 2̲2̲3	×	3̲2̲3	×	3̲2̲3	×
プラークの付着		▲		▲		▲				▲		▲		▲		
プラークスコア 48%	8	7	6	5	4	3	2	1	1	2	3	4	5	6	7	8
プラークの付着			▲	▲	▲	▲		▲			▲	▲	▲	▲	▲	
PD・BOP	×	3̲2̲2	2̲2̲2 2̲2̲2	2̲2̲2 2̲2̲1	2̲2̲2 2̲2̲2	2̲2̲2 1̲2̲2	2̲2̲2 1̲2̲2	×	×	2̲2̲2 2̲2̲2	2̲2̲1 2̲2̲3	3̲2̲3 3̲2̲3	3̲2̲3 3̲2̲3	3̲2̲3 3̲2̲3	×
動揺度							I									

歯周外科手術後，一度低下したプラークスコアが手術後に上昇したが，歯周ポケットが浅くなり，歯肉の炎症も軽減したため，今後ブラッシング指導を中心としたメインテナンスを進めて行く予定である．

症例2：(図7-3a〜f)

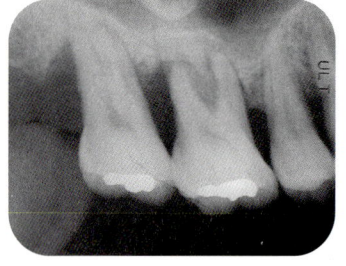

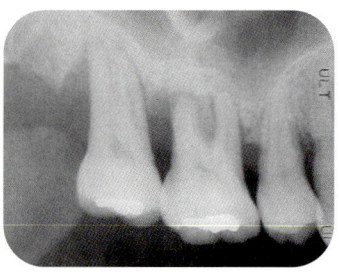

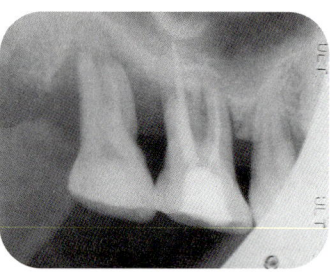

図7-3a〜c　右上大臼歯部．左から初診，約1年，約3年後．6⏌は根管治療，7⏌は抜歯予定だが，患者の希望により経過観察中．

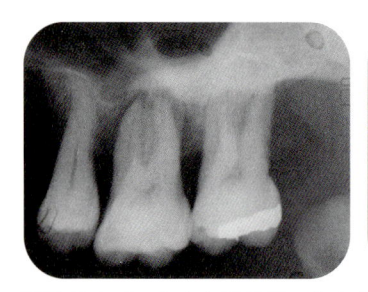

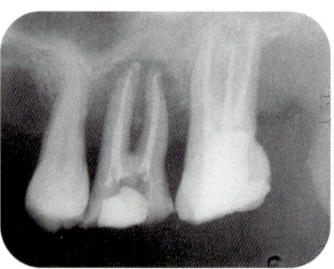

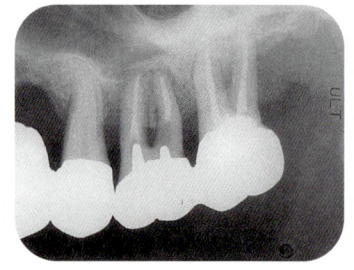

図7-3d〜f　左上大臼歯部．左から初診，約1年，約3年後．⌊6 7は根管治療後，ポケットの深かった口蓋根を抜根し，連結クラウンを装着した．

第7章　エンド-ペリオ（歯内-歯周病変）の治療

症例3：（図7-4a～c）

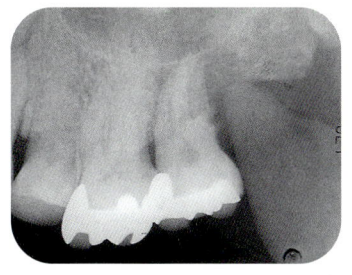

図7-4a　7⏌遠心に縁下歯石の沈着と根尖に達する骨吸収が認められ、エンド-ペリオ病変と考えられた．

図7-4b　歯周基本治療と平行して根管治療を行い、カルシペックスにて貼薬を行った．

図7-4c　根充後．歯肉の炎症も軽減した．

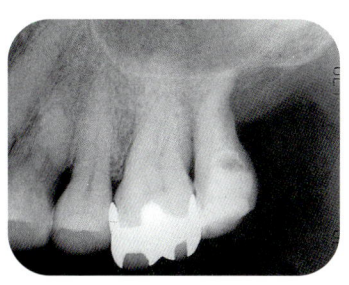

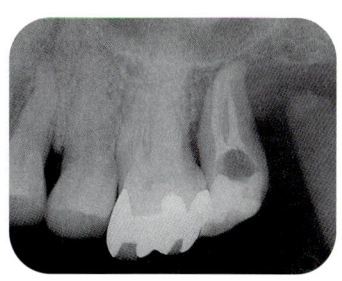

症例4：（図7-5a～f）⏌5 7

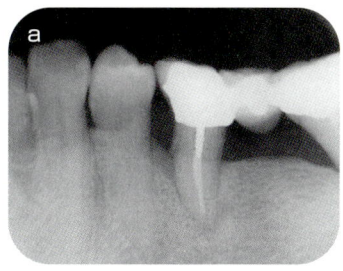

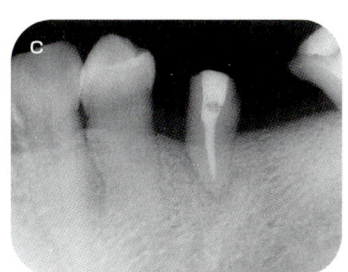

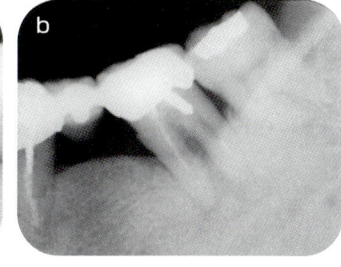

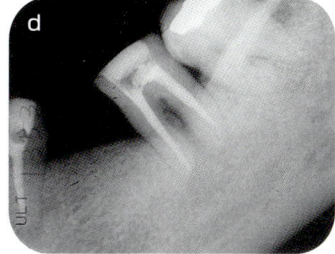

図7-5a, b　初診時，⏌5に根尖病巣を，⏌7にエンド-ペリオ病変，根分岐部病変を認めた．

図7-5c, d　根管治療中，ビタペックスにて仮根充を行った．

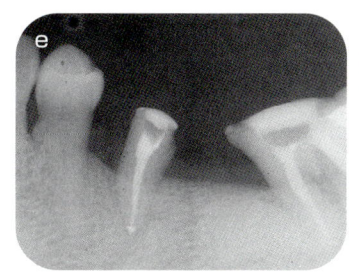

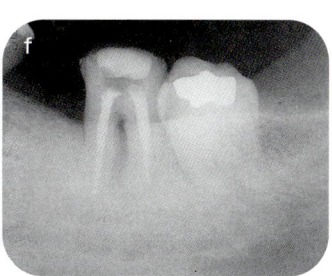

図7-5e, f　根充後．最終（補綴）治療を予定．

207

1 エンド-ペリオとは

症例5：（図7-6a〜d）7|

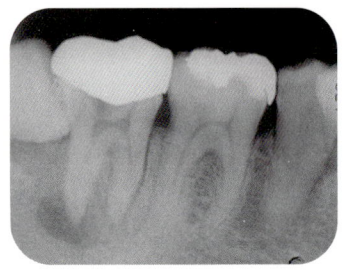

図7-6a　7|遠心根尖に根尖病巣が認められる．

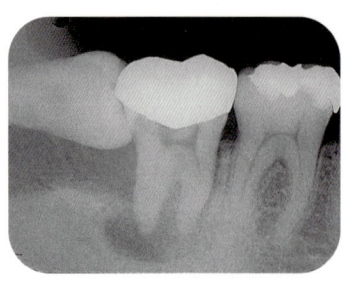

図7-6b　7|遠心根の根尖病巣と8|のPerico病変が連続した．7|遠心の歯周ポケットは10mmであった．

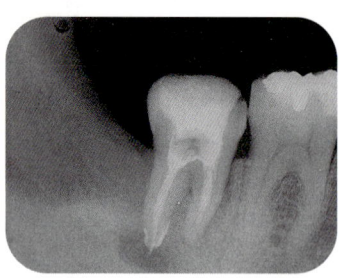

図7-6c　8|を抜歯後，7|の根管治療を行い，ビタペックスにて仮根充を行った．

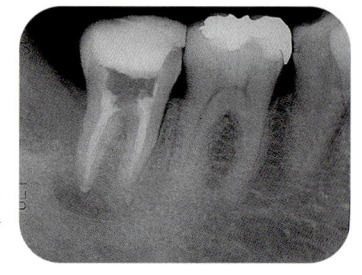

図7-6d　根充後，根尖病巣はまだ認められるが，症状は安定している．7|遠心の歯周ポケットは現在3mmである．両病変改善後，最終（補綴）治療を予定．

第8章

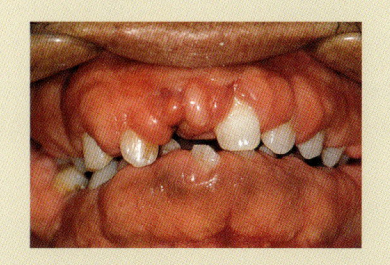

特殊な歯周疾患の治療

1　臨床例および治療の実際

　歯周疾患の大部分はプラークコントロールや歯石除去などの歯周基本治療に始まる外科，最終（補綴）治療が主体で，十分に治癒，改善させることができる．しかし全身疾患に合併して起こる歯周病変（全身疾患の部分症），または全身因子の影響で歯周病変の症状を修飾する歯周疾患の場合でも，特別な治療方法や特効薬はまだ開発されていない．よってこの場合は必要とされる全身療法を従来の歯周療法に併用して行うのである．

A．薬物性歯肉増殖（症）

　薬物服用による副作用の一つとして，歯肉増殖（肥大）が起きる．抗てんかん治療剤の長期服用時に発生するフェニトイン歯肉増殖（症）（図8-1a～f），カルシウム拮抗剤（高血圧，虚血性心疾患，狭心症，心筋梗塞などの治療薬）の服用者にみられるニフェジピン歯肉増殖（症），免疫抑制剤（骨髄移植，臓器移植，膠原病，慢性関節リウマチの治療薬）の服用者にみられるシクロスポリンA歯肉増殖（症）がある．

症例：フェニトイン歯肉増殖（症）（図8-1a～f）

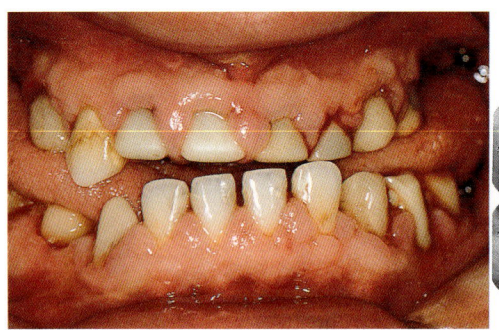

図8-1a　22歳男性．唇，口蓋歯肉に高度の歯肉炎症がある．

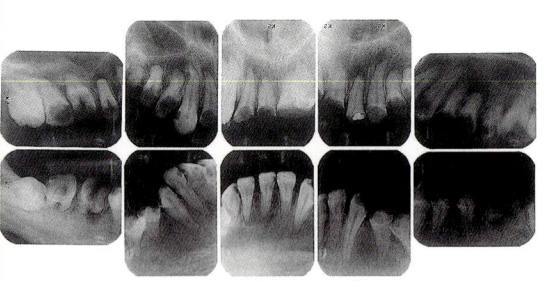

図8-1b　X線所見．歯槽骨吸収はない．

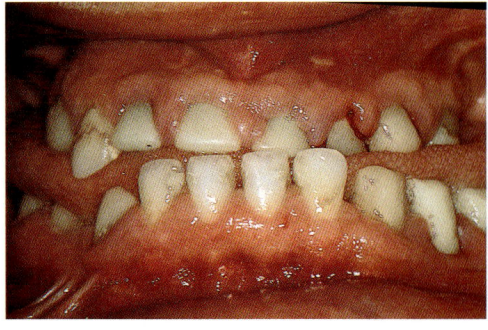

図8-1c　歯周基本治療後，歯肉炎症が軽度改善した．抗けいれん剤の他剤への変更を行う．

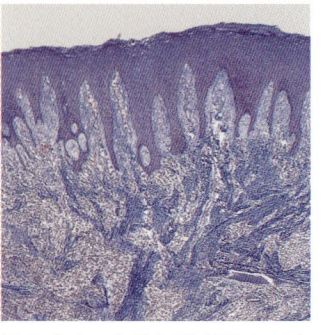

図8-1d　病理組織所見（アザンマロリー染色×400）．歯肉上皮突起とコラーゲン線維の増殖．

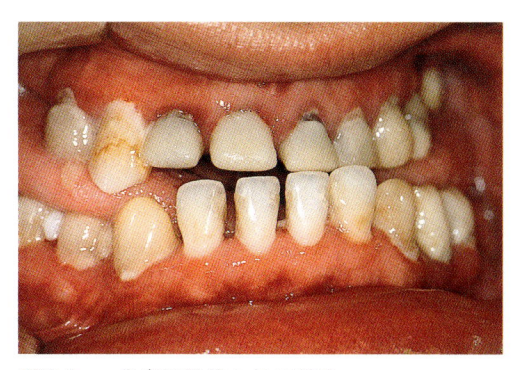

図8-1e 歯肉切除後2年の所見．

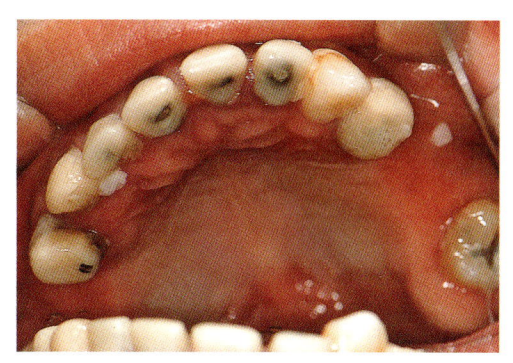

図8-1f 同，口蓋側所見．

B．妊娠時にみられる歯肉炎

妊娠時にみられる歯肉の炎症で，妊娠性歯肉炎（pregnancy gingivitis）とも呼ばれる．歯周病原性細菌の中で*Prevotella intermedia*は，女性ホルモンで増殖することから，妊娠性歯肉炎の原因となるとの報告もある（図8-2a〜c）．

症例：妊娠性歯肉炎（図8-2a〜c）

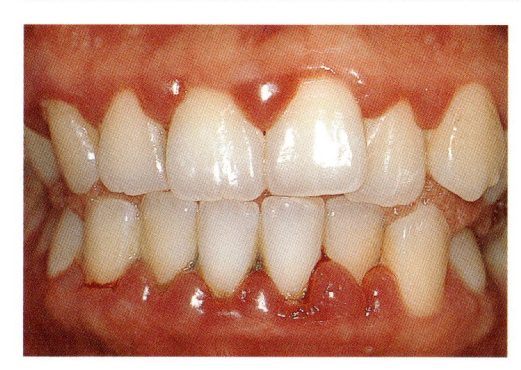

図8-2a 23歳女性．妊娠3か月．ブラッシング時の出血が主訴で来院．歯肉の炎症が著明．

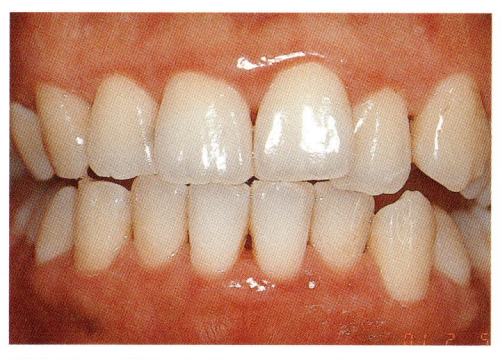

図8-2b 妊娠4か月．TBIとスケーリングによりブラッシング時の出血は改善．歯肉の炎症は改善したが，残存．

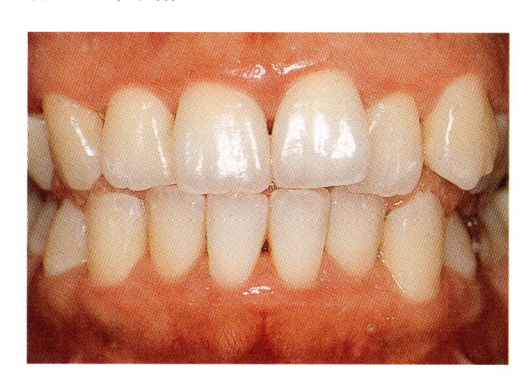

図8-2c 妊娠7か月．歯肉の炎症はほぼ消退．

211

C．白血病性歯肉炎

　血液疾患（白血病，紫斑病，血友病，顆粒球減少症）は，歯肉，口唇，頰，舌に色々な症状を出現する．とくに，血液疾患の初期症状として歯肉や口腔粘膜からの異常出血があることが多い．口腔内に刺激因子がないときは，血液疾患があっても局所に症状があらわれないことも多い．処置には慎重な配慮が必要である（図8-3a～d）．

症例：白血病性歯肉炎（図8-3a～d）

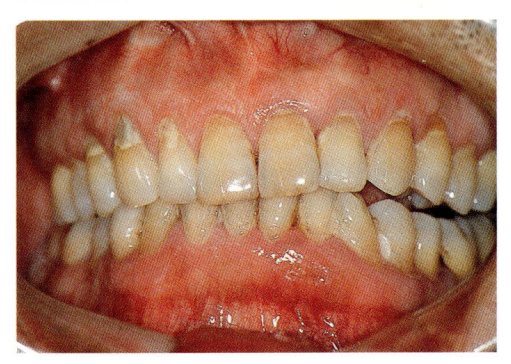

図8-3a　白血病性歯肉炎（50歳，男性．Adult T cell Leukemia：ATL患者）．歯肉出血で来院．

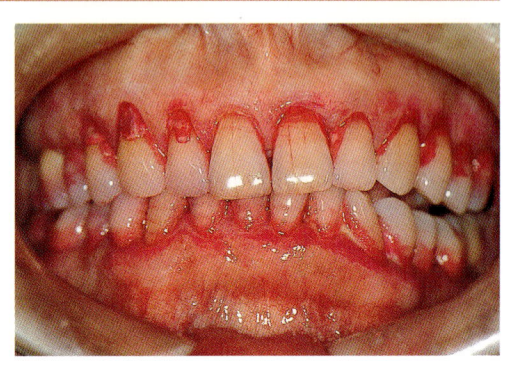

図8-3b　プラークコントロール前．PCR：100％．

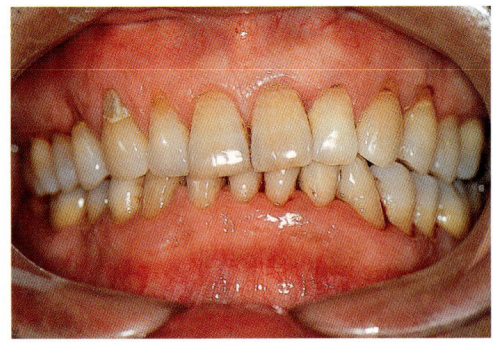

図8-3c　歯周基本治療1か月．歯肉炎症は改善した．

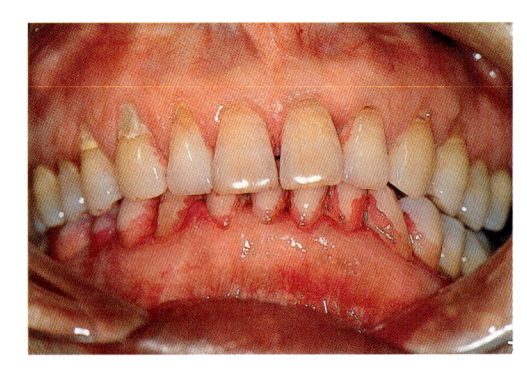

図8-3d　プラークコントロール後．PCR：50％．

D．急性壊死性潰瘍性歯肉炎（ANUG）

　本症は経過が急激なので，重症になるまえに適切な処置を行い，早期に急性症状の軽減と消退をはかる．症状は白血病の急性歯肉炎に酷似するため治療に先立ち血液検査が必要である．そのほか，ヘルペス性歯肉口内炎の初期，再発性アフタ性口内炎，慢性剝離性歯肉炎，伝染性単核症やコントロールされていない糖尿病などの症状とよく似ているため，鑑別の必要がある．

第 8 章 特殊な歯周疾患の治療

付：壊死性潰瘍性歯肉炎（NUG）（図8-4a〜f）

図8-4a〜c　21歳男性．数日間の微熱，不眠，歯肉の痛みと出血を主訴に来院．全顎的に著しいプラーク沈着と出血（とくに唇頬側）が認められ，ポケットの深さは3〜4mmであった．壊死性潰瘍性歯肉炎と診断し，手用および超音波スケーラーにてプラーク除去とポケット内の洗浄，抗生剤，解熱鎮痛剤および含嗽剤を処方し，1週間後に再来院の予約をした．

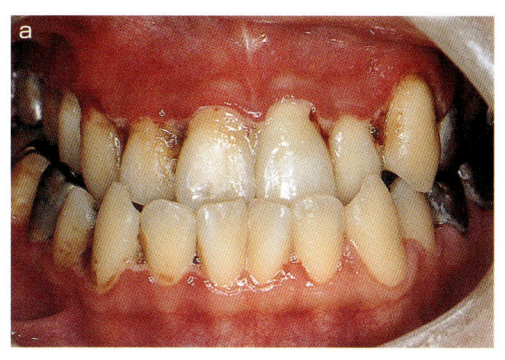

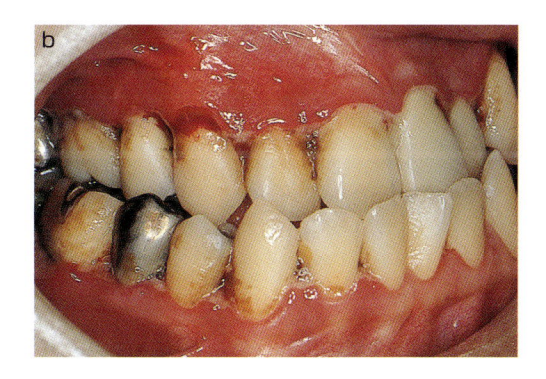

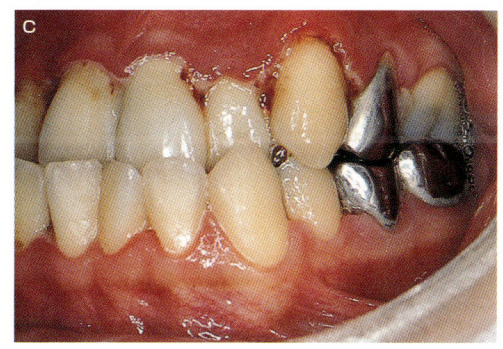

図8-4d〜f　1週間後の来院時には，歯間乳頭部に炎症が残るものの，歯肉の状態は緩解し，痛みも消失した．

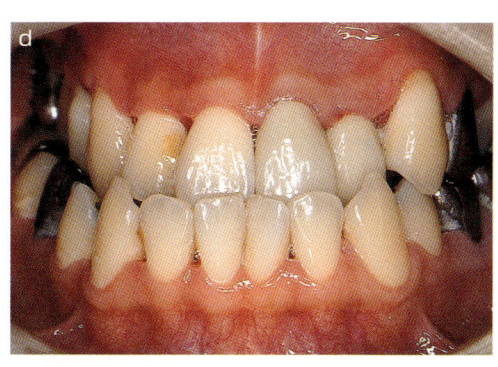

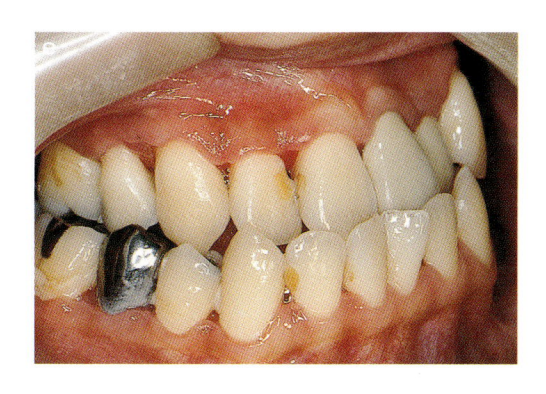

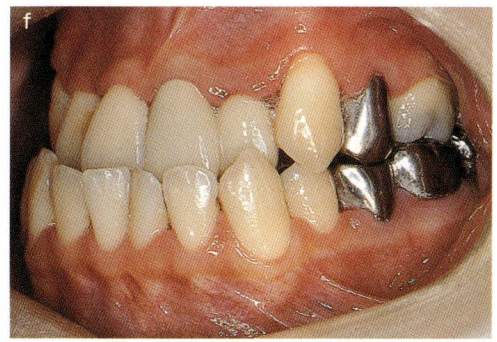

E．慢性剥離性歯肉炎

本症は，多形性滲出性紅斑症候群，尋常性天疱瘡群，扁平苔癬などの皮膚科疾患としての口腔内症状で，特異な歯肉疾患でないと考えられる傾向にある．治療法は局所，全身の療法から行うことを考慮する（図8-5a～f）．

症例：慢性剥離性歯肉炎（図8-5a～f）

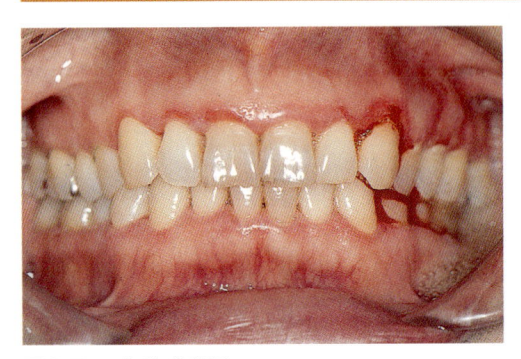

図8-5a　初診時所見．

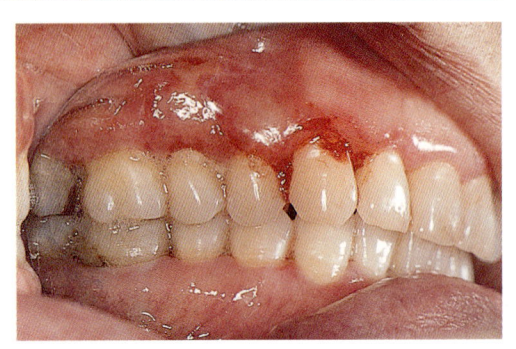

図8-5b　同，左側ミラー像．病変部は光沢を帯び，びらん面が現れ，上皮は歯肉から歯槽粘膜まで剥離している．ブラッシング時激痛がある．

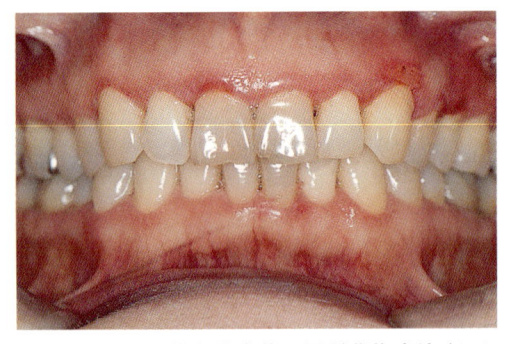

図8-5c　歯周基本治療後．局所薬物療法（ケナログ）1か月後，びらんは改善したが，軽度の発赤を認める．

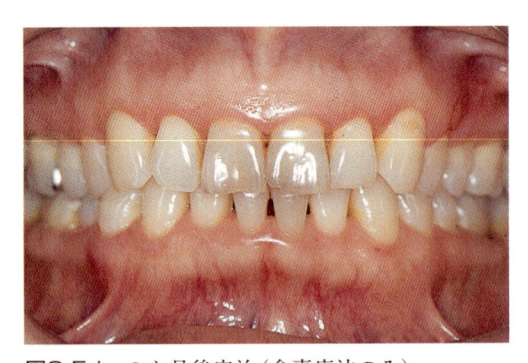

図8-5d　8か月後完治（食事療法のみ）．

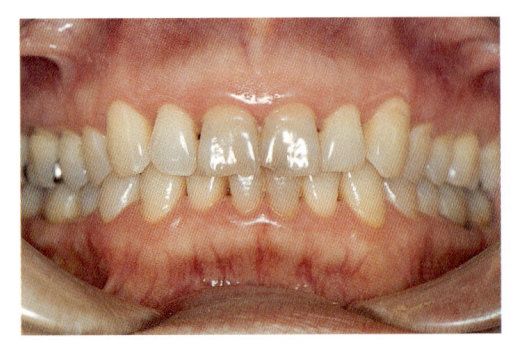

図8-5e　治癒2年後．

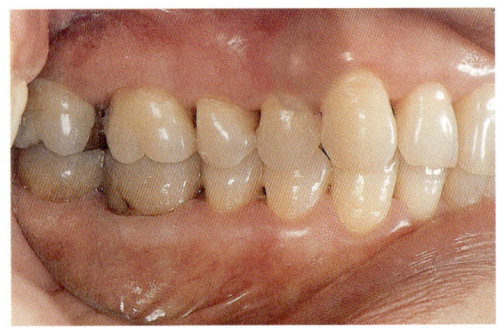

図8-5f　同，左側ミラー像．

F．剝離性歯肉炎と類似の口腔病変と皮膚病変が共存する疾患

扁平苔癬（Lichen planus）（図8-6a～f）およびベーチェット病（Behçet disease），天疱瘡（Pemphigus）などがあり，それぞれ専門医（内科，皮膚科）の併診とともに，薬物療法等の処置が行われる．

症例：扁平苔癬（図8-6a～f）

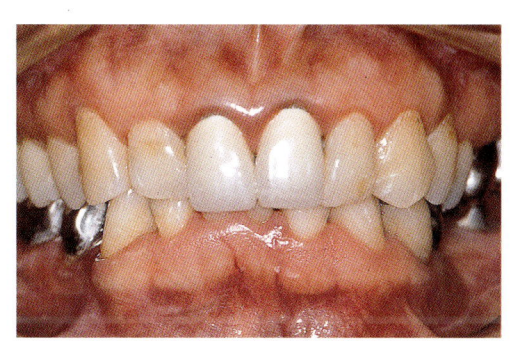

図8-6a　初診時所見．50歳女性．7-4|部歯肉疼痛で来院，扁平苔癬を伴う剝離性歯肉炎．

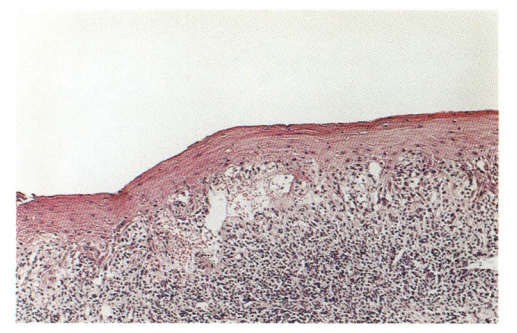

図8-6b　病理組織像．|7 6|扁平苔癬，剝離性歯肉炎．上皮はparakeratosisを呈し，一部肥厚，菲薄化，上皮下直下に小水疱を形成，固有層はリンパ球の帯状浸潤を認める．

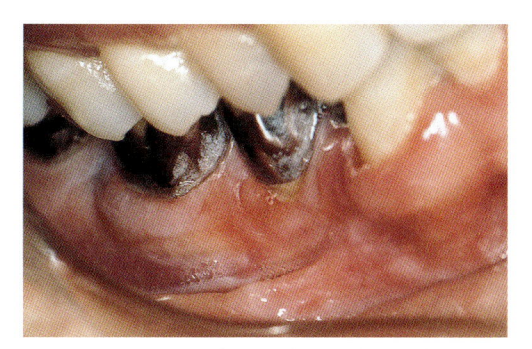

図8-6c　強度の歯肉疼痛（接触痛）を伴う剝離性歯肉炎様病変．

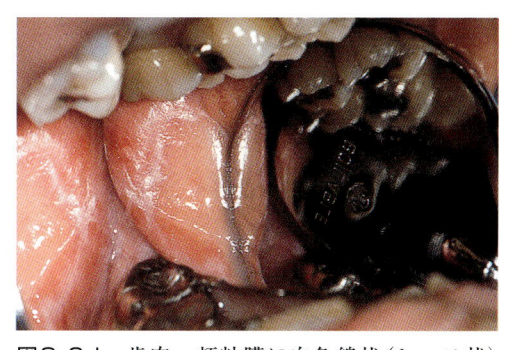

図8-6d　歯肉，頰粘膜に白色線状（レース状）の両側頰粘膜病変を併発．

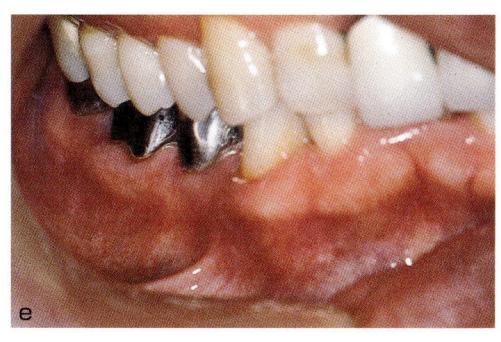

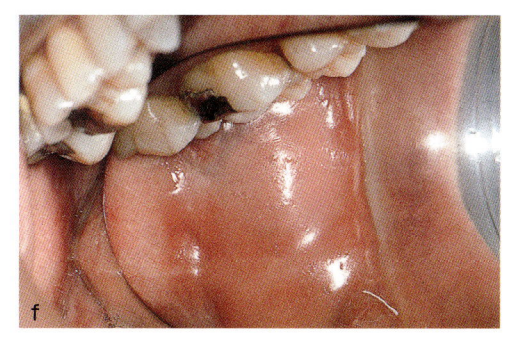

図8-6e，f　歯周基本治療および薬物療法（デキサメタゾン貼薬，ユベラ服用）および歯肉切除術後2年，完治（e）．同，臼歯部頰粘膜（f）．

1 臨床例および治療の実際

G．侵襲性歯周炎

　早期発症型（性）歯周炎として思春期性歯周炎，若年性歯周炎，急速進行性歯周炎を特殊性歯周炎と一括して呼んでいる．また，難治性歯周炎（慢性，侵襲性）は，従来の治療にまったく反応しない歯周炎で，いずれも歯周病原性細菌の感染や，生体防御機構の障害が考えられている．したがって，治療に先立ち，ポケット内細菌叢の細菌学的検査，好中球機能検査，リンパ球機能検査，血清抗体価測定を行う．歯周ポケット内の細菌検査で適切な抗菌薬を投与する（図8-7，8）．

症例：限局性侵襲性歯周炎（限局性若年性歯周炎）（図8-7a〜f）

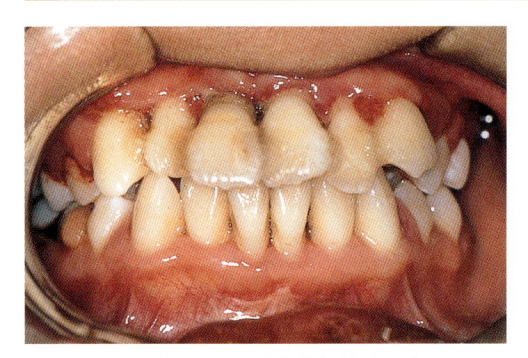

図8-7a　初診時所見．重度若年性歯周炎．

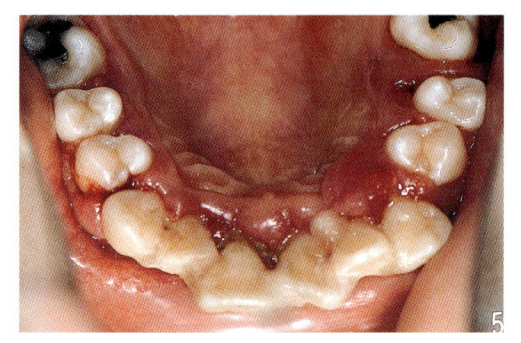

図8-7b　同，口蓋側面．強度の歯周炎症．

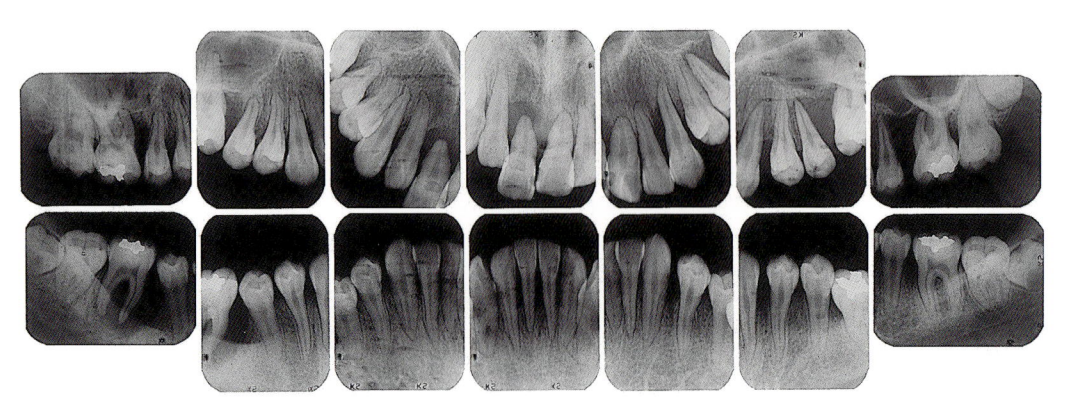

図8-7c　$\frac{6}{6}\frac{2|2}{|}\frac{6}{6}$ 部に2〜3度の歯槽骨吸収が認められる．

第8章　特殊な歯周疾患の治療

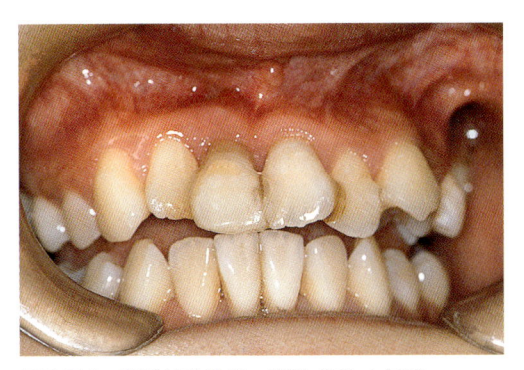

図8-7d　歯周外科治療，薬物療法4年後．

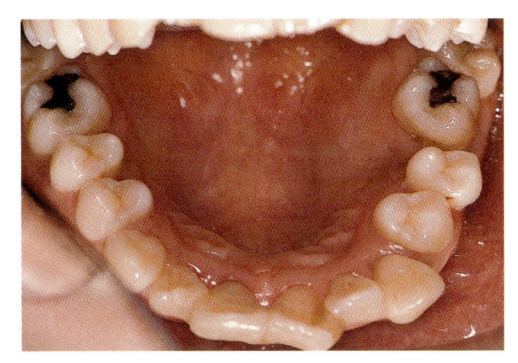

図8-7e　同，口蓋側面．歯肉炎症はまったく認められない．

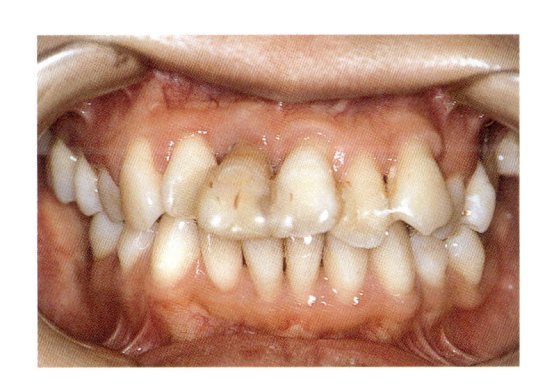

図8-7f　メインテナンス中（処置後7年）．

症例：限局性若年性歯周炎（図8-8a～f）

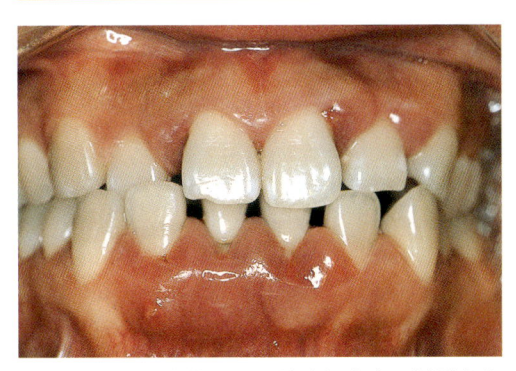

図8-8a　18歳女性．下顎前歯部歯肉の腫脹を主訴として来院．歯周ポケットの深さは4～8mmであった．

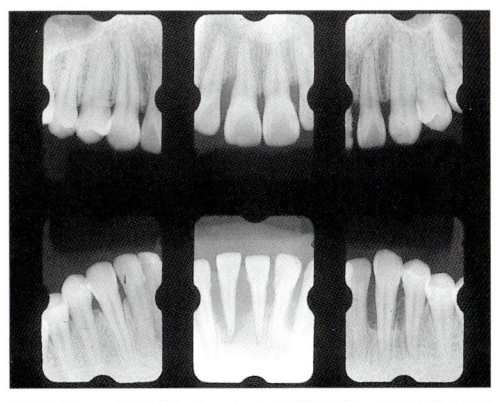

図8-8b　初診時デンタルX線写真．下顎前歯部に高度の歯槽骨吸収を認める．

217

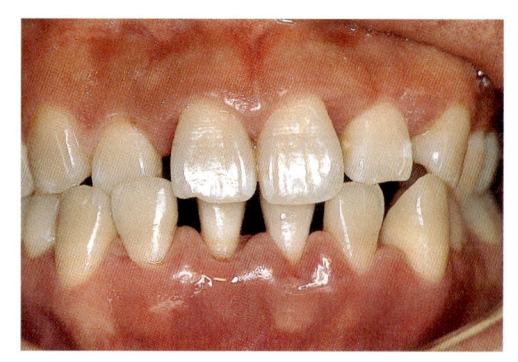

図8-8c　スケーリング・TBI終了時．炎症状態が回復傾向に向かっている．

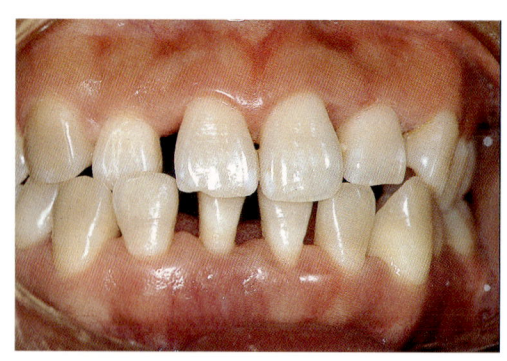

図8-8d　SRP終了時．歯肉の炎症の改善がさらに認められる．

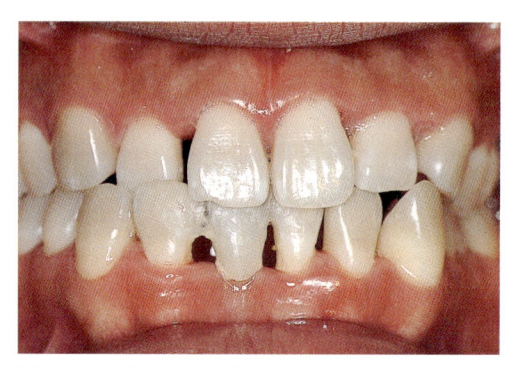

図8-8e　右側中切歯抜歯．暫間固定し，歯間離開を解消する．

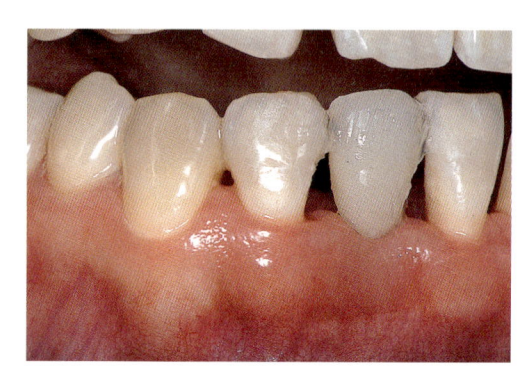

図8-8f　治療後3か月．歯肉の炎症が改善した．

H．歯肉線維腫症

遺伝性歯肉線維腫症（図8-9a〜g）と特発性歯肉線維腫症（過形成腫症）がある．病態は薬物性歯肉増殖症に類似する．

症例：遺伝性歯肉線維腫症（図8-9a〜g）

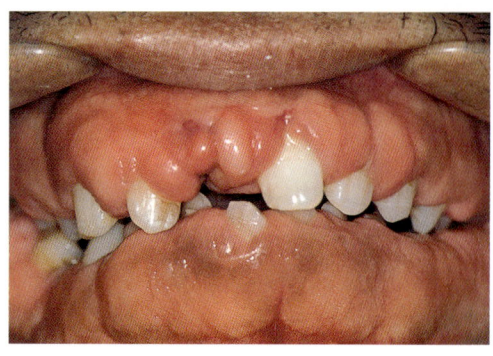

図8-9a　33歳男性．全顎の高度歯肉増殖で歯肉は非常に硬く，弾力に富み歯周炎を併発．

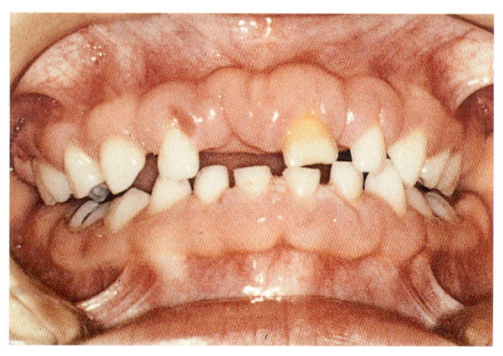

図8-9b　遺伝性歯肉線維腫症．同症例の子供で6歳女児．

第8章 特殊な歯周疾患の治療

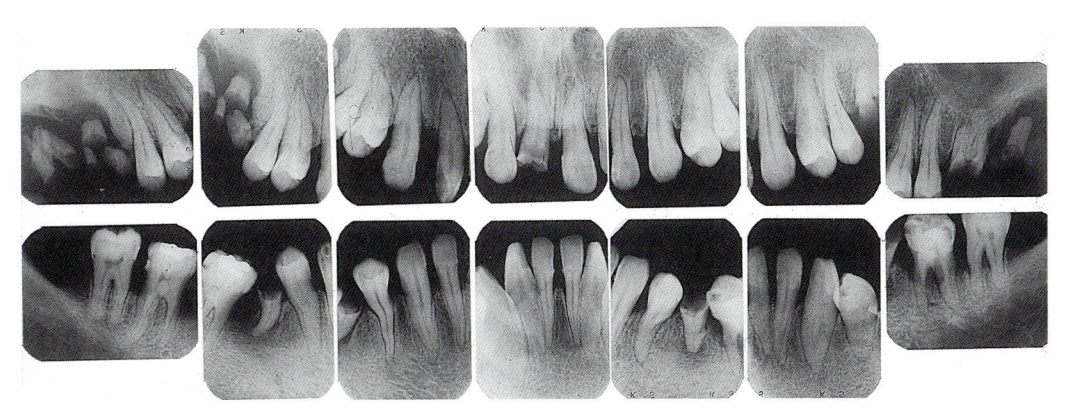

図8-9c X線所見．上顎に1度の歯槽骨吸収と 6 7 根分岐部病変を（2級）認める．

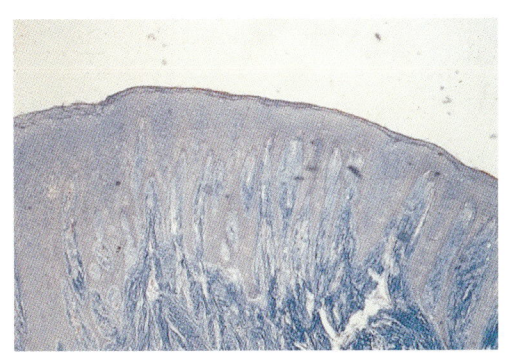

図8-9d 病理組織像（アザンマロリー染色）．肥厚した上皮と上皮突起の増殖．歯肉固有層のコラーゲン線維束の著明な増殖と交錯を認める．

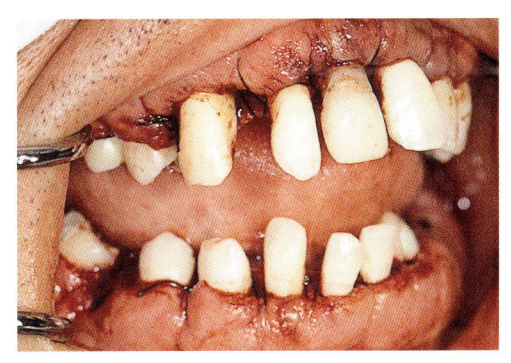

図8-9e 歯周外科手術縫合直後．厚い増殖歯肉の切除は，口蓋側粘膜弁フラップ手術を応用し，歯槽骨整形術を併用した．

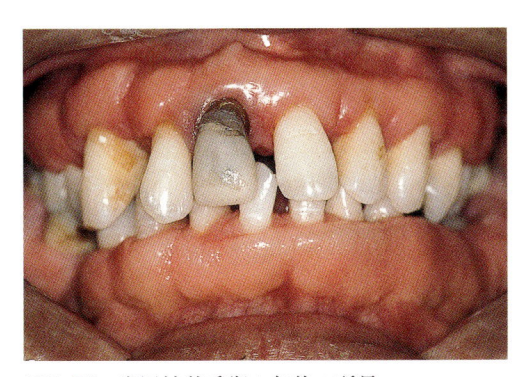

図8-9f 歯周外科手術1年後の所見．

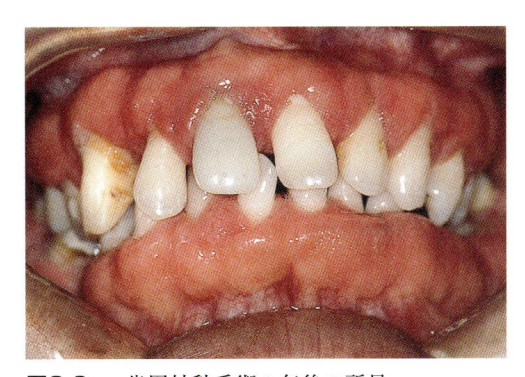

図8-9g 歯周外科手術2年後の所見．

I. Papillon-Lefèvre症候群

高度な歯周組織の破壊と手掌，足底，膝，肘などの皮膚の過角化の症状を伴う症候群である．これらの症状は，4歳未満児に発現し，常染色体劣性遺伝による遺伝性疾患とされている．原因の一つに血族結婚がある（図8-10a〜d）．

症例：Papillon-Lefèvre症候群（図8-10a〜d）

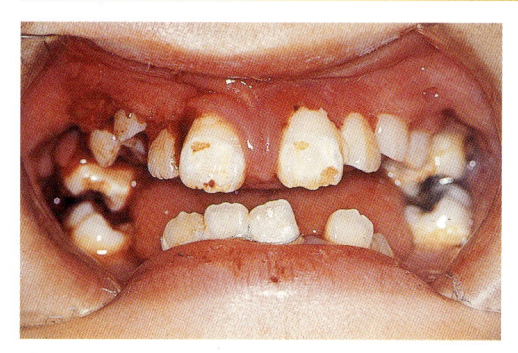

図8-10a　9歳女児．初診時口腔内所見．歯石が沈着し，口腔清掃状態が不良で，歯肉の発赤，腫脹を認める．すべての萌出永久歯は動揺度3度で，とくに下顎中切歯は舞踏状に動揺し，咀嚼障害を認める．

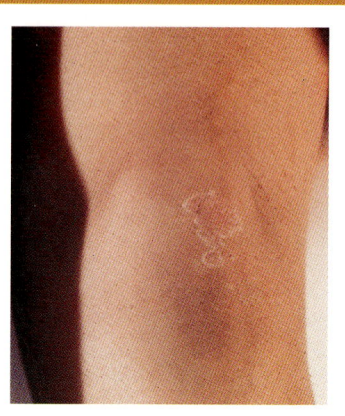

図8-10b　膝の過角化．

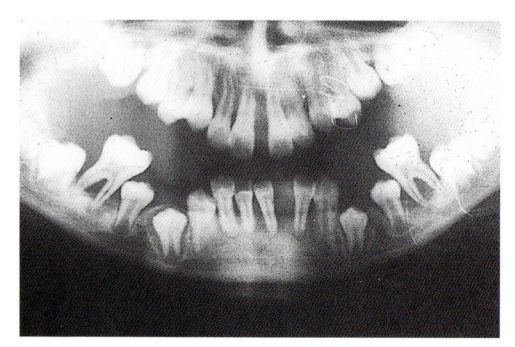

図8-10c　X線所見は永久歯の根尖近くまで歯槽骨の吸収が認められる．

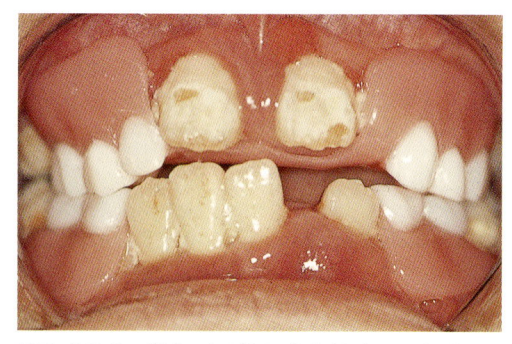

図8-10d　保存不可能な歯を抜去した場合は，無鉤義歯にて残存歯の負担を軽減する．

J. 糖尿病にみられる歯周病（歯肉炎，歯周炎）

治療されていない糖尿病は，強い歯肉炎，深いポケットの形成，高度の歯の動揺，多発膿瘍の形成，高度の歯槽骨の吸収，また創面の治癒が悪く，症状の進行が早い臨床症状を呈する．全身に合併症も多い．内科との併診により，糖尿病を良好にコントロールしながら，慢性（成人）性歯周炎の治療に準ずる（図8-11a〜d）．

症例：糖尿病にみられる歯周炎（図8-11a〜d）

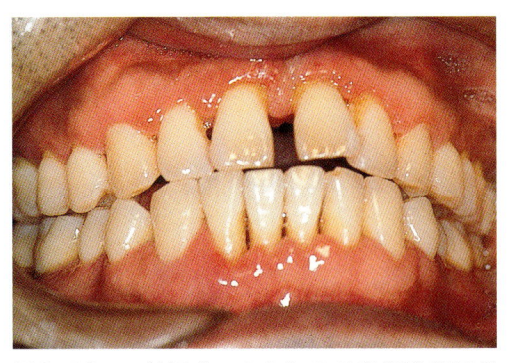

図8-11a　糖尿病にみられる重度慢性歯周炎（45歳，男性）．食事，運動およびインシュリン療法でコントロール中（10年間）．歯肉疼痛で来院．

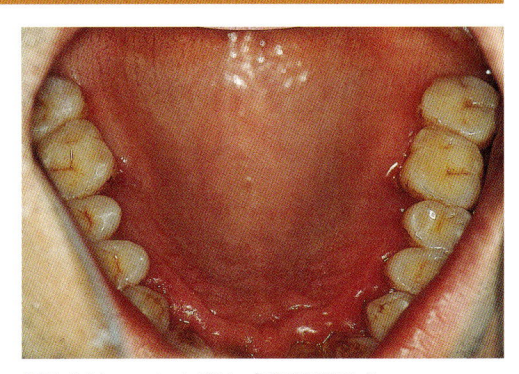

図8-11b　$\underline{3|3}$ 口蓋に多発膿瘍形成．

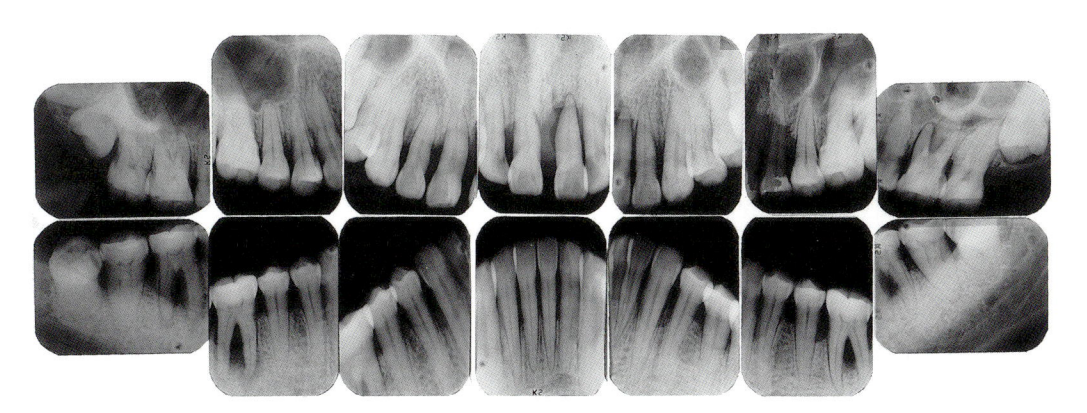

図8-11c　X線写真所見．$\frac{8|8}{8|8}$ 2〜3度の混合型歯槽骨吸収．

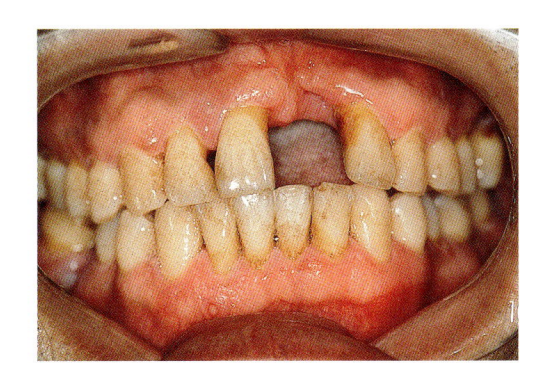

図5-11d　歯周基本治療1年後．強度の歯肉炎症は顕著に改善された．メインテナンス中．

第9章

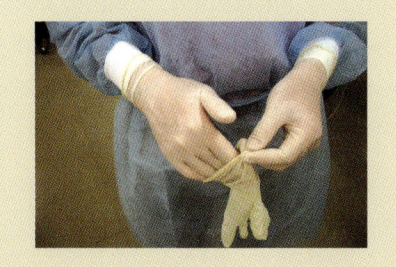

高齢者・有病者への対応

1　各疾患別対応法

はじめに

　日本人男女の平均寿命が世界1位になって約20年が経ち，現在では超高齢化社会となりつつある．日常の歯科臨床の現場において高齢者の治療を行わない日は皆無に等しい．ここではとくに全身疾患を有する高齢者について歯科治療時における注意事項を各疾患別に列挙し，歯周治療の現場における対応を述べる．

A．高血圧症

　人口動態統計と国民栄養調査によれば，30歳以上の人口7900万人のうち1530万人が高血圧症を潜在的に持つと推定されている．また，60歳以上の60%は高血圧に罹患していると考えられており，もっとも身近な疾病である．日常の歯科臨床で高血圧症の患者に毎日遭遇しているのが現状である．WHO（1999）の高血圧の判定基準を表9-1に示す．高血圧症には原因が不明な本態性高血圧症と何らかの原因による二次性高血圧症がある．本態性高血圧症が全体の70～90%を占め，残りの10～30%の患者の背景には腎臓疾患や内分泌性疾患がある．

a．注意点

1）血圧の変動を把握する．
2）血圧のコントロールがされていない場合は観血処置を避ける．
3）降圧剤の服用量，服用期間を確認．
4）ストレスを少なくする．
5）午前中の予約，1回の治療時間を短くする．
6）治療椅子を急に変化させない．椅子から急に立たせない．
7）食塩水によるうがいは禁忌．
8）局所麻酔剤は血管収縮剤を含まないか，1：100,000以下のものを使用する．

表9-1　高血圧の判定基準

分類	収縮期血圧（mmHg）	拡張期血圧（mmHg）
至適血圧	<120	<80
正常血圧	<130	<85
正常高値血圧	130～139	85～89
軽症高血圧	140～159	90～99
中等症高血圧	160～179	100～109
重症高血圧	≧180	≧110

（収縮期血圧と拡張期血圧の分類区分が異なる場合は重症を採択）

B．狭心症

　冠動脈の狭窄により冠血流量の減少で，心筋虚血となり胸痛を起こす．不安定な狭心症患者には緊急処置にて対応し，安定した狭心症患者には以下の点を考慮する．

a．注意点
　1）痛みのコントロールを確実にする．局所麻酔はゆっくり注入する．
　2）必要に応じ前投薬（抗不安薬など）を使用する．
　3）発作は午前中に起きやすいので，予約は午後で治療時間は短めにする．
　4）患者が投薬されているニトログリセリン錠を歯科用トレーに準備しておく．
　5）ストレスが加わる治療を行う場合は5分前に服用させる．

b．狭心症を起こした場合の対処
　1）処置を中断する．
　2）ニトログリセリンの舌下投与．ニトロスプレー，フランドルテープ．
　3）窮屈な衣服をゆるめる．
　4）患者の楽な姿勢をとらせ，酸素を吸入させる．
　①3分以内に症状が回復しない場合，もう1回ニトログリセリンを舌下投与する．
　②3分間経っても発作が持続する場合は救急車に電話する．

C．心筋梗塞

　冠動脈の完全閉鎖により分布領域の心筋が壊死し，患者は激しい胸痛をおぼえ，安静にしても症状は緩解しない．治療法としては発症初期に血栓を血栓溶解剤による冠動脈内血栓溶解療法や冠動脈バイパス手術，経皮的冠動脈形成術などがある．治療後は再発防止のため降圧剤，抗不整脈剤，心不全治療薬が用いられる．

a．抗血栓剤服用患者への注意点
　1）抗凝固剤（ワーファリン）
　①肝臓で合成されるビタミンK依存性血液凝固因子（因子Ⅱ，Ⅶ，Ⅸ，Ⅹ）を阻害する．プロトロンビン時間（PT）は正常値（9〜13秒）の1.5〜2.5倍に維持されるよう投薬されている．
　②減量や中止の効果は2〜3日後に現れるため，処置当日にPT値を測定する．
　③多剤により影響を受けやすいので投薬には注意する．
　2）抗血小板剤（サリチル酸等）
　①外科処置を行う場合は5〜7日前に投薬を中止する．
　②主治医に相談する．

D．脳血管障害

　脳血管障害は循環器の虚血性変化や出血性の現象により生じ，心疾患と合併して発症することが多い．とくに高血圧や動脈硬化症は脳血管障害の素因となるため問診に注意を払う．

a．脳卒中患者への注意点

1）6か月間は再発の危険性が高いため歯周治療は控える．
2）6か月経過後，非観血処置に限定し，短時間（30分程度）で歯周治療を行う．
3）抗血栓剤の服用を十分に考慮する．

E．不整脈（ペースメーカー使用者）

不整脈の治療に心臓ペースメーカーを装着し，生命を維持している患者が増加している．それに伴い電子機器による心臓ペースメーカーへの電磁障害が問題となっている．歯科診療で使用される種々の電子機器の心臓ペースメーカー装着者への使用方法の明確な指針はいまだ示されていないが，歯科診療用電子機器には外部漏洩電磁エネルギーにより影響を与えるものと，直接口腔内に通電することにより影響を与えるものがある．

a．ペースメーカー使用者への注意点

1）装着部位，装着時期，装置の種類，装着後の歯科治療の有無を確認．
2）心臓疾患専門医と相談する．
3）治療姿勢は患者の気分が良好な状態で決める．
4）患者から電源部を少なくとも30cm離す．
5）心電図のモニタリングをしながら行う．

＜注意して使用できる装置＞
①可視光線照射器，②技工用トーチ，③治療用タービンヘッド

＜使用すべきでない装置（直接電流を口腔内に流す装置）＞
①電気メス，②電気的根管長測定器，③歯髄診断器，④イオン導入器，⑤超音波スケーラー，⑥電動歯ブラシ，⑦治療用エンジン(マイクロモーター)，⑧歯科用レーザー装置

F．肝炎

肝炎を引き起こすウイルスのうち，肝細胞内で増殖するウイルスを肝炎ウイルスという．現在，A型肝炎ウイルス（HAV）からE型肝炎ウイルス（HEV）までの5種類が確認されており，肝炎ウイルスは流行性肝炎（伝染性肝炎）を引き起こすA型肝炎ウイルス，E型肝炎ウイルスと血清肝炎を引き起こすB型肝炎ウイルス（HBV），C型肝炎ウイルス（HCV）の2タイプに大きく分けられる．

a．HAV

約90％が不顕性感染であり，発症直後でないと唾液，血液を介した感染はない．持続感染もなく慢性肝炎，肝硬変，肝がんへの移行はない．

b．HBV, HCVは血清肝炎を引き起こす

1）キャリアー化率
①HBV（約300万人；日本人の2～3％）
・成人感染：ほとんどない

・母子間感染：80～90％（現在，新生児へのHB抗体，ワクチン投与で完全に阻止できる）無症候性キャリアーから肝炎，肝硬変，肝がんへ移行は１％程度．
②HCV（約150万人；日本人の１％）　＊感染力はHBVの10万分の1
　・成人感染：60％
　・母子間感染：２％

２）感染経路
①患者→歯科医師，歯科スタッフ
②患者→患者
③歯科スタッフ→患者

３）キャリアーを疑う既往歴
①母親に慢性肝疾患の既往あり
②輸血の既往あり
③透析患者
④慢性肝炎，肝硬変，肝がんの患者

４）感染予防対策
①HBワクチン接種：HBs抗原（－），HBs抗体（－）を確認
②HCワクチンなし

５）刺傷事故への対応
①流水にて洗浄
②HBs抗原（－），HBs抗体（－）を確認し，抗HB免疫グロブリンを48時間以内に注射する．
③HBs抗体（＋）には不要．
④HBs抗原（＋）には禁忌．

６）歯科治療時の対応
①歯科医師とアシスタント
　・ディスポーザブルのフェイスガード付マスク，帽子，白衣，手袋は２枚重ねで使用（図9-1，2）．

図9-1

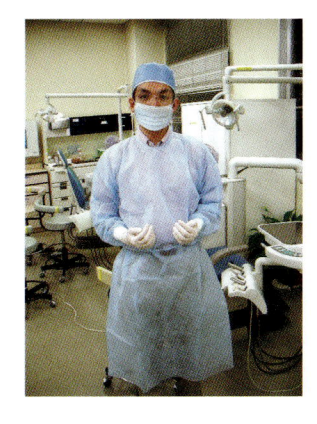

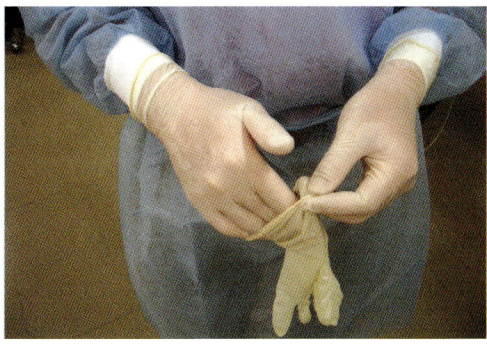

図9-2

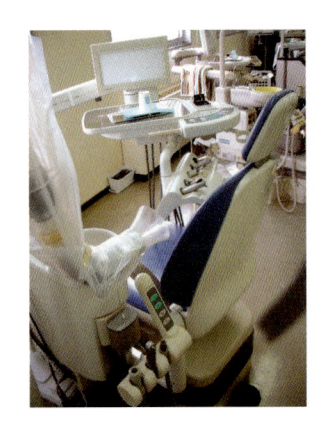

図9-3 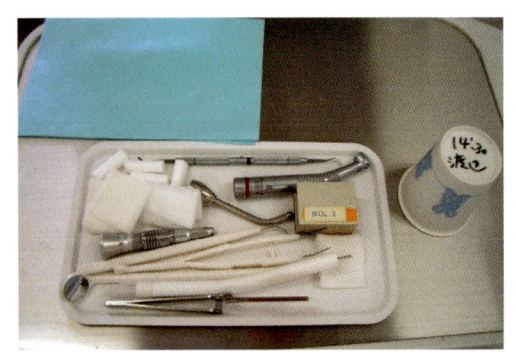　　　　　　　　　　　　図9-4

②使用器具，機材
- 可能であれば口外バキュームを使用．
- タービン(逆流防止装置付)，エンジン，エアースケーラーは滅菌可能なものを使用．
- コップ，エプロン，バキューム，ミラー，探針，ピンセットはディスポーザブルのものを使用するか，専用のものを用意(図9-3，4)．

③処置時
- タービン，エンジン，超音波スケーラー，エアースケーラー，超音波根管治療装置，スリーウェイシリンジなどを流水下で使用するときは飛沫の量をできるだけ少なくする(スリーウェイシリンジの空気圧は低くしておく)．

④予約時
- 最終の時間帯を予約．
- 免疫機能の低下している患者や妊婦の直前には予約しない．
- 余裕のある予約時間を設定．

⑤HBV感染力(表9-2)

表9-2　HBV感染力

感染力	HBe抗原	HBe抗体	HBs抗原	HBs抗体
極めて強い	(+)	(−)	(+)	(−)
弱い	(−)	(+)	(+)	(−)
ない	(−)	(+)	(−)	(+)

G．結核

　結核は年間約4万人が新たに発生し，2,488人(13年中)が亡くなっている．いまなお恐ろしい国内最大の感染症である．1997年以降，結核患者の発症数が38年ぶりに前年に比べて増加したという事実がある．日本での発生状況をみると，60歳以上の高齢者に発症が多く，また若者の患者も増加傾向にある．

表9-3 血液検査（正常値）

血糖値	65〜110mg/dl
フルクトサミン	205〜285μmol/l
HbA$_{1c}$	4.5〜5.7%

H．糖尿病

　日本人の糖尿病罹患者数は600万人を越し，さらに糖尿病予備軍が1,500万人いると推測されている．糖尿病は，インスリンの作用不足により食物から摂取された糖質が体内で有効に使われないために，血液中にブドウ糖（血糖）が増加する病気である．コントロールされていない糖尿病は，歯周病のリスクファクターであるが，よくコントロールされた糖尿病患者では，一般の患者と同程度の治療効果が得られる．

a．分類

1）1型糖尿病

　25歳以前に発症し，膵臓のランゲルハンス島β細胞の破壊によりインスリン欠乏に至る．血液中のグルコースを末梢組織に取り込むことができず，血糖値の上昇を示す．

2）2型糖尿病

　40歳以降に発症し，肥満傾向があり，遺伝歴を認める．通常はインスリン治療を必要とせず，食事療法，運動療法が行われる．改善が認められないと経口血糖降下剤の服用，インスリン療法へと移行する．

b．問診および内科医への確認

1）既往歴の有無
2）発病の時期
3）治療法（服用薬）
4）血糖のコントロール状態
　・尿検査（尿糖，ケトン体）
　・血液検査（血糖，フルクトサミン，ヘモグロビンA$_{1c}$）(**表9-3**)

c．低血糖症への対処法

血糖値50mg/dl以下で大脳の機能低下，インスリン注射の患者に注意する．
以下のものを診療室に準備しておく．

1）角砂糖
2）ジュース

d．歯周治療時の対応

1）予約は昼食，夕食前は避ける．
2）徹底したプラークコントロール
3）抗菌含嗽剤の併用
4）簡易血糖測定器，尿糖のテストペーパーを準備する．

表9-4 投薬時の注意

腎毒性	抗生物質	鎮痛剤
強いもの	テトラサイクリン系, アミノグリコシド系	非ステロイド炎症剤(透析患者へのサリチル酸は使用禁忌)
軽度	ペニシリン系, セファロスポリン系	プロピオン酸系(ブルフェンなど), 酢酸系(インダシンなど)
安全	マクロライド系	

I. 腎疾患

腎不全の原因は糸球体腎炎がほとんどで,他に腎盂腎炎,薬物による腎臓病,高血圧性腎硬化症がある.

a. 治療法

1) 薬物治療

①原因療法

ステロイド剤,免疫抑制剤,抗凝固剤,抗血小板剤

②対処療法

利尿剤,降圧剤,抗炎症剤,止血剤,イオン交換樹脂,抗尿酸剤,造血剤

2) 透析療法

①血液透析

血液の浄化に3〜6時間かかり,ヘパリンの抗凝固作用は全身ヘパリン化法で3〜4時間,観血処置は翌日に行う.また,局所ヘパリン化法で10分程度であるため,当日,治療可能.

②腹膜透析

間欠的腹膜透析と持続的腹膜灌流透析法がある.

3) 治療時の注意点

①服用薬物による出血時間の延長

②感染,とくに動静脈シャント内や敗血症

③予後不良な歯の早期抜歯

④抗菌含嗽剤

⑤徹底したプラークコントロール

4) 投薬時の注意(表9-4)

参考文献

1) 西田百代:イラストでわかる有病高齢者歯科治療のガイドライン. 20-21, 35-42, 50-55, 82-84, 122-128, 156-162, 192-196, 210-216, クインテッセンス出版, 東京, 2002.
2) 原耕二,村山洋二,横田誠,篠田登,岡田宏,恵比須繁之,新井高,堀俊雄,出口眞二,長谷川紘司,宮下元,長谷川明,吉江弘正,末田武:グリックマン臨床歯周病学(第6版). 576〜601, 西村書店,東京, 1993.

第10章

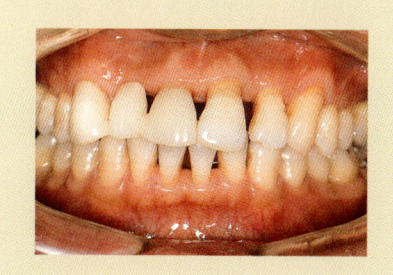

メインテナンス

1　メインテナンスとは

A．定義

　アメリカ歯周病学会用語集によれば，メインテナンスとは「歯周病の治療の延長であり，歯周組織に対する定期的評価と予防処置を続けることである．その結果，新しい，あるいは再発する異常や疾患を早期に発見し治療しようとすることである」．

　あるいは「積極的な治療に引き続いて行われる歯周病のメインテナンス治療：補助的な療法（Supportive Periodontal Therapy：SPT）」である．

　あるいはメインテナンス開始時の状態によっては補助的な歯周病のケア（Supportive Periodontal Care）とする．また歯周病の予防のみの場合にメインテナンスという用語は不適切であるが，包括的には含まれると考えられる[1]．

B．目的

　メインテナンスは
1）疾患の発病防止
2）疾患の進行防止
3）疾患の再発防止

として行われる．これに齲蝕の予防や咬合状態の維持が含まれる．

C．術式

　実際に成人のメインテナンスを成功させるには
1）個人による規則的な自己管理
2）専門的治療による定期的なメインテナンス

が必要となる．自己管理は口腔内局所のみならず全身管理も含まれ，このことを治療開始前から患者本人へインフォームド・コンセントを行い，モチベーションを一定のレベルにしておく必要がある．

　メインテナンスは，①歯肉炎あるいは軽度歯周炎，②中等度から重度歯周炎の症例に分けて考えるのがわかりやすい[2]．本章では②における長期症例を示す．

　①は非外科的処置を行った後にさらにその結果を長期間維持するためにメインテナンスを行う側面が強くなる．これは特別な事情で②に対して非外科的処置を行った場合にも当てはまる．

　②は通常外科的処置を行うが，メインテナンスは再発防止の意味合いが強くなる．現在メインテナンスを3か月と設定されているのは②の場合であり，長期にわたる臨床研究の成果で示されたものである．

　したがって，①の症例においては半年から1年に1回のメインテナンスでも問題が生じない場合もある．

【保険治療におけるメインテナンス治療】[3]

　初診（あるいは歯周基本検査1）より3か月以上経過し，歯周基本検査2，3あるいは歯周精密検査2，3を終了し，治癒あるいは病状が安定した場合，最後の検査から1か月以上経過後歯周疾患継続治療診断を行い，メインテナンスへ移行することができる．

　注意：「病状安定」とは，口腔の一部に深い歯周ポケット，根分岐部病変，歯の動揺が残存しながらも病状の進行は停止していると判断した状態である．病状の進行が停止している状態とは歯肉縁上のプラークコントロールが可能であり，プロービングで出血がない状態を指している．また，齲蝕治療および補綴治療が終了している必要がある．

　また，これはかかりつけ歯科医でなくては算定することができない．つまり，歯周疾患継続治療診断料を歯周組織検査（歯周基本検査・歯周精密検査）とともに算定し，以降1年の治療計画を立案する．そして1～3か月おきのメインテナンスに移行し，来院のたびに歯周疾患継続総合診断料を算定することができる．しかしながらこの1年間は歯周外科処置を行うことはできない．

　1年後に再度歯周疾患継続治療診断料を算定し，歯周組織検査の結果，上記のメインテナンスを継続するか，歯周疾患の進行により治療を開始するかを選択する．

【メインテナンス時に行う検査・治療内容】

1）再診査と再評価：X線写真は1～2年に1回は撮影する．
2）患者に対するモチベーション
3）プラークコントロールを中心としたホームケアの再指導
4）スケーリング・ルートプレーニングとPMTC
5）補綴物，修復物の管理と齲蝕処置

PMTCについて：

　PMTCとはProfessional Mechanical Tooth Cleaningの略称であり，Axelssonら[4]が提唱した「歯科医師，歯科衛生士等の特別な訓練を受けた専門家による器具とフッ素ペーストを用いた全歯面の歯肉縁上・歯肉縁下3mmまでのプラークを機械的に除去する方法」のことである．器具としてはプラークの染め出しののち，EVAコントラを用いる方法が一般的であるが，大事なことはプラークや残存歯石を確認し，しっかりと除去することである．

バイオフィルムについて：

　バイオフィルムとは多くの細菌が菌体外に多糖体を産生し，glycocalyx（exopolysaccharidematrix）を形成する．glycocalyxは金属などの人工材料を含めた非特異的付着因子として作用する．glycocalyxに被覆された細菌は，付着・定着後に増殖するが発育は遅く，抗菌薬や物理化学的作用に対して抵抗性のある構造をとる．これを細菌バイオフィルムと呼び，プラークをバイオフィルムとして捕らえる考え方が主体となっている．さらに，口腔内のバイオフィルム中の細菌は，慢性呼吸器感染症や細菌性心内膜炎を引き起こす要因であるともいわれており，プラークの除去は歯周病の治療のみならず全身の健康管理にも欠かせない重要なことである．

1 メインテナンスとは

長期メインテナンス症例1：（図10-1a〜q）

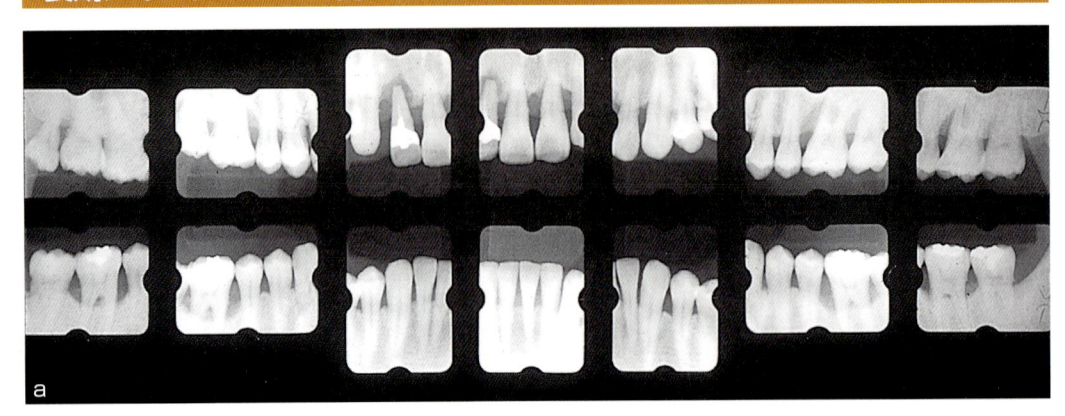

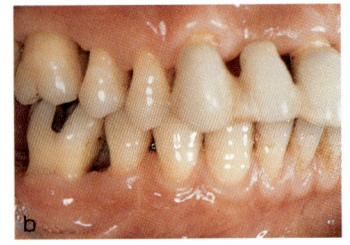

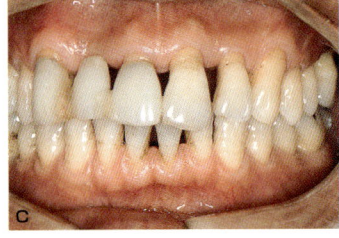

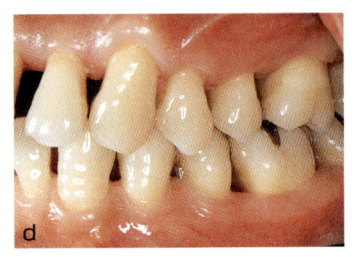

図10-1a〜d　46歳男性．初診時．全顎慢性中等度〜重度成人性歯周炎．

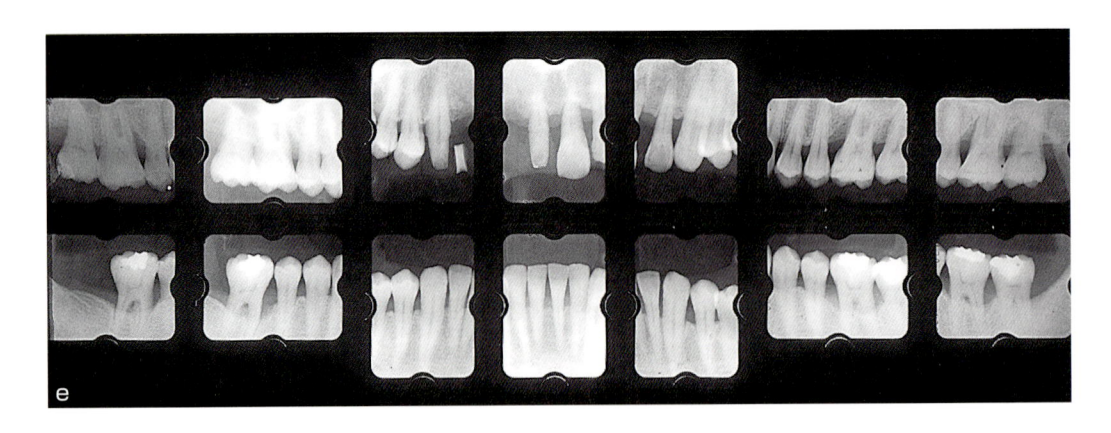

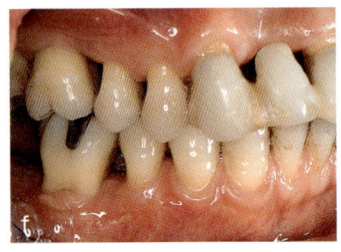

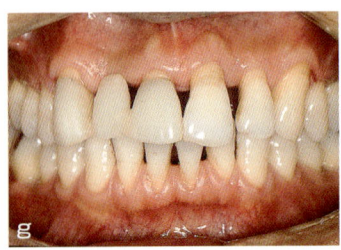

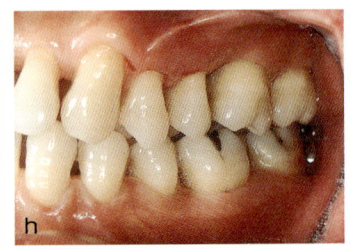

図10-1e〜h　歯周基本治療終了時．歯肉の炎症は改善したが深いポケットは残存している．

第10章　メインテナンス

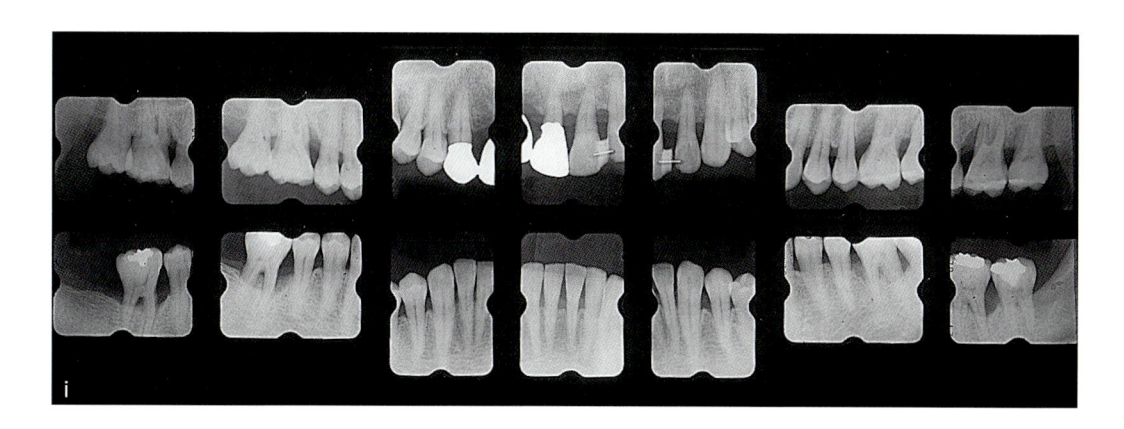

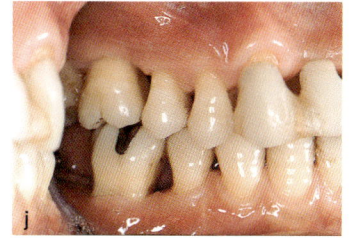

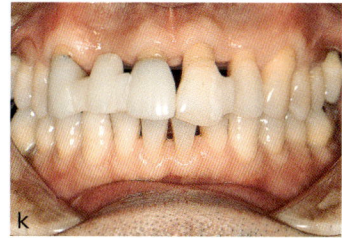

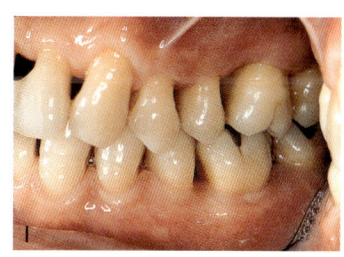

図10-1i〜l　歯周治療終了時．1+1 ENAP．7 6│6 7　6 7　7 6 5│フラップ手術施行．

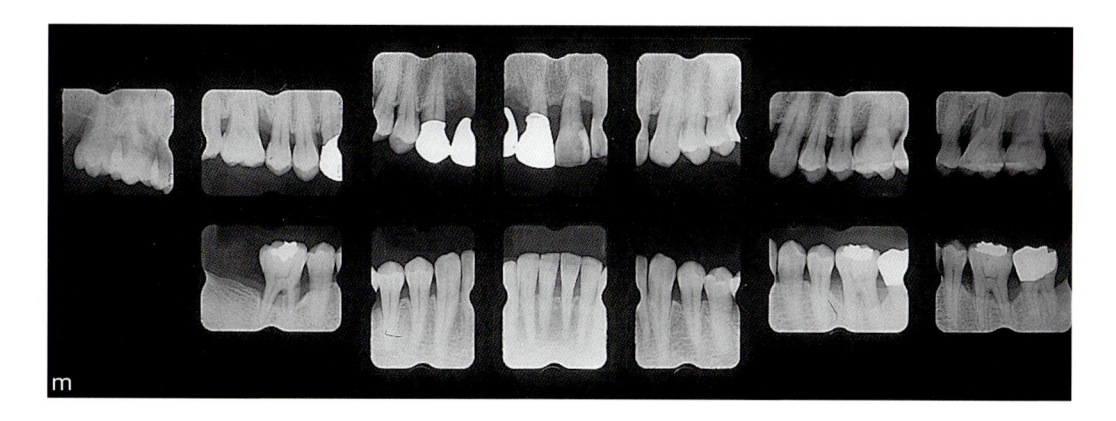

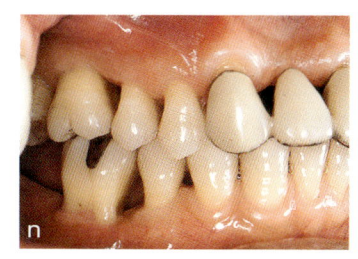

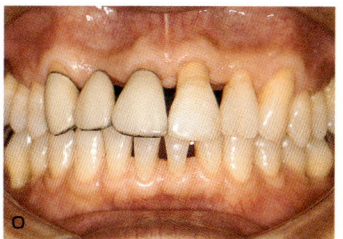

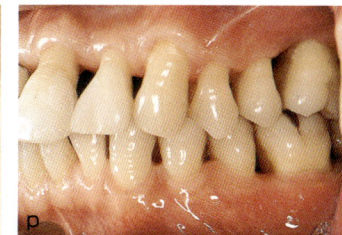

図10-1m〜p　メインテナンス時．治療後1年．歯周組織の炎症はコントロールされている．

1 メインテナンスとは

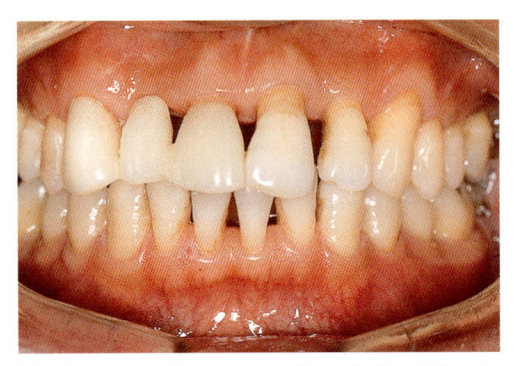

図10-1q　メインテナンス時. 治療開始後7年経過.

◆**長期メインテナンスを行うポイント**◆

　長期にわたるメインテナンスは現在の保険治療から考えると, いかに「かかりつけ歯科医師」として認められるかが大きなポイントとなる. そのためには正しい情報を開示し, わかりやすく口腔内の歯周治療が患者自身の健康に寄与するか伝える必要がある.

長期メインテナンス症例2：（図10-2a〜x）

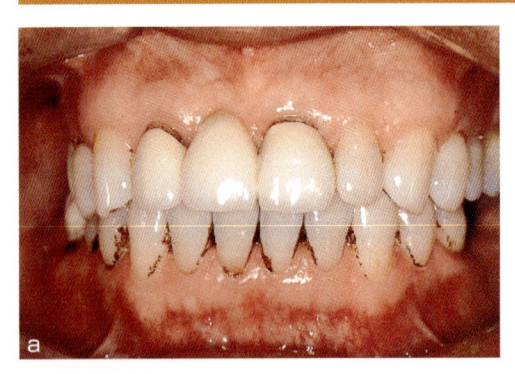

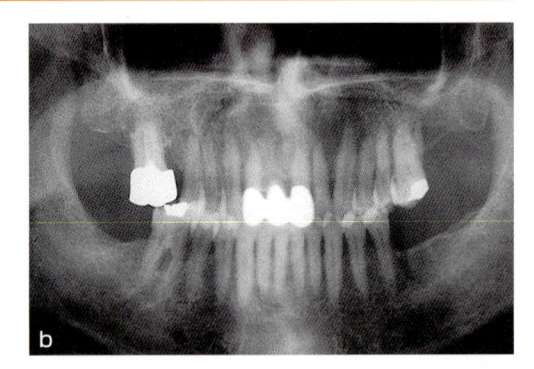

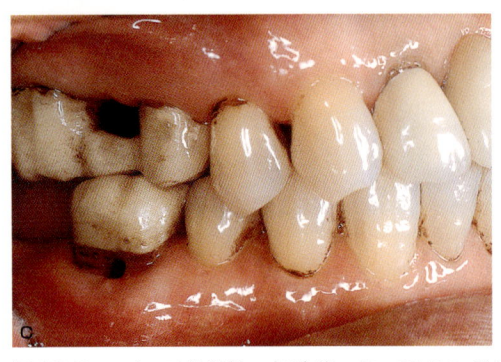

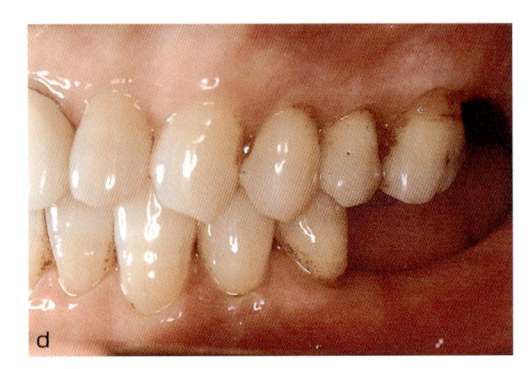

図10-2a〜d　71歳男性. 初診時. ⑦6⑤テンポラリークラウン装着後歯周治療の依頼で転科.

第10章 メインテナンス

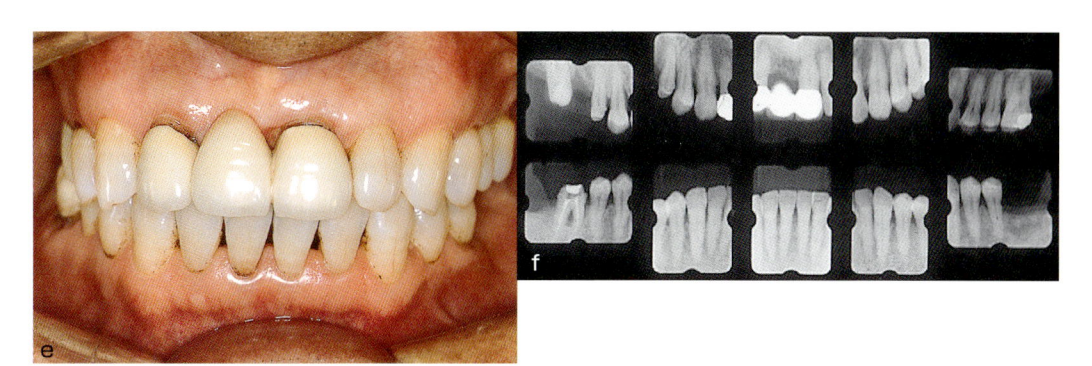

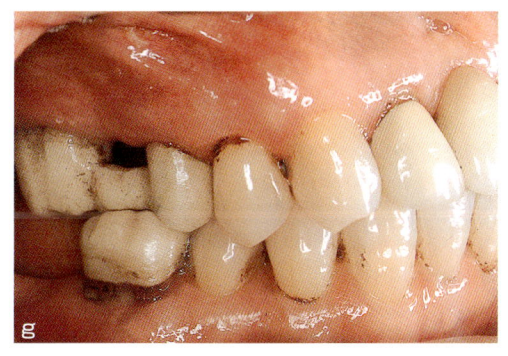

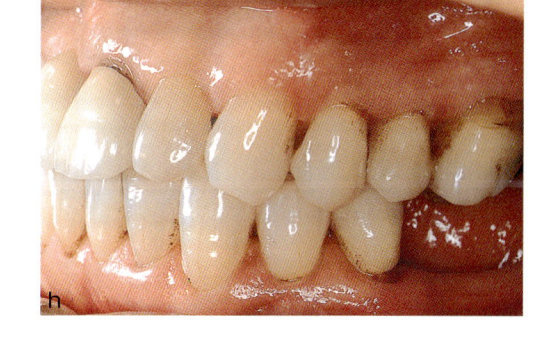

図10-2e〜h 基本治療終了時.

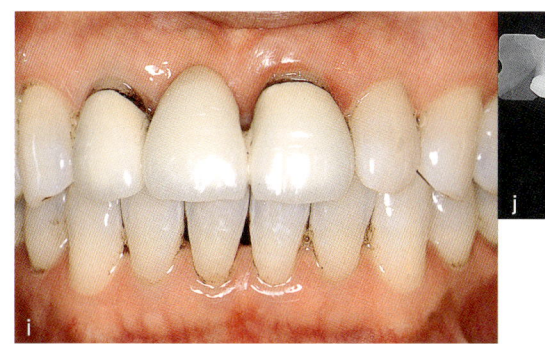

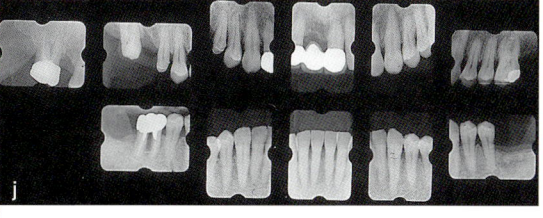

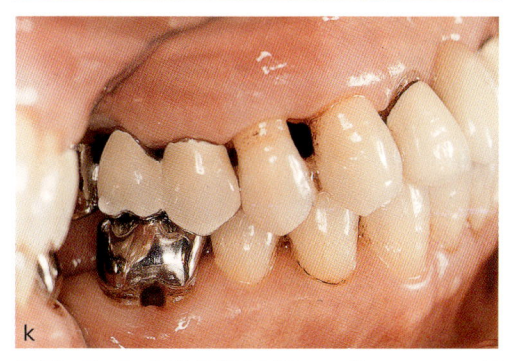

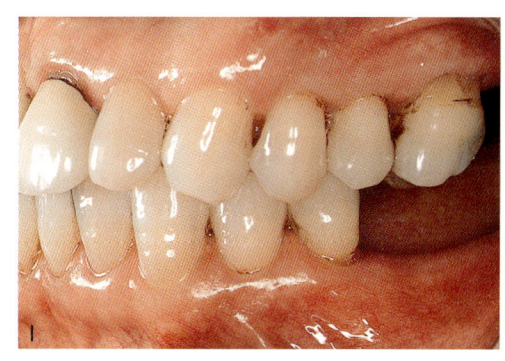

図10-2i〜l 歯周治療終了時. 73歳. 7 5|5 6 6 フラップ手術.

1 メインテナンスとは

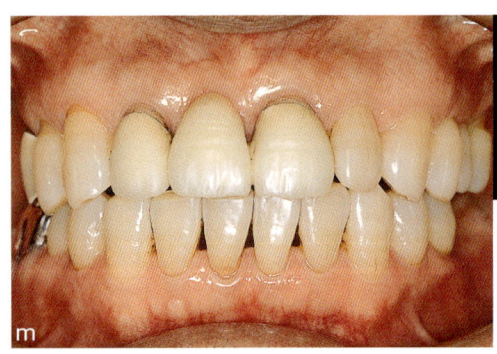

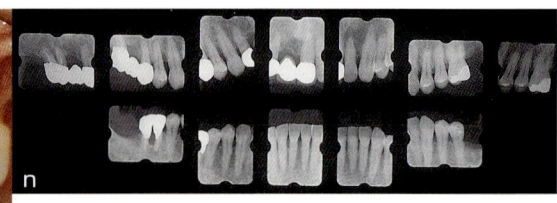

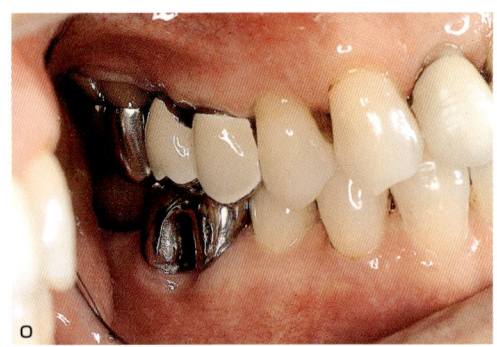

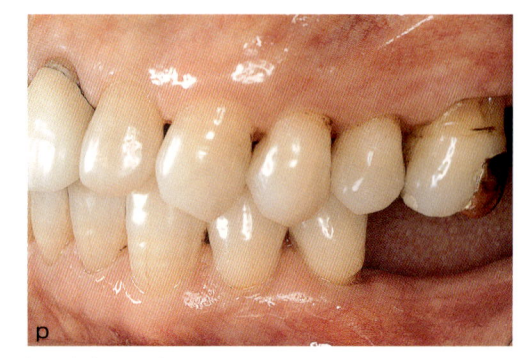

図10-2m〜p　メインテナンス中．下顎右側第一大臼歯再治療．75歳．

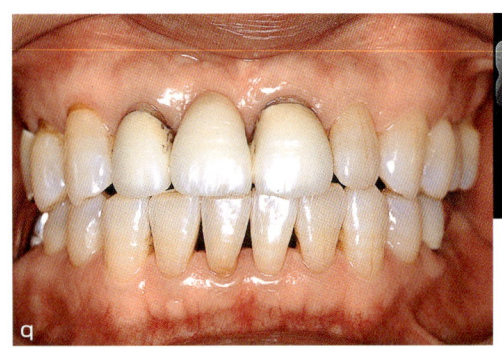

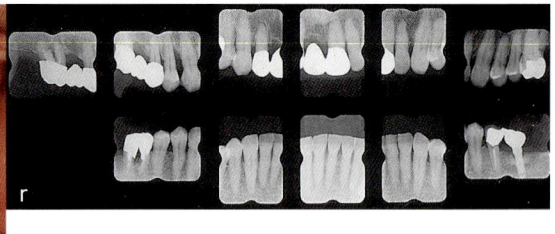

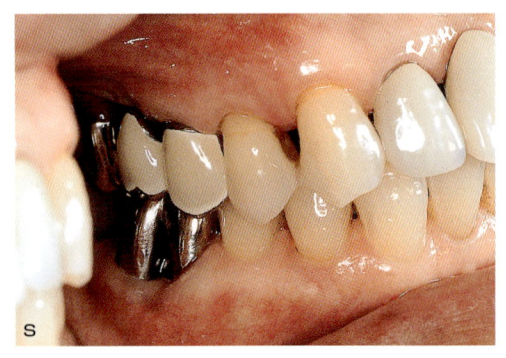

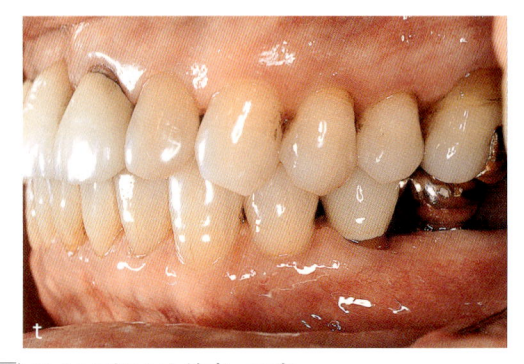

図10-2q〜t　メインテナンス中に下顎左側欠損部（|6）にインプラント治療．76歳．

第10章　メインテナンス

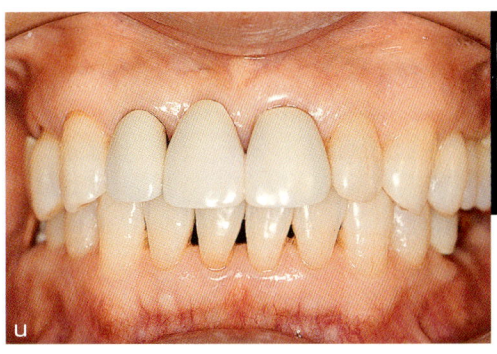

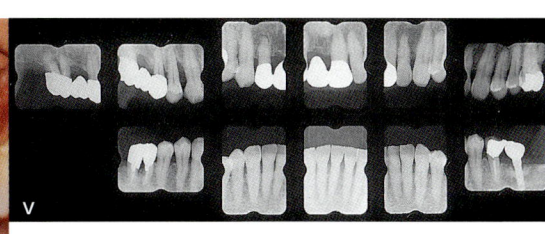

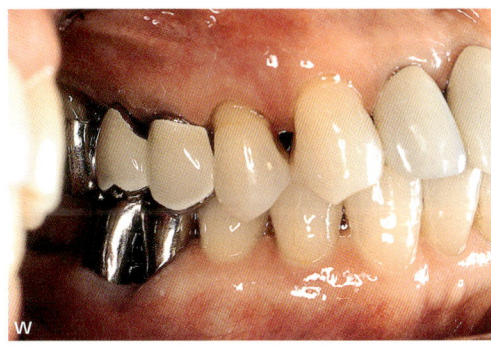

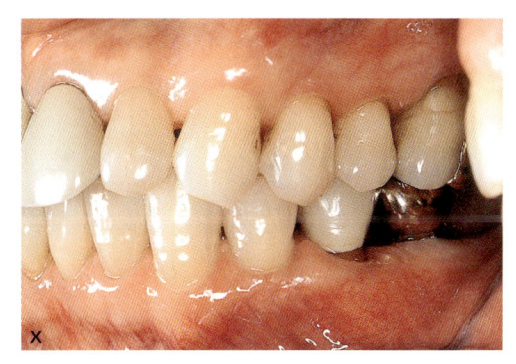

図10-2u〜x　メインテナンス中．インプラント処置後3年半後．当時80歳．

参考文献

1）アメリカ歯周病学会編：AAP歯周治療のコンセンサス，第9章補助療法，IX-1〜33，クインテッセンス出版，東京，1992．
2）栢　豪洋，太田紀雄，小鷲悠典：新歯周病学，クインテッセンス出版，東京，210-213，1998．
3）メインテナンス治療研究会編：保険治療のメインテナンス（SPT）—SPT計画策定と治療計画の実際—，クインテッセンス出版，東京，2-23，2002．
4）Axelsson, P., Lindhe, J.：The significance of maintenance cure in the treatment of periodontal disease in adults, results after 6 years, J Clin Periodontol 8，239-248, 1981．

索 引

ア
アタッチメントゲイン	13
アタッチメントレベル	13,32
アタッチメントロス	13
アンケート	10
暗視野顕微鏡	27

イ
ENAP	134
位相差顕微鏡	27,66
異常嚥下癖	22
遺伝性歯肉線維腫症	218

ウ
Widman改良法	143
ウォーキングプロービング	15

エ
ANUG	212
LDDS	46,192
NUG	213
NSAIDs	196
SPT	45
X線診査	23
エアースケーラー	70
エナメル突起	179
エムドゲイン	175
壊死性潰瘍性歯肉炎	213
鋭匙型スケーラー	69

オ
オーバーカントゥアー	90
オクルーザルインディケーターワックス	87
オドントプラスティー	182
オルバンファイル	70

カ
カストロビジョー型持針器	140
可撤式固定	96
替刃メス	118
家族歴	9
外傷性咬合	21
鎌型スケーラー	69,122
肝炎	226
含嗽薬	194

キ
キュレッタージ	131
キュレット型スケーラー	122
規格撮影法	24
既往歴	9
急性壊死性潰瘍性歯肉炎	212
急性歯周膿瘍	42
急性歯肉膿瘍	42
狭心症	225
局所薬物配送療法	192

ク
Glickmanの分類	181
グレーシーキュレット	71
クレフト	10
くいしばり	22
楔状欠損	18
鍬型スケーラー	70

ケ
外科結び	140
蛍光抗体法	27
血液化学検査	27
血液学検査	27
血清抗体価検査	28
結核	228
研究用石膏模型	26
限局性若年性歯周炎	216
限局性侵襲性歯周炎	216
現病歴	9

コ
ゴッドリーブの垂直法	52
コンタクトゲージ	21
口腔前庭開窓術	160
口腔前庭拡張術	160
口腔粘膜の診査	16
口呼吸	22
口臭の診査	17
抗炎症薬	196
抗凝固剤	225
抗菌薬	195
抗血小板剤	225
抗高脂血症治療薬スタチン	196
咬合性外傷	21,44,83,84
咬翼法	23

高血圧症	224	歯肉切除術	150
酵素測定法	27	歯肉線維腫症	218
骨形成促進薬	196	歯肉の形態	10
骨吸収抑制薬	196	歯肉の色調	10
骨膜起子	120	歯肉剝離搔爬術	142
骨膜剝離子	120	歯肉鋏	124
根分岐部病変	179	歯肉弁根尖側移動術	154
──の診査	16	歯肉弁歯冠側移動術	157
		歯肉弁側方移動術	157
		歯磨剤	63

サ

再生療法	166	自動プローブ	14
暫間固定	92	持針器	124
		質問表	10
		執筆法	74

シ

		──の変法	74
CO_2レーザー	110	手用スケーラー	69
GTR法	166	手用プローブ	14
GTR用メンブレン	167	主訴	8
シクロスポリンA歯肉増殖(症)	210	習癖	22
シュガーマンファイル	70	術者と患者の位置関係	76
シュガーマンボーンファイル	123	小帯切除術	153
歯間刺激子	59	上皮下結合組織移植術	163
歯間ブラシ	55,59	消炎酵素薬	196
歯頸部撮影法	23	掌握法	74
歯頸部知覚過敏症	44	食片圧入	21
歯周基本検査	35	心筋梗塞	225
歯周外科用メス	118	侵襲性歯周炎	216
歯周疾患の分類	4	新付着術	134
歯周精密検査	35	腎疾患	230
歯周組織検査	35		
歯周チャート	28		

ス

歯周治療の流れ	34		
歯周治療用装置	98	スクラッビング法	50
歯周病関連細菌	3	スケーラー	69
歯周病の診査項目	9	──の研磨	80
歯周病のリスクファクター	5	──の持ち方	74
歯周パック	128	スケーリング	69
歯周ポケット搔爬術	131	スタディモデル	26
歯周ポケット測定法	14	スティップリング	10
歯周ポケットの計測部位	15	スティルマン改良法	51
歯石の診査	19	スティルマン原法	51
歯槽硬線	25	水平型の骨吸収	25
歯槽骨形態診査	16	水平法	49
歯槽骨触診法	16	水平マットレス縫合	140
歯槽骨の吸収	24	垂直型の骨吸収	25
歯槽頂投影法	23	垂直法	49
歯内-歯周病変	200	垂直マットレス縫合	140
歯肉炎症指数	13		

ソ

歯肉出血指数	13		
歯肉溝滲出液	15	染め出し剤	60
歯肉整形術	152	組織再生誘導法	166

索引

タ
早期接触の診査	85
タッピング	22
縦みがき法	49

チ
チャーターズ法	51
治療計画書	39
超音波スケーラー	70
超音波歯ブラシ	53

テ
DNAプローブ法	28
テトラサイクリン	195
デンタルフロス	57,59
電動歯ブラシ	53

ト
トンネリング	182
動機づけ	65
糖尿病	220,229

ナ
ナイトガード	96

ニ
ニフェジピン歯肉増殖	210
二等分面法	23
妊娠性歯肉炎	211

ネ
粘膜骨膜弁	145
粘膜剥離子	120
粘膜弁	145

ノ
のみ型スケーラー	70
脳血管障害	225

ハ
8の字縫合	136,140
Papillon-Lefévre症候群	220
バイオフィルム	233
バス改良法	50
バス法	50
パノラマ撮影法	24
バルカン法	93
歯の咬耗	18
歯の動揺度	17
歯の磨耗	18
歯ブラシ	47
——の交換時期	53
——の握り方	48
培養同定法	27
白血球機能検査	28
白血病性歯肉炎	212
抜糸鋏	125

ヒ
PCR法	19,28
PMTC	45,233
PTC	45
非ステロイド性抗炎症剤	196
描円法	49

フ
ファーケーションプローブ	16
フェストゥーン	10
フェニトイン歯肉増殖（症）	210
フォーンズ法	49
プラークコントロール	45
——レコード	19
プラークの細菌学的検査	27
プラークの診査	19
ブラキシズム	22
ブラッシング指導	46
ブラッシングによる為害作用	53
フラップ改良法	142
フラップ原法	142
ブランジャーカスプ	89
プロービング	13
プロビジョナルレストレーション	112
不整脈	226
付着歯肉の幅	15

ヘ
ペースメーカー使用者	226
ペニシリン	195
ヘミセクション	183
ペリオクリン	37,193
ペリオドンタルナイフ	118
平行法	24
扁平苔癬	215

ホ
ホーレー床固定装置	96
ポケットイリゲーション	193
ポケット底の印記	150
ポケットプロービング	14

ポケットマーカー	127	**ラ**	
縫合糸	125,137	ラバーチップ	59
縫合針	125,137	**リ**	
マ		Lindheらの分類	180
マチュー型持針器	140	両側乳頭歯肉弁側方移動術の術式	158
慢性剥離性歯肉炎	214	**ル**	
メ		ルートアンプテーション	184
メインテナンス	232	ルートセパレーション	183
メトロニダゾール	195	ルートトランク	179
モ		ルートプレーニング	69
モチベーション	65	──バー	70
問診	8	ルートリセクション	183
ヤ		**レ**	
やすり型スケーラー	70	連続冠固定	95
薬物性歯肉増殖（症）	210	**ロ**	
ユ		ローリング法	51
遊離歯肉移植術	161	ロングシャンクスプーンエキスカ	123
ヨ		弄舌癖	22
横みがき法	49	**ワ**	
		Weineの歯内-歯周病変の分類	200
		ワーファリン	225
		ワイヤーレジン充填固定	97

カラーアトラス ハンドブック　歯周治療臨床ヒント集

2004年5月10日　第1版第1刷発行

編　　者	太田　紀雄／小方　頼昌／出口　眞二
発 行 人	佐々木一高
発 行 所	クインテッセンス出版株式会社 東京都文京区本郷3丁目2番6号　〒113-0033 クイントハウスビル　電話（03）5842-2270（代表） 　　　　　　　　　　　　（03）5842-2272（営業部） 　　　　　　　　　　　　（03）5842-2279（書籍編集部） web page address　http://www.quint-j.co.jp/
印刷・製本	サン美術印刷株式会社

Ⓒ2004　クインテッセンス出版株式会社　　　禁無断転載・複写
Printed in Japan　　　　　　　　　　　　落丁本・乱丁本はお取り替えします
　　　　　　　　　　　　　　　　　　　　ISBN4-87417-803-0　C3047
定価は表紙に表示してあります